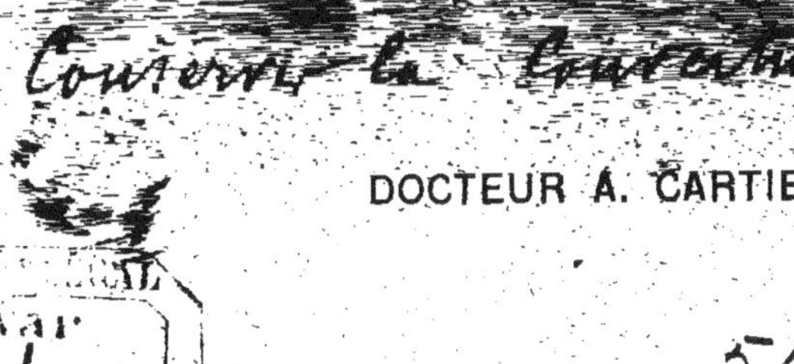

DOCTEUR A. CARTIER

544

L'HYGIÈNE

A

TOULON

STATISTIQUE HYGIÉNIQUE

(1874-1893)

NOVEMBRE 1894

A. Isnard et Cie, libraires-éditeurs, à Toulon.

L'HYGIÈNE A TOULON

—

STATISTIQUE HYGIÉNIQUE

DU MÊME AUTEUR

La Maladie et le Système nerveux. Étude de Pathologie générale. Thèse inaugurale. Gr. in-8º, 83 pages. (1882.) Collombon et
Brulé, éditeurs, Paris.

De l'établissement d'un Hôpital aux Sept-Pagodes (Tonkin).
Manuscrit. Archives du Service de Santé, Hanoï.

**Contribution à la Géographie médicale. Étude sur Diego-
Suarez (Madagascar).** Climatologie et Pathologie. (Récom-
pensé par le Ministre de la Marine.) Archives de Médecine navale,
volume XLIX, pages 401, 436 et vol. L, pages 166, 286. (1889.)

**Les Maladies vénériennes à Toulon. De leurs progrès dans
sa population militaire.** Archives de Médecine navale et
coloniale, volume LXI, pages 19 et 116. (1894.)

L'HYGIÈNE

A TOULON

STATISTIQUE HYGIÉNIQUE

PAR

Le Dr A. CARTIER

MÉDECIN DE 1re CLASSE DE LA MARINE

Chevalier de la Légion d'honneur

TOULON

A. ISNARD ET Cie, LIBRAIRES-ÉDITEURS

Boulevard de Strasbourg, 56

1894

TABLE DES MATIÈRES

CHAPITRE III

Hygiène générale de la Ville.

CHAPITRE IV

Les principales maladies infectieuses dans la population civile.

(1874-1893)

CHAPITRE V

De l'Alcoolisme. — De la Prostitution dans ses rapports avec l'Hygiène publique.

CHAPITRE VI

Les Hospices civils. — L'Hôpital principal de la Marine. L'Asile de Nuit. — Les Fourneaux économiques. Le Laboratoire municipal.

CHAPITRE VII

Les Écoles communales.

CHAPITRE VIII
Les Casernes.

CHAPITRE IX
Les principales maladies infectieuses
dans la population militaire.
(1874-1893)

L'HYGIÈNE A TOULON

INTRODUCTION

L'hygiène publique, après avoir été longtemps négligée et mise au dernier rang des préoccupations des pouvoirs publics, est devenue, aujourd'hui, grâce à ses progrès, la première de leurs obligations.

Les préceptes d'hygiène se résumaient, autrefois, en recommandations discutables ou dont l'efficacité prophylactique ne paraissait pas évidente et, comme les mesures hygiéniques appliquées aux villes causent toujours aux Administrations municipales au moins des perturbations budgétaires, on spéculait volontiers sur des vœux timidement exprimés, dans tous les cas dépourvus de sanction scientifique, pour ajourner indéfiniment les réformes proposées et les considérer comme lettre morte.

Le grand air, la lumière solaire, la pureté du sol paraissaient n'avoir, pour l'habitat, qu'une utilité secondaire, jusqu'au jour où Pasteur et son école ont démontré que l'oxygène, la lumière, la dessiccation étaient les grands destructeurs des germes, les purificateurs des lieux habités par l'homme.

Aussi, l'hygiène, plus précise dans ses moyens, est devenue, grâce à ses progrès, une véritable science sociale ;

comment, en effet, nier le danger de la contagion, l'utilité de la désinfection, notre seule garantie contre les maladies zymotiques, lorsque, par la culture d'un infiniment petit, élément étiologique d'une affection, on peut isoler cet élément, l'inoculer à un animal chez lequel il reproduit la même maladie mortelle ?

Même indifférence en ce qui concerne la mortalité ; on attachait autrefois une faible importance à l'appréciation des pertes que subit une population ; aujourd'hui les préoccupations les plus légitimes ont succédé à cette insouciance. « La grandeur des rois, disait Vauban, se mesure au nom-« bre de leurs sujets. » Ce qui était vrai au XVIIe siècle l'est encore et surtout aujourd'hui, car, chez les peuples modernes, la force ne va pas sans le nombre et le signe infaillible de la prospérité d'une nation est son accroissement normal et régulier. C'est pourquoi le progrès numérique, rapide et continu des peuples qui nous menacent dans notre indépendance, d'autre part l'état stationnaire de la population française créent, pour notre pays, un immense danger qui nous condamnerait fatalement à disparaître du rang des grandes puissances et, par suite, à nous voir arracher encore quelque partie de ce sol sacré de la patrie que nous avons mis tant de siècles à acquérir et pour lequel tant de sang a été versé ; ce péril, tout le monde le pressent, tout le monde s'en occupe, aussi serait-ce tomber dans la banalité que d'insister davantage.

Les moyens d'accroître la natalité sont du domaine de l'État plutôt que de la commune ; c'est en augmentant le bien-être général qui favorise les mariages, c'est en faisant peser sur le célibat certaines responsabilités et, surtout, en le frappant d'un impôt, que l'on peut espérer lutter contre l'égoïsme et le désir d'une vie facile qui, le plus souvent, sont les raisons déterminantes de la conservation de cet état social. La diminution de la mortalité doit être, au contraire, la grande préoccupation des Municipalités. C'est d'elles que dépend la défense contre les maladies épidémiques dont la bactériologie nous a révélé, pour plusieurs, l'origine étiologique.

De nombreux faits, à l'appui des récentes découvertes, sont venus démontrer l'avantage que l'on aurait à améliorer dans la mesure du possible la pureté de l'air et celle de l'eau, à écarter, des maisons et des villes, les déchets de la vie animale, les matières cadavérisées, les résidus industriels de toute sorte, ces modifications constituant nos seuls moyens de rendre les collectivités réfractaires aux affections épidémiques. « Dans l'économie de la nature, dit Kiener, « les substances usées sont destinées à être reprises par le « règne végétal et à retourner dans le circulus vital, mais « seulement après avoir accompli une série de transfor- « mations qui les ramènent par degrés à leurs principes « minéraux. »

Mais avant de subir cette lente évolution, ces matières ne cessent d'être d'un voisinage dangereux pour les êtres vivants et, parmi ses pires ennemis, l'homme n'en a pas de plus redoutables que ses propres déjections ; aussi, l'intérêt le plus immédiat des villes commande-t-il de se débarrasser promptement de leurs matières de vidanges.

Parmi nos grandes maladies populaires, le choléra et la fièvre typhoïde ont une origine fécale trop bien démontrée pour qu'il soit utile d'insister sur l'obligation absolue d'un mode d'évacuation irréprochable. Dans notre cité, depuis un demi-siècle, le choléra est venu jusqu'à six fois jeter l'épouvante et la mort et donner comme la mesure de l'insalubrité du milieu; mais ce qui mérite d'être connu, c'est que les ravages de la fièvre typhoïde ont, depuis vingt ans, enlevé au pays 3,500 personnes, chiffre dont les quatre cin-

quièmes portent sur des jeunes gens âgés de moins de
30 ans, enlevés par conséquent avant l'âge où ils auraient
pu contribuer à l'accroissement de la population.

L'assainissement d'une ville comme Toulon est forcément l'œuvre de plus d'une génération, il nécessite une
bonne volonté persistante et des travaux dispendieux. Mais
si, à côté des sacrifices qu'imposent ces travaux, on pouvait
peser exactement les avantages qu'ils entraînent à leur
suite, toute hésitation cesserait, on comprendrait mieux
qu'on est trop enclin à se laisser leurrer par d'insidieuses
apparences, car de fausses économies sont plus à redouter
que de sages dépenses. A Toulon, les influences atmosphériques ne sauraient être invoquées pour expliquer la mortalité élevée ; le climat est sec ; les chaleurs ne sont jamais
excessives ; enfin le sol, perméable et déclive, ne prête à
aucune influence palustre ; seules, sont défectueuses les
conditions d'habitat créées par la main de l'homme. L'hygiène d'une cité peut facilement être assurée lorsqu'on sait
les points sur lesquels doivent porter les améliorations, et
lorsqu'on peut suivre avec régularité, par les moyens d'in-
formations fournis par la loi, les diverses manifestations
morbides qui se présentent.

Le terrain sur lequel ces maladies évoluent étant connu,
dit Proust, de même aussi, les modifications apportées par
le climat et les conditions physiques du milieu, la défense
sanitaire devient relativement aisée et l'on sait aujourd'hui
qu'elle peut se terminer par d'heureuses victoires.

Les moyens de la défense, dit encore cet auteur, se grou-
pent en deux catégories : les uns ont trait à la protection
de l'individu contre les maladies infectieuses, les autres
concernent surtout l'assainissement et la salubrité du
milieu. Les premiers sont d'application commode : ils
comprennent des mesures prophylactiques, telles que la

vaccination et la revaccination, l'isolement et la désinfection ; il est vrai qu'en ce qui concerne cette dernière, il y aura beaucoup de résistances à vaincre, mais, l'éducation aidant, les masses s'y prêteront davantage et viendront en réclamer les bénéfices. Ceux du deuxième groupe sont d'une exécution moins aisée ; il faut l'intervention permanente de l'Administration et la bonne volonté des particuliers ; mais cette intervention et cette bonne volonté ne sauraient faire défaut puisque l'expérience et les statistiques les plus authentiques démontrent que c'est dans les habitations insalubres, dans les rues les plus malsaines que naissent et se propagent les épidémies avec le plus de facilité ; ce sont ces milieux qui sollicitent la déchéance organique de ceux qui les habitent et entraînent leur peu de résistance aux maladies contagieuses.

Il y a, pour Toulon, une incontestable utilité à voir étaler ses plaies au grand jour ; ce n'est qu'en mesurant leur étendue, leur profondeur, leur nature, leur gravité en un mot, qu'on a chance d'y voir porter remède avec une énergie suffisante. Un examen, même sommaire, des services publics : voirie, égouts, eaux de lavages, aspect des rues, état des maisons dans les quartiers populeux, fosses d'aisances, entraîne la conviction que les influences épidémiques et le taux mortuaire élevé que présente la ville relèvent de ses conditions hygiéniques défectueuses. Certes, depuis un demi-siècle, ces conditions se sont heureusement modifiées ; à chaque jour suffit sa peine et, quand on se reporte à un passé qui n'est pas encore très lointain, on ne peut nier que Toulon, par l'accomplissement de certains travaux, n'ait fait acte de bonne volonté. La majeure partie des dispositions secondaires proposées par la Commission d'hygiène, réunie en avril 1885 pour l'assainissement de Toulon, a été adoptée et suivie d'exécution. Plusieurs foyers d'infection ont été supprimés : l'un des plus redoutables, le fossé du Parti, a été comblé ; le ruisseau de l'Abattoir a été canalisé ; le creusement du tunnel de la Clue, assurant l'écoulement du trop-plein de l'Eygoutier, a également permis la suppression du fossé de la Rode, jusqu'alors affecté à cette destination ; enfin, la caserne des Capucins, bâtiment insalubre entre tous, a été supprimée.

Mais l'hygiène a des exigences qu'on ne saurait trop mettre en lumière et tout esprit désintéressé ne pourra s'empêcher de reconnaître qu'il reste beaucoup à améliorer, à créer surtout, pour « moderniser » cette agglomération en lui donnant le degré de salubrité réclamé par les enseignements de l'hygiène.

Il serait injuste de rendre responsables de la situation actuelle les Municipalités qui se sont succédé. Les questions d'hygiène intéressant les grandes villes sont, depuis trop peu de temps, soulevées et bien étudiées pour que l'on puisse reprocher à qui que ce soit de n'avoir pas remédié dans le passé à une situation aussi précaire ; de plus, dans bien des circonstances, des raisons budgétaires viennent souvent paralyser les volontés les meilleures et réduire à néant les projets d'amélioration les plus savants et les mieux étudiés. Cependant, on ne saurait oublier que l'assainissement des villes est une œuvre nationale à laquelle, dit Brouardel, le pays tout entier est intéressé. En cas de guerre, le rassemblement se fera surtout dans les villes voisines des frontières. Aussi, a-t-on souvent insisté sur l'étroite solidarité de la nation et de l'armée faisant comme un tout autonome ; l'une et l'autre sont réciproquement responsables en matière d'hygiène ; les réservistes et les territoriaux apportent à la caserne les maladies qu'ils avaient en se rendant à l'appel ; et les casernes rendent aux villages et aux villes, qui entourent les points de concentration, les hommes libérés emportant les maladies contractées pendant les périodes de service militaire.

Médecin de la Marine, nous rappellerons, en outre, que notre premier port de guerre est la base d'opérations de toute intervention militaire pour le maintien de l'influence française dans le bassin de la Méditerranée ; que de là partent nos expéditions coloniales ; c'est à Toulon enfin que s'organisent nos conquêtes lointaines.

A plus d'un titre donc, la question d'assainissement de notre grand port militaire mérite d'intéresser ceux qui ont quelque souci de l'hygiène générale des villes, puisqu'elle est liée à la sécurité nationale, car les rapports établis avec nos colonies lointaines, toujours suspectes d'épidémies, placent dans des conditions particulièrement dangereuses notre cité dont l'immunité est si fragile.

Les crises épidémiques que Toulon a traversées démontrent donc l'obligation qu'il y a pour cette ville de modifier ses conditions hygiéniques. « Un incendie, dit Fauvel,
« n'est pas proportionné à l'étincelle qui lui a donné
« naissance, mais bien à la combustibilité et à l'agglo-
« mération des matières qu'elle rencontre. S'il y a lieu
« d'éviter l'étincelle, de repousser le germe, il faut aussi
« stériliser le sol sur lequel elle viendrait à tomber. »

Dr ADRIEN CARTIER.

A bord du croiseur d'escadre le "Forbin"
 (Escadre de réserve),
   Toulon, le 1er juin 1894.

CHAPITRE PREMIER

—

Historique.

« Ainsi que sa grande, sa très grande voisine Marseille,
« Toulon, dit Onésime Reclus, fut une colonie grecque;
« comme Marseille, c'était un site fatal.

« Comment des marins, quels qu'ils fussent, Phéni-
« ciens, Carthaginois, Hellènes ou race inconnue, n'au-
« raient-ils pas profité de ces eaux de mer presque immo-
« biles, qu'on dirait lac, à l'abri de tout vent du large ?
« Du nord, aucun souffle de mer : c'est le côté du conti-
« nent ; à l'ouest et au sud, la rade est gardée par la
« presqu'ile du cap Cépet ; à l'est, par un retour de la côte
« d'où part maintenant une digue, œuvre récente, qui
« accroît artificiellement la sécurité de ces flots, que la
« nature a faits si tranquilles.

« Aucun coin, aucune baie du midi de la France ne
« prêtait mieux ni même aussi bien à l'établissement d'un
« port de guerre que celui, devenu ville assise au pied du
« Faron, d'où l'on voit les Alpes, d'où l'on devine la Corse,
« dans une enceinte de monts continentaux ou péninsu-
« laires faciles à hérisser de batteries. C'est pourquoi
« nous avons fait de Toulon le Brest de la Méditerranée;
« les arsenaux y couvrent 270 hectares sur 8 kilomètres
« de rivage. Là se forma, il y a plus de soixante ans, l'es-

« cadre de six cents navires qui s'en allèrent prendre Alger
« et nous ouvrir un continent où nos destinées rajeunis-
« sent. »

Les origines de Toulon sont obscures; on ne possède
sur son histoire que trois documents authentiques; le plus
ancien est l'itinéraire maritime d'Antonin qui date environ
de l'an 150 de notre ère et qui donne la liste officielle des
étapes que devaient faire les courriers de l'empire; Toulon
y figure sous le nom de *Telo Martius*, ce point du littoral
est signalé comme une des stations officielles de la flotte
romaine (1). La *Notice des dignités de l'Empire*, publiée
plus tard, vers l'an 402, au commencement du règne d'Ho-
norius, nous apprend ensuite qu'il existait dans ce port,
comme à Narbonne, une teinturerie impériale de pourpre,
dirigée par un haut fonctionnaire, sorte d'intendant désigné
sous le nom de *Procurator baphii Telonensis* (2). Enfin,
le troisième document est une lettre synodique adressée au
pape saint Léon par les évêques des Gaules et qui donne
le nom de l'évêque de Toulon en 451.

La découverte d'un certain nombre de sépultures très
anciennes, tombes à incinération et à inhumation, de
médailles, de poteries et de pavages en mosaïque rencon-

---

(1) *A Pomponianis, Telone Martio portus* . . . . . . M. P. M. XXX.
    A Telone Martio, Æmines positio . . . . M. P. M. XVIII.
    A Positio Æmines, Taurento . . . . M. P. M. XII.

(2) PHIL. LABBE, *Notitia dign. imper. Rom. ex nova recensione*. Bitu-
rici, 1651. — Bocking, II, 50.

Les teintures rouges que l'industrie moderne fabrique avec la garance, la
cochenille et les produits de la distillation de la houille, ne pouvaient s'obtenir autrefois qu'avec la matière colorante contenue dans les espèces de
petits coquillages désignés sous le nom de *murex trunculus* et *murex
brandaris* que l'on pêchait sur quelques points de la Méditerranée et aux
abords du cap Sicié. Le premier fournissait la pourpre améthiste ou de
Sidon, le second la pourpre rutilante ou de Tyr.

trés en creusant les fondations du théâtre, du lycée et des
maisons de la nouvelle ville, est venue confirmer ces
témoignages. Après la chute du monde romain, la nuit se
fait sur les destinées de la ville ; on sait cependant qu'elle
fut sans cesse ravagée par les incursions des Barbaresques,
qui avaient établi leur quartier général au Fraxinet, et que,
organisée à la fin de l'empire puisqu'on y avait établi un
évêque, elle était devenue plus tard inhabitable et qu'elle
fut presque abandonnée. La Provence, d'ailleurs, parta-
geait ce même sort et, si l'on en croit les chroniques du
temps, les terres sans culture de ce désert pouvaient appar-
tenir au premier occupant. Sous le haut patronage des
vicomtes de Marseille et des seigneurs abbés de Saint-
Victor, la ville se reconstitua lentement ; mais ce développement fut long et pénible. Dans le cours du xII[e] siècle,
les descentes des Sarrasins se succédaient très fréquentes
et, d'après les historiens Ruffi et Bouche, le chef des écu-
meurs de mer, qu'on appelait le roi de Majorque, mit
encore une fois la ville au pillage en 1178, la livra aux
flammes et massacra sans pitié toute la population mâle
en état de porter les armes.

Bien que suspects d'exagération, on ne saurait nier que,
d'après ces récits, l'existence de notre cité n'ait été soumise
à de rudes épreuves et assombrie par des luttes fameuses
qui la menacèrent longtemps d'une ruine complète ; aussi,
jusqu'au commencement du xve siècle la population
dépassa-t-elle à peine un millier d'habitants.

Dans les temps modernes, le rôle militaire de Toulon ne
commença guère qu'avec le xvie siècle ; en 1514, sur l'ordre
de Louis XII, fut construite la Grosse-Tour à l'entrée de
la petite rade ; depuis 1320, la ville était entourée d'une
ceinture de murailles construites sous le roi Robert ;
Henri IV, s'inspirant de l'idée de ses prédécesseurs qui

voulaient faire de « Thollon » le pivot de la défense de la
Provence, agrandit le territoire par l'annexion de plusieurs
borcs ou faubourgs et le porta à 24 hectares; c'est alors
que fut élevée l'enceinte fortifiée dite d'Henri IV, sous le
gouvernement du duc de Lavalette, enceinte qui fut utilisée jusque vers la fin du xviie siècle.

A cette époque, l'importance militaire de la France
commanda de nouveaux travaux. Louis XIV avait choisi
Colbert pour réorganiser la marine et préparer ces esca-
dres qu'allaient commander Tourville, Vivonne et Du-
quesne. En 1678, Vauban fut envoyé à Toulon avec pleins
pouvoirs; comme ses prédécesseurs, Pujet, Seignelay, il
fut frappé de l'aptitude merveilleuse des lieux pour la
création d'un grand port de guerre. C'est de cette époque
que datent le creusement de la darse neuve dans les marais
de Castigneau, le détournement de l'Eygoutier et du Las;
l'étendue de la ville fut alors triplée et entourée de fortifications régulières et de bastions étoilés, d'après le système
qui immortalisa le nom de Vauban; en un mot, Toulon
devint la place forte qui devait soutenir les sièges mémo-
rables de 1707 et de 1793. Il y a un demi-siècle enfin,
devant l'accroissement de la population, la ceinture de
murailles a été de nouveau écartée, agrandissant du
double l'étendue de la ville et la mettant plus à la hauteur
des nouvelles exigences de l'art militaire.

Cet aperçu historique semble n'offrir qu'un intérêt secondaire pour une étude médicale, il nous a paru cependant
utile d'esquisser à grands traits l'histoire locale de Toulon,
en raison des conséquences spéciales que l'hygiéniste
peut déduire de l'ancienneté d'une ville dont le sol est
occupé depuis des siècles.

Le Sol.

Les montagnes qui entourent Toulon se relient géographiquement et géologiquement aux Alpes. A un point de vue un peu plus particulier, Toulon se trouve placé entre l'extrême sud des chaînes subalpines du Dauphiné et de la Provence, où domine l'élément calcaire, et la pointe occidentale du massif des Maures et de l'Estérel, où au contraire le sol est surtout siliceux.

Aux chaînes subalpines calcaires appartiennent les sommets chauves, à grands escarpements que la végétation n'entame qu'avec peine, comme le Bau-de-Quatre-Heures, Caoume, Coudon, Faron. Les hauteurs boisées de Sicié, de Cépet, de la Colle-Noire, ressortissent au massif des Maures.

Des plissements d'une intensité extraordinaire ont fait des environs de Toulon une région particulièrement compliquée dont la structure précise n'est pas encore parfaitement connue. Mais on peut affirmer, cependant, que les dislocations dont cette région a été le théâtre peuvent se classer en deux grands événements successifs : en premier lieu, sous l'effort de poussées horizontales dont l'esprit peut difficilement concevoir la puissance, les Schistes du massif des Maures et les couches du Houillier et du Permien inférieur sont venus surmonter, après un glissement presque horizontal de plusieurs kilomètres, les terrains moins anciens qui les bordaient au nord ; des phénomènes du même genre se produisaient en même temps, et dans le même sens, au sein de ces formations moins anciennes elles-mêmes, et amenaient ainsi les terrains triasiques et infraliasiques à venir surmonter les couches jurassiques et crétacées. Un deuxième effort de même direction vint ensuite plisser à nouveau la masse formée par ces curieuses dislocations et en élever certaines parties en amenant au contraire l'abaissement des autres. C'est sur cet ensemble hétérogène que vinrent agir les érosions quaternaires, et ces actions successives si complexes sont le secret de la répartition, si peu ordonnée au premier abord, des terrains de divers âges au voisinage de Toulon, et aussi des dispositions si variées de la topographie de sa merveilleuse rade et de l'ensemble montagneux qui entoure la ville.

A la première dislocation se rapporte ce fait si curieux que les masses schisteuses de Six-Fours *(avec le Poudingue houillier de la hauteur au sud de la chapelle de Pépiole)* de l'Éguillette et du fort Caire, du Mourillon, du Cap-Brun, de la Garonne, sont *au-dessus* du Permien supérieur et du Trias *(Grès bigarré, Muschelkalk, Marnes irisées)* qu'on voit affleurer à la chapelle de Pépiole, dans la vallée du Pas-de-Loup au sud de la Seyne, à Balaguier, au Cap-Brun, à Sainte-Marguerite, dans la vallée de l'Eygoutier en aval du pont de la Clue, région où le Permien et le Grès bigarré constituent de fertiles plaines au sol rouge, ferrugineux et siliceux, et où le Muschelkalk forme, au contraire, des falaises rocheuses calcaires dans lesquelles sont ouvertes de nombreuses et importantes carrières.

Plus au nord, c'est par cette même poussée qu'il est possible d'expliquer la ligne de discontinuité qui fait butée, au sud de Faron, le Muschelkalk du fort d'Artigues et de Sainte-Anne, contre les puissantes dolomies du Jurassique supérieur, qui servent de piédestal à l'immense couronnement de calcaire Urgonien formant les escarpements supérieurs.

A la même cause se rattache enfin la constitution de la vallée de Dardennes qui a été creusée dans les couches du Trias et du Jurassique inférieur dont l'ensemble, à peu près régulièrement placé sous le Jurassique supérieur et l'Urgonien de Faron, est, au contraire, débordant au-dessus des couches jurassiques et crétacées *(Jurassique supérieur et Urgonien)* qui forment la chaîne du Bau-de-Quatre-Heures, de Caoume *(Jurassique supérieur, Urgonien, Aptien, Cénomanien, Turonien et Senonien, ce dernier étage formant les falaises terminales)* et de Coudon *(Jurassique supérieur et Urgonien au sommet principal ; Jurassique supérieur, Urgonien, Aptien, Cénomanien et Turonien à l'ouest de Tourris)*.

Mais on a vu que ces mouvements ne sont pas les derniers en date ; c'est à la deuxième période des plissements qu'il faut rapporter une grande partie des principaux reliefs actuels, qui sont en partant du sud, d'abord la chaîne de Cépet, se continuant par la Colle-Noire ; puis la ligne moins élevée, mais bien visible aussi, des falaises de l'Évesca, de Balaguier, du Cap-Brun et de Sainte-Marguerite ; ensuite la chaîne isolée de Faron, puis enfin la chaîne d'Ollioules, Bau-de-Quatre-Heures, continuant celle du Gros-Cerveau et prolongée par les massifs de Caoume et de Coudon.

Les érosions quaternaires, en sculptant d'une façon si pittoresque la masse surtout calcaire située au nord de Toulon, en ont enlevé de grandes parties qu'elles sont venues déposer au pied des hauteurs pour constituer la grande formation détritique que l'on rencontre partout à Toulon et aux environs dans les fondations des maisons, qu'on trouve aussi dans les dragages de la rade et qui est connue dans le pays sous le nom de *safre*, lequel est toujours composé de cailloux calcaires à peine roulés, noyés dans un ciment argileux plus ou moins compact, et se montre stratifié en bancs à peu près horizontaux alternativement durs et tendres. Ce safre forme le sous-sol de la ville de Toulon et de la banlieue partout où les terrains anciens du substratum n'affleurent pas. Il est recouvert par des alluvions récentes, relativement peu épaisses, dominant surtout au voisinage des thalwegs du Las et de l'Eygoutier, et par des terres végétales généralement peu profondes aussi.

L'esquisse de la constitution géologique des environs de Toulon, qui vient d'être rapidement exposée, permet de comprendre facilement le mode de formation des belles sources qui y jaillissent. Si l'on se rend compte, en effet, de ce que les terrains triasiques et jurassiques *(particulièrement l'Infralias)* sont de nature imperméable et, qu'au contraire, les dolomies du Jurassique supérieur et les calcaires Urgoniens constituent d'immenses massifs perméables, on en déduira facilement que, si les premiers de ces terrains forment de véritables barrages devant les seconds, il en résultera des sources importantes aux points de moindre résistance à l'écoulement. C'est ainsi qu'à la chaîne d'Ollioules, Bau-de-Quatre-Heures, Caoume, Coudon, se rapportent les sources d'Ollioules, des Pomets, de la Foux, de la Ripelle, de la Valette, et que le massif de Faron engendre, pour sa part, les sources de la Beaume, de Saint-Antoine, de Saint-Philip.

Ces sources ne concentrent pas d'une façon complète les eaux recueillies par les grandes surfaces rocheuses, si perméables, dont elles dépendent. Une notable portion ne se rend pas aux sources et se répand dans le safre ou dans les alluvions du sous-sol, pour former une nappe abondante qui vient s'écouler doucement dans la mer, dont elle occupe le niveau près du rivage. C'est dans cette nappe que s'alimentent les nombreux puits de la basse vallée du Las et ceux qui fournissent aux habitants de Toulon, même à quelques mètres de la mer, de l'eau douce, en grande quantité, malheureusement fortement contaminée par des infiltrations de tous ordres (1).

La *Flore* des environs de Toulon se confond avec celle de la Provence; les cultures actuellement suivies dans la région sont, à peu de choses près, les mêmes. L'olivier est surtout caractéristique de cette zone littorale à laquelle appartient Toulon et que les naturalistes ont désignée sous le nom de « Région des Oliviers ». On le rencontre partout dans ces champs étagés qui dominent la ville, mariant la pâleur de son feuillage à la verdure du pin d'Alep, et « sur toutes les pentes, dit Taine, on le voit, « moutonneux troupeau sobre et utile, le seul qui con- « vienne à ces terrains pierreux brûlés par le soleil. » Dans la banlieue, quoique d'une remarquable fécondité, il reste encore chétif et ramassé; dans la direction d'Hyères, l'arbre paraît vouloir s'émanciper et secouer le joug du climat; de place en place, quelques sujets isolés et indépendants com- mencent à prendre des proportions grandioses. Toulon mar- querait donc la limite de ces rives fortunées, toujours en fleurs, où la nature sourit dans une fête perpétuelle et où les malades atteints des premiers symptômes de la tuber- culose viennent, pleins d'espoir, se confier au soleil de la Provence. Les autres éléments types de la flore toulon- naise sont constitués par des labiées odorantes, telles que

---

(1) Note due à l'obligeance de M. l'ingénieur en chef des ponts et chaussées Zürcher, directeur des travaux hydrauliques au port de Toulon.

le thym, le romarin et la lavande ; le chêne vert et le chêne-liège, le figuier, l'amandier, le pin d'Alep, le genévrier, le myrte et le lentisque sont aussi les témoins de cette végétation semi-tropicale, analogue à celle du versant nord de l'Atlas, intermédiaire à celles de l'Europe et de l'Afrique.

Le Climat.

Toulon participe un peu des conditions climatériques de la plus grande partie de la France méridionale ; sa formule météorologique, suivant l'expression de Fonssagrives, peut se résumer ainsi : sécheresses excessives pendant l'été, déluges intermittents et torrentiels à l'époque des pluies et aux approches de l'équinoxe, ouragans impétueux qui durent quelquefois pendant des semaines entières ; souvent ces phénomènes se succèdent brusquement sans aucune loi jusqu'à présent bien définie. Le voisinage de la mer adoucit le climat : les vents tièdes et humides du Sud et du Sud-Est tempèrent, dans une certaine mesure, l'extrême sécheresse produite par ce terrible mistral qui est bien le maître vent, le *maëstro* de la Provence et qui fait, pendant les trois quarts de l'année, la désolation de la vallée du Rhône. Ces inconvénients, ventilation excessive, sécheresse prolongée, créés par les éléments climatériques, sont hautement compensés par les avantages qu'en retire l'hygiène publique. On sait, en effet, l'influence de l'air et de son état hygrométrique dans le développement de certaines maladies épidémiques et sur la vitalité des infiniment petits qui les engendrent. « Tout microbe transporté par l'air se dessèche », dit Arloing. Or la dessiccation détruit ou modifie profondément la virulence des microrganismes éliminés à l'état d'organes de végétation, c'est-à-dire de microcoques, de bacilles et de spirilles non sporulés (1).

Toulon possède un Observatoire de la Marine où sont relevés et consignés les divers éléments de notre climat; ces données sont enregistrées par des observateurs consciencieux et à l'aide d'une instrumentation surveillée et soumise à des vérifications périodiques. Son savant directeur, M. le lieutenant de vaisseau Rozet, a publié, il y a quatre ans, dans les Annales hydrographiques, un essai sur la climatologie de Toulon qui nous fournira les principaux éléments de ce chapitre.

Température. — La température moyenne de l'année est pour Toulon 14°6 (2) se divisant ainsi :

D'avril à septembre inclus, + 19°1 pour la saison chaude; d'octobre à mars inclus, + 10°1 pour la saison froide; le mois de juillet est le plus chaud de l'année avec + 22°9 de moyenne; août vient ensuite avec + 22°6 ; le mois de janvier est le mois le plus froid avec + 7°5 de moyenne; décembre vient ensuite avec + 8°3.

Résumons, à titre de curiosité, les indications extrêmes absolues du thermomètre observées durant les trente-trois dernières années. On relève, le 9 août 1861, un maximum de + 36° et, le 19 janvier 1891, un minimum de — 8°4, soit un écart de 43°6. Mais il est rare que nous atteignions des températures voisines de ces extrêmes ; en général, nos grandes chaleurs de juillet ne dépassent guère + 30° que pendant quelques jours. La moyenne des maxima de ce

---

(1) Koch a fait remarquer la fragilité du microbe du choléra dans l'air sec.
(2) Moyenne des trente-trois dernières années.

mois est de $+ 27°7$; nos minima de janvier sont rarement au-dessous de zéro, la moyenne des minima de ce mois est de $+ 3°7$. Les variations thermométriques brusques sont fréquentes presque en toute saison ; elles relèvent surtout des conditions hygrométriques de l'air desquelles dépend l'évaporation cutanée et, par suite, l'impression thermométrique ressentie par l'organisme. Comme partout, les variations thermométriques diurnes suivent la hauteur du soleil, mais avec un léger retard ; c'est ainsi que le maximum thermométrique de la journée ne coïncide pas avec le moment où le soleil est le plus élevé sur l'horizon, mais se produit vers 2 heures de l'après-midi. De même, pour l'année, la température s'élève avec la déclinaison du soleil, mais avec un retard d'un mois environ ; le maximum thermométrique de l'année suit d'un mois le solstice du 21 juin.

Gelée. — Les observations donnent une moyenne de 18 jours de gelée; le maximum de fréquence s'observe en janvier, 6 jours; décembre vient ensuite avec 5 jours. Il arrive souvent, à Toulon. que la glace se forme. qu'il gèle, sans que le thermomètre descende au-dessous de zéro; ce phénomène s'observe par le vent sec de Nord-Ouest ; sous cette influence, l'évaporation des surfaces humides est considérable ; elles se refroidissent rapidement et tombent au-dessous du degré de congélation, tandis que l'air ambiant reste bien au-dessus. La gelée blanche, dont il n'est pas tenu compte dans le total des 18 journées, s'observe quand l'humidité de l'air est très accusée et que le thermomètre tombe au-dessous de $+ 4°$.

Comme l'indique le tableau des températures moyennes annexé à la fin de ce chapitre, on constate. pour Toulon, ce qui a été signalé dans toutes les stations météorologiques de l'Europe : les températures moyennes annuelles

les plus récentes restent au-dessous de la normale. Si nous divisons en deux périodes les 33 dernières années observées, nous voyons que, pour les 17 premières, 4 seulement ont une moyenne thermométrique inférieure à la moyenne générale 14,6, alors que la deuxième période en offre 13.

Faut-il admettre, avec Flammarion, que nous traversons ou que nous avons traversé (car 1893 a présenté une moyenne thermométrique très élevée) une période froide, ou, avec d'autres astronomes, que nous revenons lentement à une nouvelle époque glaciaire ?

D'après l'astronome F. Petit, ces variations seraient dues à une cause générale dominant les causes accidentelles qui peuvent modifier, dans le même sens, la marche des températures dans divers points d'observation. Cette cause serait la présence d'astéroïdes qui passeraient entre le soleil et nous et provoqueraient ainsi un abaissement, un arrêt marqué dans la marche croissante ou décroissante de la courbe thermométrique. Erchmann a, le premier, attiré l'attention sur cet abaissement, d'ordinaire très sensible au commencement de février et vers le commencement de mai; à ces deux minima correspondraient deux maxima bien marqués dans les premiers jours d'août et de novembre. Dans le premier cas, ces astéroïdes intercepteraient une partie de la chaleur envoyée vers la terre, tandis que, au contraire, quand ils envelopperaient notre planète, d'une part, ils diminueraient son rayonnement dans les espaces célestes et, d'autre part, ils lui renverraient une partie de la chaleur qu'ils reçoivent du soleil.

Ces variations du facteur le plus important du climat méritent d'être signalées, car elles intéressent autant l'hygiéniste que le savant et permettent, jusqu'à un certain point, de comprendre à quelles influences étiologiques se rattachent, peut-être, certaines maladies à retour périodique ou indéterminé dont la grippe serait la manifestation la plus frappante.

Pression atmosphérique. — Pour les observations barométriques, l'instrument employé est le baromètre Fortin ; la hauteur annuelle moyenne du mercure, ramenée à zéro et réduite au niveau de la mer, est de 761 millimètres, avec une oscillation moyenne de 10 millimètres. La colonne mercurielle éprouve annuellement un maximum en janvier et un minimum en mars. Le baromètre est, en général, plus bas par les vents de la partie Ouest que par ceux de la partie Est. La hauteur barométrique moyenne, d'avril à septembre (760^m/^{mm}9), quoique peu différente de celle de la saison froide (761^m/^{mm}1), lui est légèrement inférieure et nous ferons remarquer que la saison froide est presque exclusivement occupée par les vents d'Est, tandis que les vents d'Ouest dominent dans la saison chaude. La marée barométrique, quand elle n'est pas influencée par de sérieuses perturbations, présente ses minima vers 4 heures du soir et du matin et les maxima aux environs de 10 heures du soir et du matin. Ces oscillations croissent vers les équinoxes et décroissent vers les solstices ; c'est, d'ailleurs, ce qui se remarque dans toutes les études climatologiques.

Humidité. — L'humidité relative, pour l'année moyenne, est de 64,7 ; mais les variations de la courbe sont très accentuées. Excessive avec les vents d'Est, l'humidité, voisine du point de saturation, dépasse quelquefois 90 ; cela provient de l'écran montagneux qui domine Toulon et qui arrête la vapeur d'eau amenée de la mer, surtout par les vents de Sud-Est. Au contraire, les vents halant de l'Ouest au Nord, débarrassés de leur humidité par leur passage sur les régions qui s'étendent au sud des Corbières, nous apportent la sécheresse ; on a relevé des humidités relatives de 20. Juillet est le mois le plus sec, janvier est le plus humide, mais l'humidité relative diminue de janvier à juillet, pour augmenter de juillet à janvier. Il est à constater que l'humidité relative mensuelle n'est pas en rapport absolu avec la quantité de pluie recueillie ; c'est ainsi qu'octobre, mois le plus arrosé, ne fournit qu'une humidité relative de 68,5 ; ce fait résulte de la température, plus basse en janvier qu'en octobre. Même annuellement, si on compare la quantité d'eau recueillie et l'humidité relative, on remarque que les années les plus humides ne sont pas les plus abondantes en pluie. Ce résultat, comme le fait remarquer M. Rozet, dépend d'autres conditions climatériques ; les grandes chutes d'eau sont suivies, le plus ordinairement, par des vents persistants de la région de l'Ouest et du Nord, d'une grande sécheresse, qui abaissent la moyenne hygrométrique.

Pluie. Brouillard. Neige. — La quantité moyenne d'eau recueillie est de 727^m/^{m}1, fournie par un nombre moyen de 67 jours de pluie ; mais, comme l'indique le troisième tableau, depuis dix ans on constaterait un léger accroissement annuel : 775^m/^{m}4 au lieu de 727^m/^{m}1 ; de plus, la différence annuelle est quelquefois très accusée ; c'est ainsi qu'on observe un minimum de 380^m/^{m}6 en 1877 et un maximum de 1,136^m/^{m}8 en 1872. La caractéristique des pluies est d'être torrentielles et de ne durer que quelques heures ; la pluie fine et continue (crachin), spéciale aux pays d'une latitude plus élevée, est inconnue. Ce sont les vents de la partie Est qui amènent la pluie ; au contraire, ceux de la partie Ouest sont secs ; les premiers viennent de la mer et se débarrassent, à notre profit, de leur humidité, par voie de condensation ; ceux du Sud-Est nous fournissent les pluies les plus abondantes ; ceux du Nord-Est charrient surtout des brumes qui couvrent, d'un voile épais, les hauteurs dominant la ville et ne nous donnent pas d'eau. Dans la répartition mensuelle, on constate que le mois d'octobre est le mois où la quantité recueillie est la plus abondante, 109^m/^{mm}9 ; décembre vient ensuite ; puis janvier ; juillet offre le minimum de pluie avec 7^m,^{mm}9. La quantité d'eau recueillie dans les 24 heures est variable ; elle a dépassé 10 centimètres. C'est ainsi qu'on a pu relever, pendant un quart d'heure, une lame d'eau de 1 millimètre par minute ; cette particularité mérite d'être connue au point de vue des sections à donner aux galeries de drainage. Le nombre mensuel des journées de pluie est de 8, au maximum, pendant les mois de janvier et d'octobre ; mars, novembre et décembre donnent une moyenne de 7 jours chacun ; juillet et août présentent le minimum avec 2 jours. Enfin, comme renseignement complémentaire, le ciel est nuageux sans pluie 51 jours, année moyenne ; soit, comme conclusion, 247 jours où le ciel est serein.

La pression barométrique varie, au moment de la pluie, suivant les circonstances qui ont précédé celle-ci ; succédant à une série de vents d'Est qui, nous l'avons vu, provoquent une pression plus grande, la pluie entraîne comme conséquence une chute barométrique ; au contraire, faisant suite à une série de vents d'Ouest qui, eux, déterminent une baisse barométrique, elle produira une hausse à cause des vents d'Est qui l'ont immédiatement amenée.

Les brumes intenses sont surtout fréquentes en été ; presque jamais on ne les voit persister toute une journée ; le plus ordinairement, le rayonnement du sol échauffé suffit à vaporiser les vésicules aqueuses.

La neige est exceptionnelle sur la ville, mais elle se

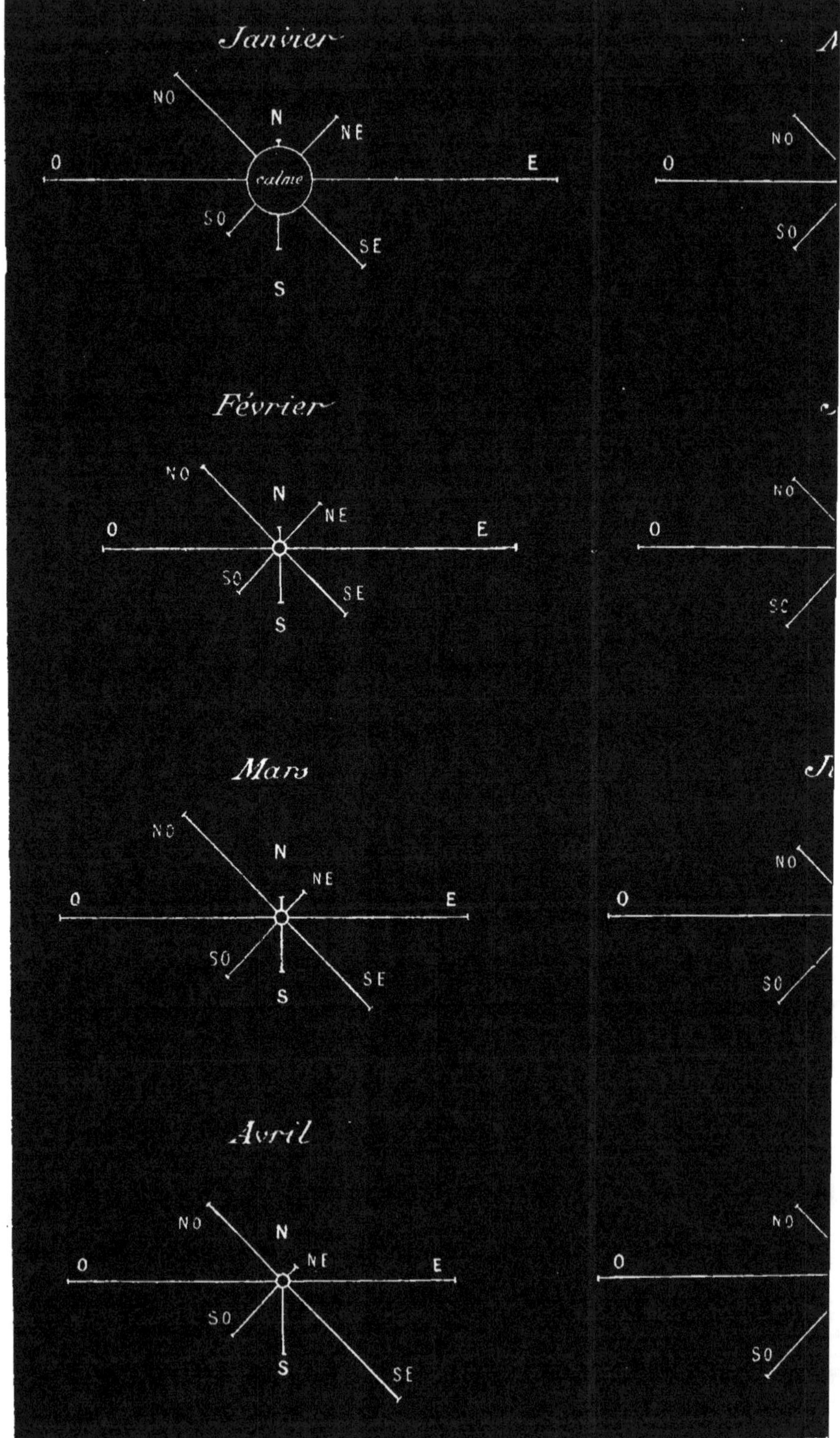
Janvier
NO
N
NE
O
calme
E
SO
SE
S

Février
NO
N
NE
O
E
SO
SE
S

Mars
NO
N
NE
O
E
SO
SE
S

Avril
NO
N
NE
O
E
SO
SE
S

NO
O
SO

NO
O
SO

NO
O
SO

NO
O
SO

nt une journée —

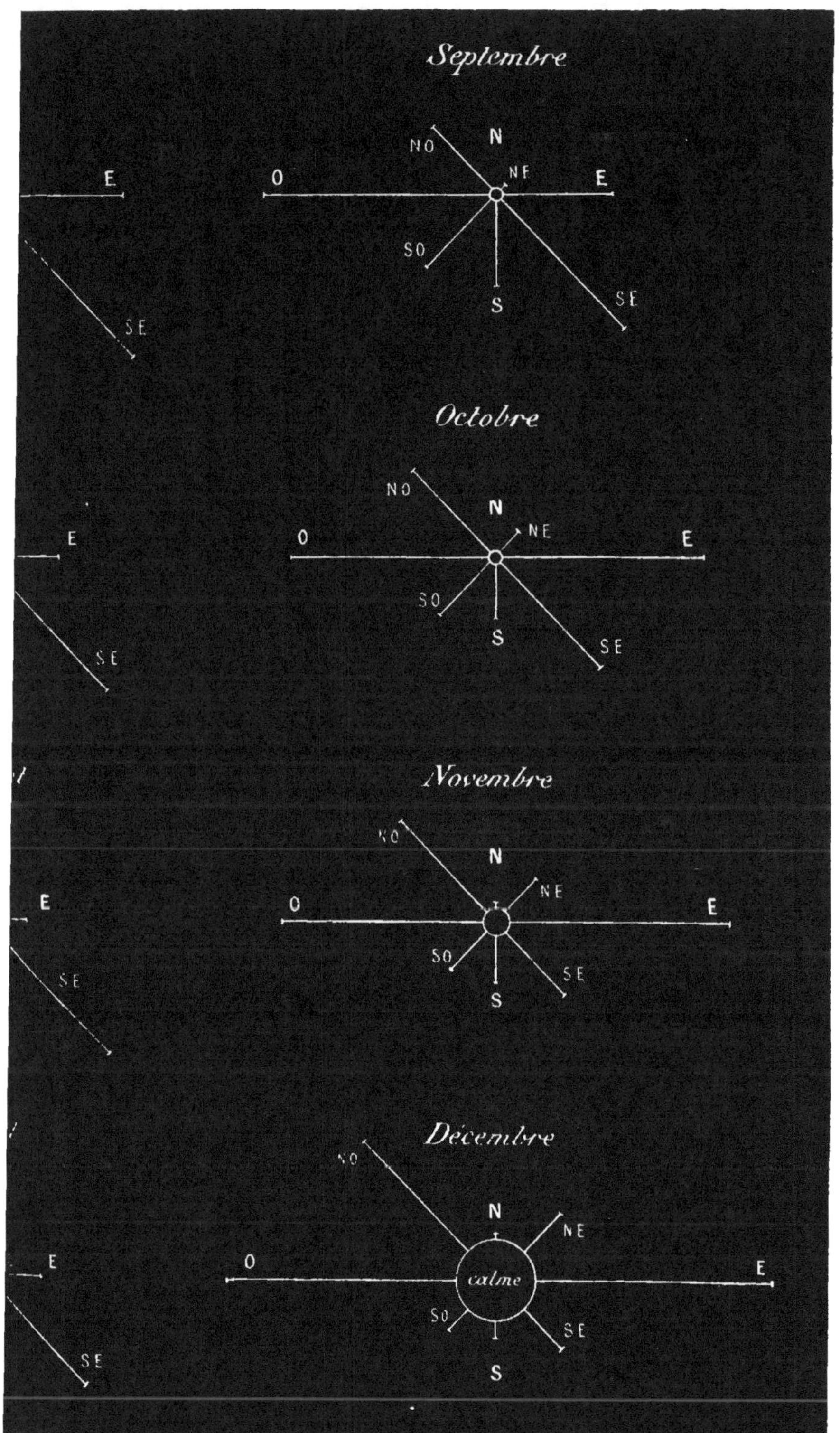

montre presque tous les hivers sur les hauteurs avoisinantes : Coudon (702 mètres d'altitude), Faron (478 mètres).

Orages et grêle. — On constate, pour l'année, une moyenne de 15 jours d'orage ; septembre vient au premier rang avec 3 jours ; les autres sont inégalement répartis dans les autres mois. Les conditions géographiques, comme le fait remarquer M. Rozet, sont peu favorables à l'éclosion des orages ; les sommets pelés des montagnes auxquelles Toulon est adossé, par la chaleur qu'ils rayonnent, créent, dans les couches atmosphériques, un courant vertical qui fait dévier à l'est ou à l'ouest de la ville les orages amenés par les courants froids du Nord-Nord-Est au Nord-Nord-Ouest ; pour cet observateur, les conditions favorables aux orages sont créées par l'existence de nuées formées déjà sur ces montagnes et du côté de la mer, qui, s'opposant à l'échauffement de ces masses calcaires, atténuent l'intensité du courant ascensionnel qui en dérive.

Vents. — Comme l'indique le graphique de répartition des vents suivant leur fréquence et leurs directions, ce sont les vents du plein Ouest qui sont les plus nombreux, 123 jours ; viennent ensuite les vents d'Est, 88 jours ; les vents du Nord-Ouest ne sont pas très fréquents, 31 jours ; le Nord-Est est très rare, 6 jours ; les vents de la région du Nord sont exceptionnels, 4 jours, et, cela, en raison des montagnes qui abritent Toulon. Cette même disposition exerce également une grande influence sur les vents du Sud (23 jours), qui, bien que plus fréquents que ceux du Nord, ne présentent ni l'intensité ni la fréquence que semblerait indiquer la position maritime de la ville. Le vent du Sud, en effet, venu du large, se réfléchit sur les masses calcaires, que lui opposent les montagnes de Caoume, de Faron et de

Coudon, et forme une zone d'une certaine étendue, sorte d'angle mort, dans lequel il est très atténué et sa direction première totalement modifiée.

Les calmes sont rares ; l'inégale conductibilité au calorique de la terre et de la mer s'oppose à l'immobilité de l'atmosphère. On les observe surtout en janvier et en décembre.

Les coups de vent ne sont pas fréquents, nous entendons par là les brises cotées à 8 ou 9, suivant la graduation de Beaufort adoptée dans la Marine, et fournissant une vitesse de 25 à 30 mètres à la seconde ; à peine en compte-t-on 3 ou 4, venant surtout de la direction de l'Ouest. Mais les brises cotées de 5 à 7, ayant une vitesse de 10 à 20 mètres, sont plus fréquentes ; on en compte environ 60 jours par an ; elles ont une durée variable, plus longue lorsqu'elles procèdent de la région de l'Ouest ; on dit qu'elles durent 3, 6 et 9 jours ; cette prétendue règle est infirmée par de fréquentes exceptions ; dans tous les cas, l'intensité du vent est très irrégulière pendant cette période.

Le mistral, qui souffle franchement du Nord-Ouest dans le golfe de Lion, est, pour Toulon, Ouest-Nord-Ouest ; ordinairement sec, il est, par exception, d'une certaine humidité quand la brise succède à une longue période de vent d'Est ; cela vient du retour des nuées qui n'ont pu se condenser ou se volatiliser. La même particularité s'observe quand le vent d'Ouest souffle avec violence dans le golfe de Gascogne pendant un certain temps ; la rupture d'équilibre atmosphérique s'étend alors jusque sur le littoral méditerranéen ; il peut se faire même que ces brises, incomplètement débarrassées de leur vapeur d'eau, fournissent encore une certaine quantité de pluie en arrivant sur les côtes de Provence ; ajoutons cependant que ces circonstances sont exceptionnelles.

Malgré notre vif désir de compléter ces données sur le climat de Toulon, nous devons dire qu'il nous a été impossible d'étudier un élément particulier dont l'importance ne saurait être contestée, du moins autant que permettent de le présumer les découvertes les plus récentes. Nous n'avons trouvé, en effet, aucun renseignement sur l'ozone et les recherches ozonométriques de l'atmosphère. Sans vouloir attribuer à ce facteur climatérique des propriétés spéciales sur les éléments figurés, propriétés qui paraissent avoir été infirmées par les récentes recherches d'Hermann Soutac, on ne saurait nier que l'ozone ne soit doué d'un pouvoir chimique éminemment oxydant et que cette action il l'exerce incessamment sur les gaz ou vapeurs qui s'échappent du sol. Partout, dit Bastelaër, où des émanations nocives se produisent, l'ozone apparait et possède la propriété de décomposer chimiquement ces produits; il constitue le purificateur par excellence de l'air et son apparition coïncide avec la fin des épidémies. Outre cela, comme l'ont démontré les expériences de MM. Labbé et Oudin, l'ozone, élevant le taux de l'oxyhémoglobine du sang, joue un rôle de stimulant de la nutrition, au même titre que la lumière, et son action est très efficace dans tous les cas de misère physiologique. En somme, pouvoir d'oxydation des matières azotées en putréfaction, rôle stimulant des fonctions organiques, tel serait le résumé de ce qui est actuellement acquis à l'actif de l'ozone.

Tableau I.

TEMPÉRATURES MOYENNES (DEGRÉS CENTIGRADES)

ANNÉES	TEMPÉRATURES	ANNÉES	TEMPÉRATURES
1861	16°.2	1878	14°.2
1862	15°.5	1879	13°.5
1863	15°.7	1880	15°.4
1864	15°.3	1881	13°.9
1865	15°.5	1882	14°.3
1866	15°.2	1883	13°.6
1867	14°.9	1884	14°.1
1868	15°.3	1885	14°.3
1869	14°.9	1886	14°.3
1870	14°.4	1887	13°.7
1871	13°.8	1888	13°.8
1872	14°.7	1889	13°.6
1873	14°.8	1890	13°.9
1874	14°.3	1891	14°.1
1875	14°.0	1892	14°.6
1876	14°.8	1893	15°.6
1877	14°.8		

Tableau II.

PRESSION BAROMÉTRIQUE

MOYENNES MENSUELLES DU BAROMÈTRE EN MILLIMÈTRES
RÉDUIT A ZÉRO DEGRÉ ET AU NIVEAU DE LA MER

MOIS	HAUTEUR BAROMÉTRIQUE	MOIS	HAUTEUR BAROMÉTRIQUE
Janvier.	762.9	Juillet	761.3
Février.	761.8	Août	761.1
Mars	758.9	Septembre	761.9
Avril	759.4	Octobre	761.0
Mai.	760.5	Novembre	760.6
Juin	761.0	Décembre	761.4

Tableau III.

HUMIDITÉ RELATIVE MOYENNE

ANNÉES	HUMIDITÉ RELATIVE	ANNÉES	HUMIDITÉ RELATIVE	ANNÉES	HUMIDITÉ RELATIVE
1861 . . .	57.5	1872 . . .	65.2	1883 . . .	65.6
1862 . . .	64.3	1873 . . .	63.0	1884 . . .	69.0
1863 . . .	66.1	1874 . . .	64.2	1885 . . .	66.0
1864 . . .	66.5	1875 . . .	65.7	1886 . . .	61.0
1865 . .	59.2	1876 . . .	70.3	1887 . . .	60.8
1866 . . .	62.0	1877 . . .	65.0	1888 . . .	63.5
1867 . . .	61.0	1878 . . .	67.0	1889 . . .	67.9
1868 . . .	63.3	1879 . . .	66.3	1890 . . .	65.7
1869 . . .	63.5	1880 . . .	69.0	1891 . . .	75.4
1870 . . .	61.0	1881 . . .	65.6	1892 . . .	65.0
1871 . . .	64.2	1882 . . .	62.0	1893 . . .	64.6

Tableau IV.

HAUTEUR DE PLUIE (EN MILLIMÈTRES)

ANNÉES	HAUTEUR DE PLUIE	ANNÉES	HAUTEUR DE PLUIE	ANNÉES	HAUTEUR DE PLUIE
1863 . . .	644.6	1874 . . .	873.9	1885 . . .	869.5
1864 . . .	888.4	1875 . . .	690.0	1886 . . .	1038.5
1865 . . .	612.6	1876 . . .	644.4	1887 . . .	987.8
1866 . . .	384.3	1877 . . .	380.6	1888 . . .	875.9
1867 . . .	437.1	1878 . . .	740.6	1889 . . .	638.6
1868 . . .	708.1	1879 . . .	981.1	1890 . . .	859.5
1869 . . .	517.5	1880 . . .	651.1	1891 . . .	628.7
1870 . . .	872.9	1881 . . .	693.9	1892 . . .	800.4
1871 . . .	782.2	1882 . . .	616.8	1893 . . .	614.7
1872 . . .	1136.8	1883 . . .	740.9	Moyenne : 727.1	
1873 . . .	789.5	1884 . . .	440.6		

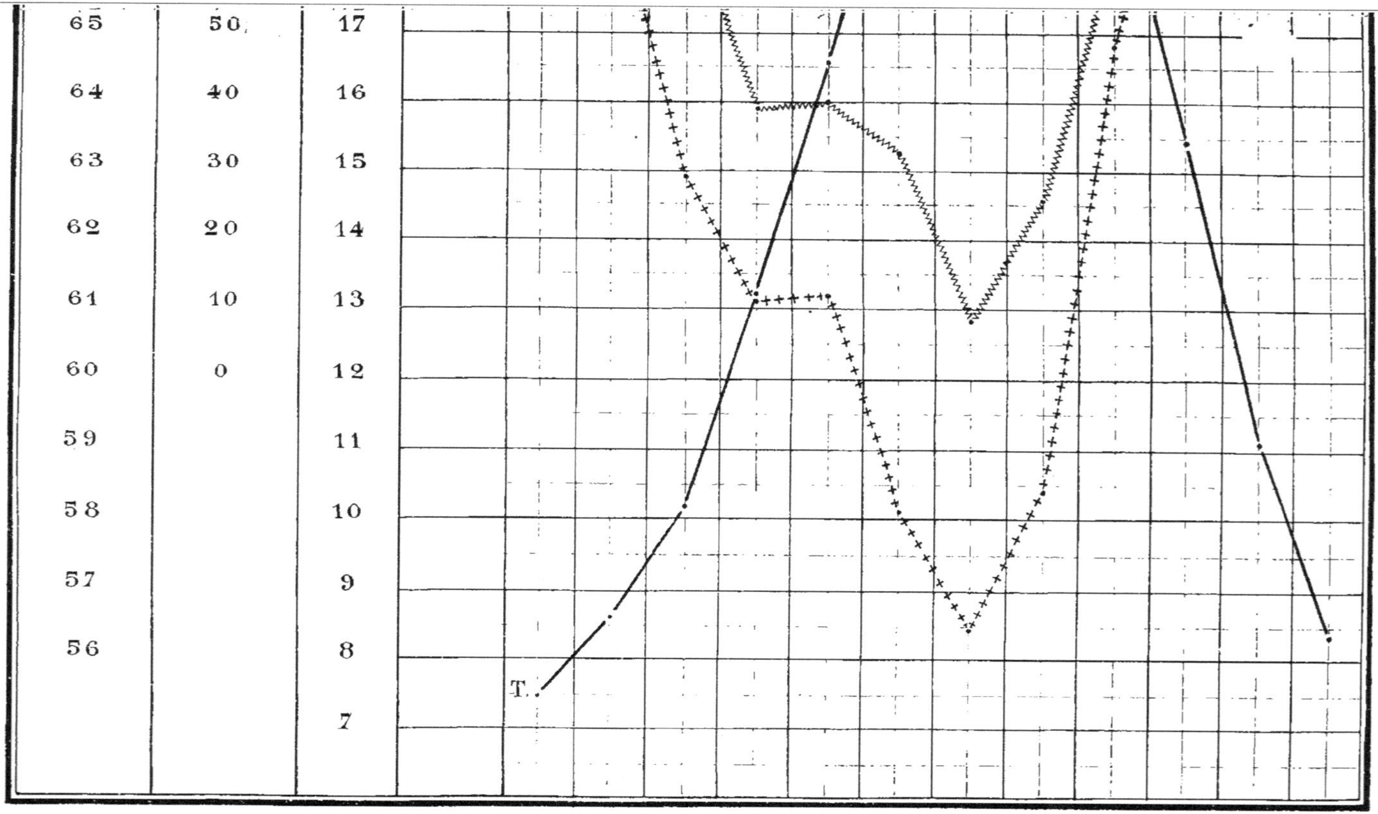

65	50	17
64	40	16
63	30	15
62	20	14
61	10	13
60	0	12
59		11
58		10
57		9
56		8
		7

T.

PLANCHE II.

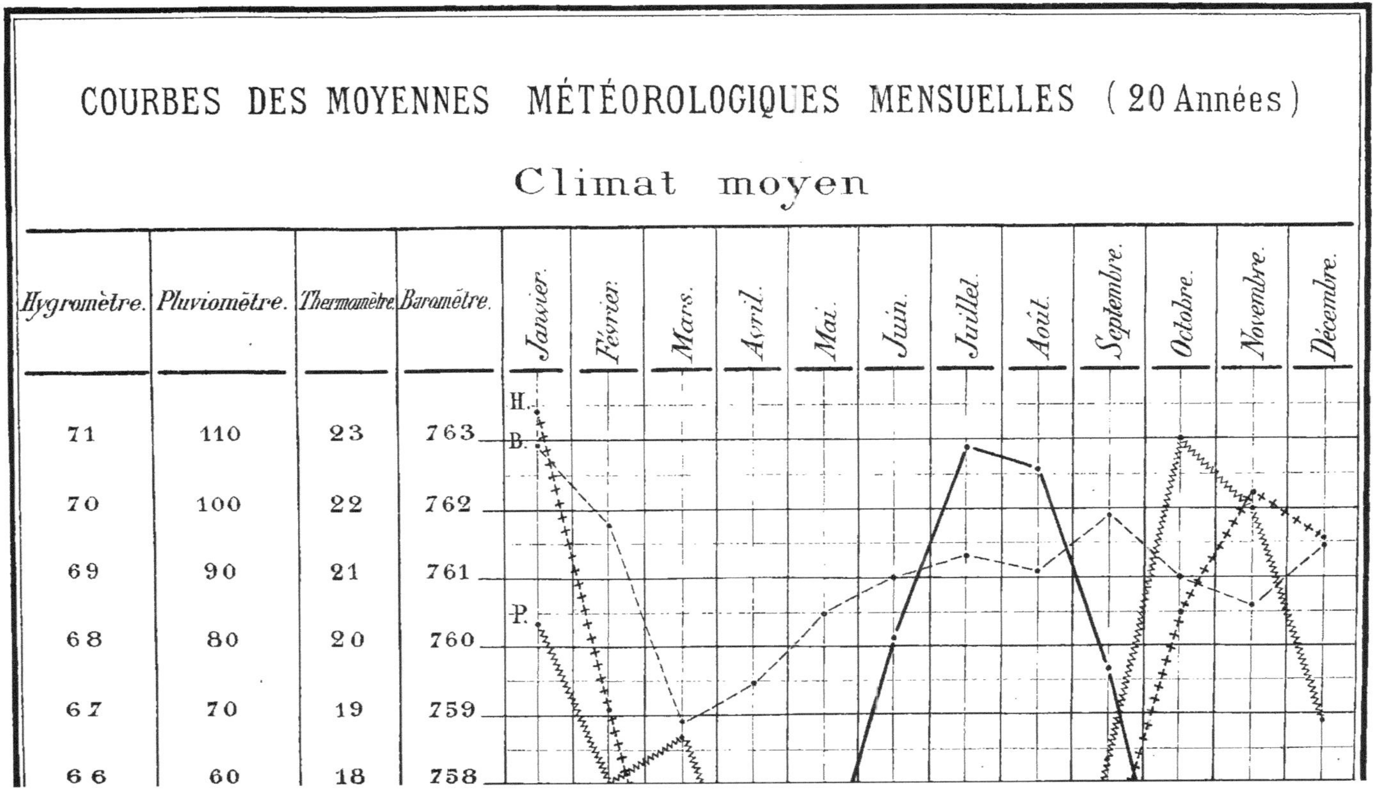

COURBES DES MOYENNES MÉTÉOROLOGIQUES MENSUELLES (20 Années)

Climat moyen

Hygromètre.	Pluviomètre.	Thermomètre.	Baromètre.
71	110	23	763
70	100	22	762
69	90	21	761
68	80	20	760
67	70	19	759
66	60	18	758

Janvier. Février. Mars. Avril. Mai. Juin. Juillet. Août. Septembre. Octobre. Novembre. Décembre.

H.
B.
P.

CHAPITRE II

—

Démographie.

Tous les hygiénistes, Broca, Bertillon en tête, se sont efforcés de démontrer que toute étude, en matière d'hygiène d'une ville, doit être accompagnée de recherches statistiques concernant les vivants et les morts et suivie des causes principales de mortalité. De cette comparaison, entre le chiffre des décès et celui de la population, la formule se dégage, qui permet le classement de la localité dans la catégorie des villes insalubres ou non.

Si l'on consulte la statistique sanitaire des villes de France pour la dernière période quinquennale, publiée par les soins du Ministère de l'Intérieur, on voit que Toulon fournit 31 décès pour 1,000 habitants de sa population totale. Ce taux mortuaire, bien que très élevé, puisqu'il place Toulon au 68ᵉ rang des 229 villes classées suivant leur insalubrité, l'est encore davantage si, comme il convient de le faire, nous écartons provisoirement de nos recherches la population militaire et les décès qu'elle a fournis, pour ne nous occuper que de la population municipale; au lieu de 31,0, la mortalité pour 1,000 habitants atteint, pour la même période, 32,41, taux mortuaire qui classe Toulon au 45ᵉ rang des villes rangées suivant leur insalubrité, c'est-à-dire au nombre des villes les plus mal-

saines. Nous devons, en outre, faire remarquer que la
période examinée (période quinquennale de 1886-1890) a
été exempte d'épidémie; bien plus, que les années 1884 et
1885, particulièrement meurtrières, avaient fait disparaître,
dans la bourrasque épidémique, les faibles et les désarmés,
circonstance qui permettait d'espérer, pour les années suivantes, une sorte d'accalmie.

Devant une situation aussi grave, que nous avons tenu
à mettre en évidence dès le début, il conviendra de rechercher, par la suite, les facteurs les plus importants de cette
mortalité.

Population municipale. — Comme le montre le tableau
ci-dessous, elle est en voie d'augmentation constante depuis
un demi-siècle et surtout dans ces dernières années.

ANNÉES	POPULATION MUNICIPALE	ANNÉES	POPULATION MUNICIPALE
1720	26.276	1861	54.309
1815	26.624	1866	53.613
1826	30.171	1872	53.606
1831	27.242	1876	53.640
1836	35.322	1881	57.696
1846	45.434	1886	57.935
1851	45.473	1891	64.027
1856	47.075		

Mais il y aurait erreur à croire que cet accroissement
résulte de conditions tendant à démontrer la prospérité de
la ville. Ce progrès est artificiel. Comme on le sait, la
population d'une ville ou celle d'un pays relève de plusieurs éléments : la natalité et l'immigration, facteurs
d'apport; l'émigration et la mortalité, qui viennent atténuer, dans des conditions variables, l'influence des deux
premiers éléments.

En étudiant le rôle dévolu à chacun d'eux, la conclusion est que l'augmentation de la population est due surtout à l'immigration de la population rurale, immigration dont les progrès ont crû en raison de l'extension plus considérable que la ville a prise au point de vue militaire. D'ailleurs, ce déplacement est généralement constaté pour tous les grands centres : on n'aime plus à cultiver le sol, les paysans préfèrent la ville. En 1846, la population des campagnes représentait les trois quarts de la population totale de la France, elle n'est plus que les deux tiers ; quatre millions d'individus ont quitté les champs. Les opérations du dernier recensement ont démontré que le pays n'avait gagné, pendant les cinq dernières années, que 208,000 habitants et que les grandes villes bénéficiaient de 500,000 habitants, soit une perte de 300,000 habitants pour les petites agglomérations.

Au point de vue démographique, cette immigration a son importance ; les adultes qui abandonnent les campagnes sentent moins, à la ville, le besoin d'avoir un foyer, une épouse, car ils y trouvent la prostituée, le cabaret, le logeur. C'est surtout à cette cause et non à l'excès des naissances sur les décès, ainsi que les relevés numériques vont nous le montrer, qu'il faut attribuer l'accroissement quinquennal de la population municipale toulonnaise.

Il convient, en outre, de tenir compte de l'augmentation du contingent étranger, italien surtout, qui fournit à Toulon les manouvriers pour travaux pénibles. En 1872, on comptait 5,500 étrangers dont 5,000 Italiens ; le 1er avril 1894, l'application de la loi du 8 août 1893, prescrivant la déclaration de domicile obligatoire aux étrangers résidant en France, a permis d'évaluer leur nombre à environ 10,000, dont 8,645 Italiens ; soit, pour vingt-deux ans, une progression de 82 % pour la colonie étrangère, dont le 72 % est fourni par les Italiens. Cette proportion est encore plus élevée pour les villes voisines et pour le reste du pays. Lagneau, dans son travail sur l'immigration, dit que l'élément italien a presque triplé depuis trente ans : « cette invasion, « ajoute-t-il, s'observe surtout dans le sud-est de la France « où cette population patiente et sobre est appliquée aux « travaux les plus rudes (1) ». Un document plus récent publié par *l'Office du Travail* démontre que cette proportion est actuellement de beaucoup dépassée ; en 1851, on constatait la présence de 63,307 Italiens ; en 1891, ce chiffre avait presque quintuplé et s'élevait à 286,042.

Mais comparant l'élément étranger à la population municipale toulonnaise, on trouve la proportion considérable : elle était du 10 °/₀ en 1891, alors que pour la France tout entière elle n'était que du 3 °/₀ (2). Comme, à cette époque, la population municipale s'était accrue de 10,421 habitants, sur celle de 1872, et que, dans cette augmentation, la part des étrangers a été de 958, il en résulte que l'élément étranger a fourni le 9 °/₀ de cet accroissement. Très vraisemblablement, la proportion sera plus forte au recensement de 1896.

D'ailleurs, un simple graphique va nous démontrer que

---

(1) L'effectif des Italiens habitant notre pays est aujourd'hui de 286,000. Ils s'étendent de préférence dans le midi, le sud-est et l'est de la France. On distingue deux groupes de départements dans lesquels le nombre des Italiens dépasse 5,000. Le premier de ces groupes est formé par les départements baignés par la Méditerranée, depuis les Alpes jusqu'à l'Hérault : Alpes-Maritimes, 51,867 ; Var, 25,894 ; Bouches-du-Rhône, 82,320 ; Hérault, 5,720, où l'émigration semble venir par la côte le long des Alpes. Le second groupe, qui comprend la Savoie, 8,695 ; l'Isère, 6,992, et le Rhône, 9,491, reçoit les émigrants par le col du mont Cenis.

(2) Le nombre d'étrangers en 1891 était, pour toute la France, de 1,130,211, soit le 3 °/₀ ; il y a quarante ans, il était de 381,000, soit une proportion de 1,06 °/₀. On a défini cet accroissement : une invasion déguisée, une menace pour l'avenir. On a encore dit : un peuple qui se recrute à l'étranger perd vite dans ce commerce son caractère, ses mœurs, ses forces propres; il y perd,

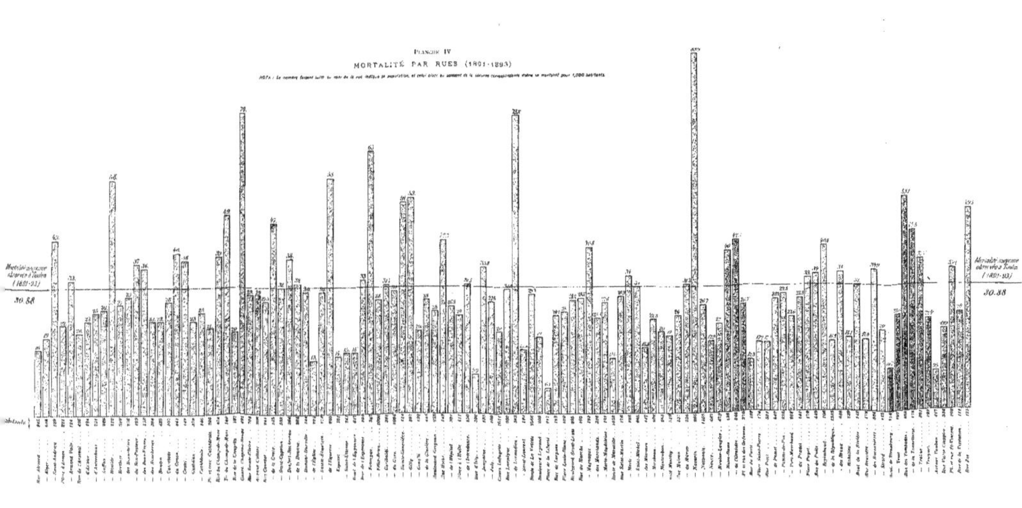
PLANCHE IV
MORTALITÉ PAR RUES (1801-1893)

la natalité est absolument étrangère au mouvement ascensionnel de la population municipale. Si, étudiant la composition de la population par âges, on la classe en couches de
même âge, et si l'on superpose ces couches par âges croissants, on obtient une pyramide dont les enfants forment
la base et les vieillards le sommet. Cette pyramide ainsi
établie a une conformation toute spéciale que représente le
diagramme ci-dessous :

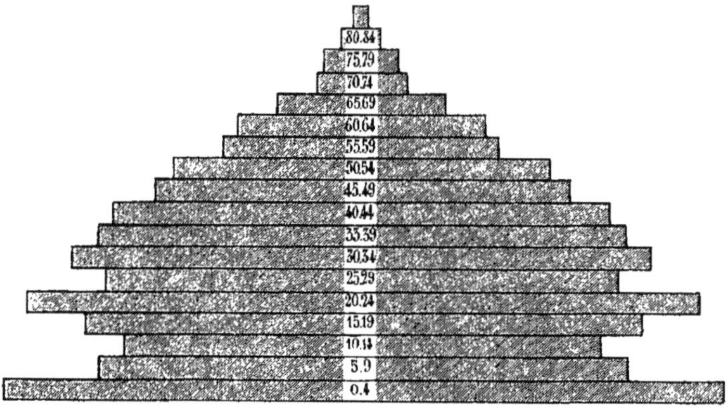

POPULATION TOULONNAISE (MUNICIPALE) PAR AGE
Moyenne des vingt dernières années.

---

avec le temps, ce qu'il a de plus précieux, sa nationalité. Pour beaucoup
d'économistes, ces craintes seraient chimériques. La seule méthode pour
diminuer le nombre des étrangers et augmenter celui des Français, c'est la
naturalisation. Il vaut mieux absorber les éléments du dehors que notre
climat, nos usages, la facilité de la vie attirent chez nous que de les chasser
comme quelques-uns l'ont proposé. « La nation française n'a grandi que par
« ces alluvions successives, formées d'Aquitains, de race Ibérienne comme
« beaucoup d'Espagnols ; de Ligures, de même race que la plupart des Suis
« ses ; de Germains, de Burgondiens, de Francs, de Normands, de même race
« que les Allemands et les Scandinaves. » (LAGNEAU, *Situation démographique de la France.*) C'est même cette variété de sang qui a fait la puissante
vitalité de notre pays. Chasser les étrangers de notre sol au point de vue
économique serait une mesure parfaitement vaine et, au point de vue politique
et national, ce serait une faute irréparable.

Les proportions et les contours de cette pyramide ainsi construite nous fournissent les révélations les plus instructives. (Si nous avions pu dresser le même graphique pour des époques différentes, le rapprochement de ces pyramides aurait donné lieu également aux comparaisons du plus haut intérêt; malheureusement, il ne nous a été possible d'établir cette pyramide que pour les derniers vingt ans ; l'absence de documents, à une époque plus éloignée, nous a empêché d'avoir un terme de comparaison.) Au seul aspect du dessin, on sent qu'on est en présence d'une anomalie et que la ville n'est pas en équilibre démographique : rétrécie à la base, elle s'élargit sur les flancs, ce qui signifie que la ville contient relativement plus d'adultes que d'enfants, en un mot, qu'elle ne se soutient que grâce à l'apport continu d'éléments sans cesse empruntés au dehors. Cela est si vrai que nous verrons, malgré la natalité, l'excédent des décès faire perdre à la ville, pour ces vingt dernières années, plus du quinzième de sa population moyenne (1). Un simple calcul permet ainsi d'apprécier au bout de combien d'années la ville serait dépeuplée, n'était l'apport extérieur.

Plus encore que pour le reste du pays, la caractéristique de Toulon est *l'absence relative d'enfants*. Tandis que notre effectif au-dessous de 15 ans n'est que le 19 °/₀ du total de la population municipale, il atteint le 27 °/₀ pour le pays tout entier ; à l'étranger, en Allemagne, le 34 °/₀ ; en Suède et en Angleterre, il dépasse le 36 °/₀.

Matrimonialité. — En établissant comme limites à nos

---

(1) Total des naissances pour les vingt dernières années 34,330
    Total des décès (population civile) 38,177
    Excédent des décès sur les naissances. 3,847

recherches les vingt dernières années, les documents que nous avons recueillis attestent un taux, 7,91 mariages pour 1,000, un peu supérieur à la moyenne générale du pays : 7,5 $\%_{oo}$, proportion qui marquerait une chute, puisque, d'après Lagneau et Vannacqk, elle a atteint, de 1865 à 1888, le chiffre de 7,7 $\%_{oo}$ (1).

A Toulon, le mouvement est généralement ascendant; on constate, en effet, pour les dix dernières années, une augmentation marquée : 8,44 $\%_{oo}$, au lieu de 7,38 $\%_{oo}$, moyenne observée de 1874 à 1883.

Ce résultat mérite d'autant plus d'être relevé que, depuis six ans, on a constaté 20,223 mariages en moins, pour le pays tout entier.

Dans notre ville, les mariages sont tardifs ; nous avons compté que, pour 1893, l'âge moyen est de 31 ans, pour les hommes, et de 25 ans 10 mois, pour les femmes. Par rapport aux adultes seuls mariables, les mariages présentent une proportion inférieure à celle de la France en général ; sur 1,000 adultes au-dessus de 25 ans, le dernier recensement donne, à Toulon, 588 mariés au lieu de 607. Les causes de cette proportion plus faible dérivent de l'absence d'industrie et de commerce créant des débouchés à la population : le fonctionnarisme constitue, pour le plus grand nombre, le seul objectif; maigrement rétribués, plusieurs années de travail sont nécessaires aux fonctionnaires, avant qu'ils puissent obtenir une situation permettant de subvenir aux besoins d'une nouvelle famille. Ce célibat prolongé, cette nuptialité tardive entraînent, comme conséquence inévitable, la prostitution et la natalité illégitime, prostitution qui constitue le principal agent de dispersion des

---

(1) Le taux de la matrimonialité, comme celui de la natalité, s'applique à la population tout entière.

maladies vénériennes, natalité illégitime qui place l'enfant dans de mauvaises conditions biologiques.

Natalité. — Notre moyenne des dix dernières années est de 24,91, supérieure à la moyenne : 23,69 °/₀₀ relevée pour la France entière pendant la dernière période décennale (Lagneau) ; on sait que de ce côté il y a aussi diminution ; au commencement du siècle, la natalité générale était de 32,9. Pour tout le pays, les naissances, rapportées aux 23,077,527 adultes de 15 à 60 ans, donnent une natalité de 39 naissances pour 1,000 ou 1 naissance pour 25. A Toulon, les naissances rapportées aux 38,053 adultes de 15 à 60 ans donnent une natalité de 49 °/₀₀, ou 1 naissance pour 21. La natalité des Toulonnais est donc supérieure de 10 unités pour 1,000 adultes à celle de la France en général pour la même catégorie d'habitants.

L'année 1878, qui ne compte à Toulon que 22,32 naissances pour 1,000 habitants de tous les âges, doit être classée parmi les plus mauvaises, et avec elle les années 1875, 1876, 1877. Le taux de la natalité n'a jamais été aussi bas que dans cette période ; plus tard, à une époque plus rapprochée, la proportion s'élève et, même l'année 1891, qui a été rangée parmi les plus mauvaises pour la totalité du pays, est encore supérieure à la moyenne générale française : 24,29 au lieu de 21,8.

Le relèvement, que nous avons constaté pour les mariages pendant la deuxième décade, s'observe naturellement en ce qui concerne les naissances.

Moyenne des naissances pour 1874 à 1883 : 23,22.
—   —   pour 1884 à 1893 : 24,91.

Soit presque l'augmentation d'une naissance pour 500 habitants de tout âge. Malgré le peu d'importance de ce résultat, il mérite d'être signalé, car il est en contradiction avec ce que l'on observe pour l'ensemble du pays, où le mouvement de recul s'accuse de plus en plus.

Il ne nous appartient pas de rechercher et d'approfondir, pour le pays tout entier, les causes de la progression décroissante de ce facteur démographique, le plus important de tous parce qu'il assure seul la survivance d'un peuple (1); pour les économistes, cette diminution de la natalité tient au désir des parents d'assurer à leurs enfants une situation sociale au moins aussi heureuse que celle dont ils jouissent eux-mêmes ; elle est donc voulue, calculée, comme l'ont démontré les récentes discussions survenues à l'Académie de médecine.

En France, sur 1,000 familles, il y en a 200 n'ayant pas ou n'ayant plus d'enfants vivants, soit le cinquième des familles.

A Toulon, sur 1,000 ménages :

189 sont sans enfant
237 en ont 1
189 — 2
154 — 3
108 — 4
 69 — 5
 48 — 6
  6 — 7 et au-dessus.

La fécondité des familles toulonnaises est donc un peu supérieure à celle des familles françaises en général.

Il nous a paru intéressant de comparer les chiffres que

---

(1) Chaque année, la France produit 900,000 naissances quand l'Allemagne en produit 1,800,000 ; si ces chiffres, qui se renouvellent depuis cinq ans, persistent, dans quinze ans il y aura deux soldats allemands contre un soldat français (*Revue scientifique*, 20 mai 1892).

nous avons recueillis, indiquant les oscillations de la natalité à Toulon, à ceux établis pour la population française tout entière.

NATALITÉ POUR 1.000 HABITANTS

ANNÉES	FRANCE	TOULON	ANNÉES	FRANCE	TOULON
1874.	+ 0.1	»	1884.	— 0.1	—0.43
1875.	— 0.2	—0.21	1885.	— 0.2	+0.77
1876.	— 0.2	—0.26	1886.	— 0.3	+1.05
1877.	— 0.7	+0.21	1887.	— 0.4	+0.72
1878.	— 0.3	—0.52	1888.	— 0.5	+0.10
1879.	— 0.1	+1.26	1889.	»	—0.99
1880.	— 0.6	+0.27	1890.	— 1	—0.04
1881.	+ 0.3	—0.08	1891.	— 0.3	—0.72
1882.	+ 0.6	—0.37	1892.	— 0.6	+0.39
1883.	— 0.1	+0.43	1893.	»	+0.69

FRANCE　　TOULON
Moyenne :　— 0.2　　+ 0.11

Ainsi donc, alors que, pour la France, l'accroissement annuel, depuis vingt ans et pour 1,000 habitants, se formule par le taux négatif de — 0,2, à Toulon la proportion est positive, elle est de 0,1 pour 1,000 habitants. Par rapport à la natalité du pays tout entier, cet accroissement local et annuel : 1 unité pour 10,000 habitants et pour une période qui embrasse vingt années, constitue, pour Toulon, un résultat qui a lieu de nous satisfaire ; mais, comme nous allons le voir dans un instant, la mortalité plus considérable qu'on y observe vient compenser et au delà ce léger bénéfice.

Quant aux naissances, considérées au point de vue légal, elles se montrent en proportions variables pour ces dernières années. Pour l'ensemble de l'époque qui nous occupe,

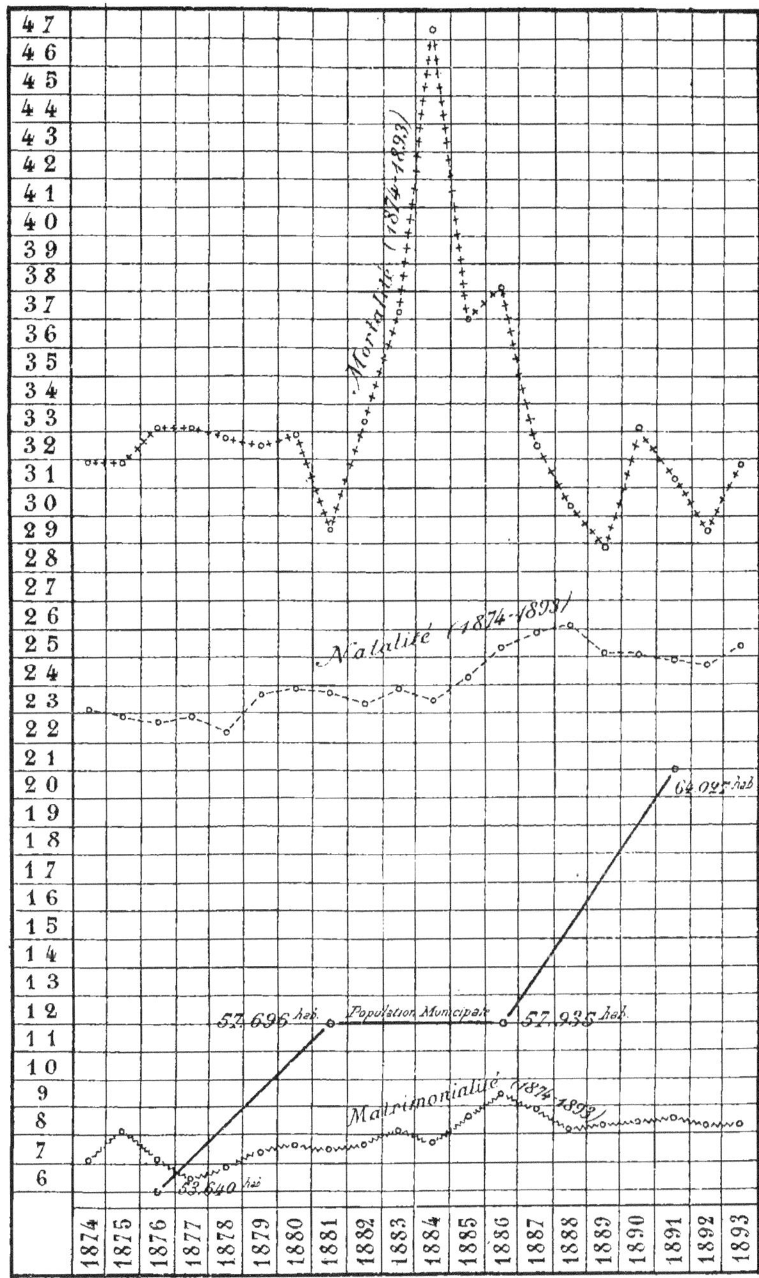

TRACÉS COMPARATIFS DES PRINCIPAUX ÉLÉMENTS DÉMOGRAPHIQUES

— Pour 1.000 habitants —

sur 100 naissances, il y en a 10,9 illégitimes pour 89,1 légitimes ; cette proportion est plus considérable qu'en France où elle est de 8,5 illégitimes pour 91,5 légitimes (1).

Mais, à Toulon, la proportion des enfants naturels tend à augmenter : pour les dix dernières années, elle atteint 11,3 pour 100 naissances, au lieu de 10,5 constatées de 1874 à 1883. De plus, dit l'inspecteur départemental pour les enfants assistés, les abandons d'enfants naturels nouveau-nés deviennent de plus en plus fréquents. Dans le courant du premier trimestre 1892, l'hospice départemental de Toulon a reçu plus d'enfants qu'il n'en reçoit ordinairement pendant toute une année. Cette augmentation dans la natalité illégitime est de nature à grossir la dîme mortuaire des enfants du premier âge. On sait, en effet, par les recherches de Chenu et Ely, sur la mortalité des garçons, de la naissance jusqu'au moment de leur appel sous les drapeaux, que ceux légitimes auraient 34 décès sur 100, alors que ceux illégitimes en perdraient 74 pour la même proportion.

Mortalité. — La mortalité est le criterium le plus certain de l'insalubrité d'une ville. Le rapport entre le nombre des décès et celui de 1,000 habitants vivants est, pour les vingt dernières années, de 33,36. Notre chiffre moyen est, en résumé, supérieur de 10,03 à la moyenne, 23,4, admise pour la France entière comme année-type dérivant des moyennes décennales depuis cinquante ans et donnée par de Foville dans la *France économique*. La mortalité moyenne, s'appliquant au pays tout entier, n'est pas exagérée ; elle va même en diminuant d'une façon régulière :

---

(1) En Angleterre, pour 1877 à 1887, elle est encore moins considérable : 4,5 illégitimes sur 100 naissances totales.

elle était de 27.82 en 1801 ; 25.9 de 1810 à 1820; 24.8 de 1831 à 1840 pour osciller, depuis, autour de 23 et descendre, enfin, pour l'époque présente, à 20.71 (Lagneau). A Toulon, pour les trois dernières années, elle est de 30.88 ; il y succombe donc un peu plus de 10 personnes pour 1.000 habitants que dans le pays tout entier. Comme le dit le Dr Sambuc, si l'état sanitaire de notre cité était à la hauteur de la moyenne générale, il ne devrait y mourir que 1,325 habitants ; au lieu de cela, nous trouvons 1.977 décès (moyenne des trois dernières années); il meurt donc, par an, 652 personnes qui auraient pu échapper à la mort en habitant ailleurs qu'à Toulon. C'est donc à l'insalubrité de la ville qu'il faut attribuer environ un tiers des décès.

Sous le rapport de la mortalité, nous sommes, en France, supérieurs à la plupart des grandes nations européennes (1) ; malheureusement, ce prétendu progrès est un leurre, il résulte de ce fait, trop volontiers laissé dans l'ombre, à savoir que notre faible mortalité dépend surtout de la faible natalité que nous avons déjà constatée ; on sait que ce sont les enfants qui offrent le plus de décès : moins il y en a, plus le taux moyen de la vie s'élève. « La mortalité infan- « tile, dit Lagneau, charge considérablement l'obituaire « des nations les plus fécondes. » Aussi, est-ce sur cette période de l'existence que doit se porter l'effort des hygiénistes lorsqu'il s'agit de compenser la faiblesse de la natalité.

____

(1) La Russie a 36 décès pour 1,000 habitants : la Hongrie 36 ; l'Autriche 32 ; l'Espagne et l'Italie 30 ; l'Allemagne 28 ; le Danemark 24 ; la Norwège 16 à 18.

MORTALITÉ DES ENFANTS DE 0 A 1 AN

PENDANT CES VINGT DERNIÈRES ANNÉES

ANNÉES	DÉCÈS propor. P. 100	ANNÉES	DÉCÈS propor. P. 100	ANNÉES	DÉCÈS propor. P. 100
1874	17.84	1881	17.27	1888	18.61
1875	20.59	1882	20.65	1889	18.21
1876	22.11	1883	20.01	1890	18.87
1877	22.34	1884	21.20	1891	20.53
1878	16.58	1885	23.24	1892	17.76
1879	17.67	1886	23.85	1893	20.00
1880	18.60	1887	18.08	Moyenne annuelle	19.70

A Toulon, de la naissance à 1 an, 10,000 enfants fournissent 1,970 décès, presque un cinquième (alors que, pour la France, le taux mortuaire n'est que de 1,600, un sixième); ajoutons que ces 8,030 enfants survivants perdent, de 1 à 5 ans, 724 unités; de sorte qu'avant la cinquième année, d'après cette évaluation, 10,000 enfants auraient eu 2,694 décédés. Mais la mortalité des enfants du premier âge a présenté, pour ces vingt dernières années, des oscillations dont les extrêmes sont 23,85 en 1886 et 16,58 en 1878. Pour l'époque plus récente, elle serait en légère voie d'augmentation ; 1874 à 1883 : 19,36 ; 1884 à 1893 : 19,99. Au point de vue économique, il est fort difficile d'apprécier la valeur ainsi perdue, elle est considérable et justifie les dépenses nécessaires pour réduire ces pertes, dépenses qui atténueraient en même temps les douleurs engendrées par ces deuils.

En France, comme nous venons de le dire, la mortalité de 0 à 1 an est moindre, elle est même en progression décroissante depuis le commencement du siècle. De 1806 à 1809, elle était de 22 % ; en 1860, elle n'était plus que de

17,63 ; en 1888, elle baissait encore : 15.76 ; enfin. en 1889, elle tombait à 14,82, pour s'élever, l'année suivante, à 16.77, en raison des conditions épidémiques qui n'ont pas épargné les enfants ; à Toulon, pour la même époque. elle a atteint 18,87. Comme le dit l'honorable député de la Marne, M. Langlet, rapporteur du projet de loi sur la protection de la santé publique : « On peut affirmer que l'hygiène publi-« que d'un pays qui, sur 900,000 naissances. perd. dans la « première année, près de 150.000 individus. est manifes-« tement insuffisante. »

Pour restreindre cette mortalité, il faudrait généraliser l'application de la loi de protection de l'enfance. Rochard exprime le vœu que la loi du 23 septembre 1874 soit revisée dans quelques-unes de ses dispositions. notamment dans celles qui ont trait à l'élevage mercenaire. Il ne faut pas que cet élevage échappe à la surveillance sous le couvert de la paternité. A Toulon, les bénéfices de la protection sont très remarquables et s'affirment par une mortalité bien moindre que celle observée pour les enfants du premier âge non visités. En 1892, le nombre des enfants surveillés était de 359, ils ont fourni 18 décès, soit le 5 °/o ; en 1893, la protection portait sur un plus grand nombre, 413 ; la mortalité, 20 décès, a été proportionnellement moindre, soit le 4,8 °/o. Ces résultats témoignent de l'heureuse influence de la loi Roussel sur l'abaissement de la mortalité des enfants du jeune âge. « Son application, dit le Dr Pellegrin, médecin inspecteur pour l'arrondissement de Toulon. est acceptée sans aigreur par les populations. » Ce distingué confrère fait remarquer que le taux de la mortalité, à Toulon. est plus faible que pour l'arrondissement tout entier lequel donne en 1892 : 6,2 °/o au lieu du 5 °/o fourni par la ville ; et, en 1893, 6 °/o au lieu du 4.8 °/o. Cette observation démontre une fois de plus l'efficacité des visites plus fréquentes qui viennent corriger les causes de déchéance que créent dans les villes la misère et l'encombrement.

On observe à Toulon ce que la statistique a déjà mis en lumière, c'est que les petits garçons nouveau-nés sont plus débiles que les petites filles : sur 1.000 enfants masculins, 213 succombent dans le cours de la première année ; sur 1,000 enfants féminins, on n'en compte que 182. Cette particularité, généralement peu connue, est restée encore inexpliquée.

Nous avons dressé le tableau suivant permettant d'apprécier, pour 1,000 habitants, les variations de la mortalité d'une année à l'autre, c'est-à-dire, comme pour la natalité, d'une année quelconque par rapport à celle qui la précède et à celle qui la suit :

MORTALITÉ PAR 1,000 HABITANTS

1874.	»		1884.	+ 10,18
1875.	+ 0,02		1885.	— 10,38
1876.	+ 1,29		1886.	+ 1,15
1877.	+ 0,02		1887.	— 6,48
1878.	— 0,45		1888.	— 1,43
1879.	— 0,28		1889.	— 1,34
1880.	+ 0,50		1890.	+ 4,19
1881.	— 3,47		1891.	— 1,78
1882.	+ 3,85		1892.	— 1,75
1883.	+ 3,86		1893.	+ 2,23

La moyenne annuelle s'exprime par le chiffre brut — 0,003 °/₀₀ indiquant dans la mortalité un état presque stationnaire depuis vingt ans.

Au point de vue des sexes, le tableau de la mortalité à Toulon, de 1874 à 1893, accuse un total de 19,877 décès masculins et 18,300 décès féminins, soit, pour les premiers, un excédent de 1,477 sur les seconds. Cette supériorité numérique est encore plus accusée si l'on tient compte de ce fait que la population féminine est plus nombreuse :

29,906 femmes contre 27.366 hommes ; soit alors, pour 1,000 hommes, 36.28 décès annuels et, pour 1.000 femmes, 30,59. Cette particularité est conforme aux lois ordinaires de la mortalité générale, d'après lesquelles le sexe masculin présente, d'une manière presque régulière, un excès assez sensible de décès sur le sexe féminin.

Nous avons cru devoir compléter nos recherches sur la mortalité à Toulon en déterminant la proportion exacte de décès dans les différentes rues. Au point de vue pratique, cette partie de notre étude nous paraît être une des plus utiles, car elle formule par des chiffres quels sont les points les plus insalubres de la ville et, par conséquent, ceux vers lesquels doit se porter de préférence la sollicitude de la Municipalité.

Le taux de cette mortalité repose sur la moyenne fournie par les trois dernières années 1891-92-93, qui offrent l'avantage de n'avoir présenté aucune épidémie spéciale pouvant vicier nos observations. De plus, nous avons écarté de nos recherches les rues offrant une population inférieure à 100 habitants, cette particularité étant de nature à donner une fausse interprétation aux résultats. Enfin, les décès survenus à l'hôpital civil ont été portés au compte des rues d'où provenaient les décédés.

De l'examen de la planche IV, se dégage un fait des plus significatifs, à savoir que la mortalité subit, d'une rue à l'autre, des variations considérables dont les extrêmes sont 6.1° $_{00}$ (place de la Liberté) et 88.9° $_{00}$ (rue Navarin). Nous avons pu constater également que, pour chacune des années objet de nos recherches, ces variations se reproduisent d'une manière à peu près identique.

En France, selon Turquan, l'âge moyen des décès est de 40 ans 2 mois ; à Toulon, la vie moyenne est actuellement de 34 ans 5 mois.

Mortinatalité. — Les documents statistiques sur lesquels reposent nos recherches comprennent les trois derniers mois de la vie intra-utérine. Au point de vue démographique, quoique très incomplets, ces renseignements relatifs aux nouveau-nés témoignent de la dîme considérable prélevée par la mortinatalité sur les conceptions en général. Dans ces vingt dernières années, la mortinatalité est de 48 pour 1,000 enfants nés vivants, soit environ le vingtième des naissances ; elle est en voie d'augmentation : pendant la première décade, elle a été de 46 °/₀₀ et, ces dernières années, elle a atteint 50 °/₀₀. Pour le pays entier, la proportion est la même : sur 900,000 naissances, on compte 45,000 mort-nés, soit le 5 °/₀₀ ; elle est moindre qu'à Paris, où Bertillon l'estime à 71,73 °/₀₀, soit le quatorzième des naissances. Cette proportion, déjà considérable, serait dépassée dans certaines villes de province ; à Besançon, par exemple, où, de 1885 à 1889, elle a été de 91,3, et à Saint-Étienne, où elle a atteint 97,4 °/₀₀ pour la même période.

On a signalé, depuis longtemps, que la mortinatalité des garçons l'emporte sur celle des filles ; à Toulon, cette particularité s'observe également : de 1874 à 1893, on relève 861 garçons mort-nés contre 632 filles. Cette débilité plus grande des petits garçons sur les petites filles, nous l'avons vue se prolonger pendant les premières époques de la vie.

Quant aux motifs ordinaires de la mortinatalité, trois causes paraissent intervenir : les maladies héréditaires et, en particulier, la tuberculose et la syphilis ; la situation misérable dans laquelle tombent de nombreuses mères délaissées, femmes légitimes ou filles-mères ; enfin l'avortement criminel suivi d'infanticide. Étant donnée l'époque de la vie fœtale, nous écarterons cette troisième cause, pour ne retenir que les deux premières. Mais tous les économistes ont constaté l'aggravation que l'illégitimité imprime à la mortinatalité. « Pour 100 mort-nés légitimes, dit Bertillon père, il y en a 200 illégitimes. » C'est presque la proportion à Toulon, où 1.000 naissances légitimes donnent 12 mort-nés et 1.000 illégitimes 23.

Aussi, afin de prévenir cette cause de dépopulation fournie par la mortinatalité, souvent due à la misère et à l'indigence, a-t-on proposé de créer des maternités ouvrières, où, dès le cinquième mois de la gestation, la femme enceinte, qui n'est plus à même de gagner son salaire quotidien, pourrait trouver asile et secours en travaillant proportionnellement à son peu de validité.

Ainsi, en résumé, à Toulon, deux facteurs démographiques sur trois sont un peu supérieurs à la moyenne générale ; en d'autres termes, les recherches statistiques démontrent qu'on s'y marie davantage, qu'il y a un peu plus de naissances, mais qu'on y meurt beaucoup plus que dans la plupart des villes de France. De la supériorité de ce troisième facteur, résulte un excédent énorme et constant des décès sur les naissances, excédent qui vient, trop malheureusement, contrebalancer le mince bénéfice résultant d'une nuptialité plus fréquente et d'une natalité plus grande. Il convient donc, interprétant les résultats constatés fournis par des chiffres puisés aux sources les plus officielles, de s'éclairer, de comprendre la situation actuelle pour s'élever jusqu'à sa cause ; de se demander enfin pourquoi, alors que partout ailleurs, en France et même à l'étranger, les progrès de l'hygiène tendent à diminuer le taux de la mortalité annuelle, pourquoi, dans notre ville, cette mortalité se maintient au contraire si élevée, qu'elle dépasse de 3.847 unités le total des naissances. Je sais, on l'a répété plusieurs fois, que la Provence serait classée parmi les contrées consommatrices de population, la frange

côtière surtout : « Si aucun élément étranger n'intervient
« dans les unions, dit le Dr Bérenger-Féraud, à mesure
« que les générations se provençalisent, le nombre des
« filles augmente, relativement à celui des garçons, dans
« la famille; c'est en anthropologie l'indice de la déchéance
« d'une race ; puis les mariages produisent moins d'en-
« fants, cette prédominance des filles restant toujours de
« plus en plus accusée; enfin les avortements, les affec-
« tions convulsives, la méningite et surtout la tuberculose
« emportent un grand nombre de sujets avant l'âge de
« reproduction. » Mais, à Toulon, nous le verrons plus
loin, des causes voulues, résultant des mauvaises conditions hygiéniques, viennent puissamment collaborer à cette
influence locale et comme en multiplier l'énergie.

Le recensement opéré le 12 avril 1891 établit la constitution suivante de la population au point de vue des professions :

DÉNOMBREMENT DE LA POPULATION

POPULATION CLASSÉE PAR PROFESSIONS

SÉRIES ET GROUPES DE PROFESSIONS	de 0 à 20 ans	de 20 à 60 ans	de 60 ans et au-dessus	TOTAL
I. — *Agriculteurs.*				
1. Propriétaires cultivant exclusive-ment leurs terres.	90	494	59	643
2. Fermiers, métayers, colons.	145	590	101	836
3. Horticulteurs, pépiniéristes et mé-tayers.	13	20	2	35
	248	1.104	162	1.514

SÉRIES ET GROUPES DE PROFESSIONS	de 0 à 20 ans	de 20 à 60 ans	de 60 ans et au-dessus	TOTAL
II. — *Industrie.*				
4. Industrie extractive (mines, carrières, salines)	22	58	8	88
5. Fabrication d'objets en métal (machines, outils, tourneurs, forgerons, couteliers)	137	381	63	581
6. Industrie du cuir	68	179	28	275
7. Industrie du bois (vagons, navires, charrons)	42	134	24	200
8. Industrie du bâtiment	329	731	104	1.164
9. Industrie de l'éclairage	120	371	41	532
10. Industrie de l'ameublement	18	35	5	58
11. Industrie de l'alimentation	49	105	11	165
12. Industrie relative aux sciences (fabricants de papiers, imprimeurs, relieurs)	136	277	41	454
	921	2.271	325	3.517
III. — *Transports.*				
13. Transports maritimes (cabotage, long-cours, pêche, etc.)	246	439	112	797
14. Transports par routes, ponts et voirie	146	347	55	548
15. Transports par chemin de fer	112	372	44	528
16. Postes et télégraphes	83	248	29	360
	587	1.406	240	2.233
IV. — *Commerce.*				
17. Agents de change	23	51	8	82
18. Commissionnaires, courtiers, exportateurs, négociants en gros	64	217	41	322
19. Hôteliers, cafetiers, logeurs, cabaretiers, etc.	1.027	2.267	451	3.745
20. Marchands au détail. Alimentation	1.000	2.420	367	3.787
21. Marchands au détail. Ameublement	164	223	46	433
22. Marchands au détail. Habillement	689	1.699	192	2.580
23. Marchands au détail. Divers	1.134	2.699	468	4.301
	4.101	9.576	1.623	15.300
V. — *Force publique.*				
24. Armée de terre	142	1.410	12	1.564
25. Armée de mer	2.582	10.195	73	13.850
26. Gendarmerie et police	352	637	57	1.046
	3.076	12.242	142	16.460

SÉRIES ET GROUPES DE PROFESSIONS			de 0 à 20 ans	de 20 à 60 ans	de 60 ans et au-dessus	Total
VI. — *Administration publique.*						
27. 28. Fonctionnaires et agents de tout ordre payés par		L'État	8.388	14.388	1.323	24.094
		La commune et le département . . .	753	897	184	1.834
			9.141	15.280	1.507	25.928
VII. — *Professions libérales.*						
29. 30. 31. Cultes.	Catholique.	Clergé séculier	»	95	44	139
		Clergé régulier (communautés relig\u02e2\u1d49\u02e2) .	59	244	229	532
	Autres cultes		»	1	2	3
32. 33. 34. 35. Professions judiciaires.	Magistrats (personnel des tribunaux)		7	24	7	38
	Avocats et agréés		44	85	21	150
	Officiers minist\u02e2 (avoués, notaires, huissiers, etc.)		121	345	37	503
	Agents d'affaires		1	9	2	12
36. 37. 38. 39. Professions médicales.	Médecins, officiers de santé, vétérinaires. . .		49	125	28	202
	Pharmaciens, herboristes		86	185	27	298
	Dentistes, oculistes, pédicures		20	35	8	63
	Sages-femmes		69	112	34	215
40. 41. 42. Enseignement.	Professeurs et instituteurs publics (lycée, écoles)		136	434	37	607
	Professeurs et instituteurs privés.		19	75	10	104
	Maîtres spéciaux (musique, danse, escrime). .		44	100	13	157
43. 44. 45. 46. Sciences, lettres, arts.	Savants, publicistes et hommes de lettres. . .		30	56	12	98
	Architectes et ingénieurs civils.		26	55	10	91
	Artistes, musiciens, sculpteurs, peintres et graveurs		51	105	22	178
	Artistes lyriques et dramatiques		53	85	11	149
			815	2.170	554	3.539

SÉRIES ET GROUPES DE PROFESSIONS	de 0 à 20 ans	de 20 à 60 ans	de 60 ans et au-dessus	TOTAL
VIII. — *Personnes vivant exclusivement du produit de leurs revenus.*				
47. Propriétaires autres que les propriétaires agricoles	990	1.438	404	2.832
48. Rentiers, pensionnaires et retraités, réfugiés à la solde de l'Etat	1.223	3.022	1.323	5.568
—	2.213	4.460	1.727	8.400
49. Sans profession (saltimbanques, bohémiens, vagabonds, filles publiques)	34	362	29	425
50. Individus non classés (enfants en nourrice, étudiants ou élèves des collèges, personnes internées des asiles, hôpit., hosp., enfants trouvés, etc.) .	186	449	160	795
51. Professions inconnues	»	284	83	367
—	220	1.095	272	1.587
RÉCAPITULATION				
I. Agriculture.	248	1.104	162	1.514
II. Industrie.	921	2.271	325	3.517
III. Transport	587	1.406	240	2.233
IV. Commerce	4.101	9.576	1.623	15.300
V. Force publique.	3.076	3.242	142	6.460
VI. Administration publique	9.141	15.280	1.507	25.928
VII. Professions libérales	815	2.170	554	3.539
VIII. Personnes vivant exclusivement du produit de leurs revenus.	2.213	4.460	1.727	8.400
TOTAUX.	21.102	39.509	6.280	
Population statique de Toulon au 12 avril 1891. .				66.891

La majeure partie de la population mâle est constituée, à Toulon, par des fonctionnaires, employés salariés du département de la Marine. L'industrie y est nulle ou à peu près ; le commerce, commerce de détail, y est exercé par le quart de la population.

« La Provence, dit Bérenger-Féraud, a été l'une des der-
« nières provinces de France à garder son originalité
« native. Éloignée des voies ordinaires du transit commer-

« cial et humain, elle est restée longtemps un pays arriéré
« par le fait de la rareté des communications ; c'était pour
« l'observateur comme un de ces bas-reliefs antiques,
« restés à l'abri des injures du temps et ayant conservé
« ses saillies, ses angles, ses caractères accusés et vigou-
« reux. » Ces lignes ne sauraient être applicables à Toulon, où le mélange d'hommes et d'idées a eu pour conséquence de faire perdre depuis longtemps, à ses habitants,
leur originalité native. En effet, cette ville, par sa position
géographique et l'importance de son port de guerre, a été
mêlée à toutes nos expéditions maritimes et, comme conséquence ethnologique, sa population autochtone s'est ressentie de l'apport militaire, toujours renouvelé et conduit
à Toulon par les hasards de la carrière ; les disparités de
races ainsi fondues ont abouti à un type sans relief où il
serait difficile de dégager le type primitif (1).

---

(1) La race primitive des Provençaux est le résultat du mélange des peuples
conquérants ou vaincus qui se sont abattus sur le pays. Ce sont les Celtes
que l'on suppose être les habitants primitifs ; les Ligures, les Phocéens, les
Romains et les Visigoths vinrent ensuite, occupant le pays, ainsi que les
Sarrasins qui, jusqu'au xiiie siècle, ravagèrent le littoral.

Les Provençaux des temps passés étaient généralement sobres, économes,
autant que vigilants au travail ; même au moment où ils étaient dans l'abon-
dance la plus douce, ils aimaient tellement à mettre en réserve, en vue des
mauvais jours de la vieillesse ou de la maladie, qu'on a pu souvent les considérer comme ayant un fonds caractéristique d'avarice, qui les rendait particulièrement intéressés et âpres au bénéfice dans toutes leurs relations. Très
durs au travail, ils gagnaient leur vie par un labeur soutenu sans défaillance ;
leur intelligence vive et rapide à saisir tout ce qui pouvait leur servir d'enseignement était doublée ordinairement d'un sentiment de défiance vis-à-vis
de l'étranger. En matière de commerce, ils se laissaient difficilement surpren-
dre par les hommes du dehors, d'autant que, sachant au besoin dissimuler,
travestir la vérité, promettre sans tenir, ils ne se considéraient pas comme
liés par les engagements quand la partie contractante n'était pas suffisamment
forte pour tenir la main à l'exécution du marché ; aussi, plus d'une fois, celui
qui vint sur nos côtes à cette époque reculée put-il dire, en rentrant dans
son pays, qu'il avait rencontré des gens fourbes autant qu'avares. (*La Race
Provençale*, page 93, Dr BÉRENGER-FÉRAUD.)

La population, assez robuste et bien constituée, paraît en progrès. Le chiffre des exemptés est moindre qu'il ne l'était il y a cinquante ans ; les conseils de révision se montrent, il est vrai, plus indulgents qu'autrefois sur le choix des hommes appelés, surtout depuis que le principe des armées massives, admis par les grandes nations militaires, met dans l'obligation de remplacer la qualité par la quantité. Le tableau suivant qui donne les variations numériques annuelles de la population mâle *née à Toulon* et soumise au conseil de révision à l'âge de 20 ans, résume ce côté de la question pour les vingt dernières années.

ANNÉES	INS-CRITS	RÉ-FORMÉS	P. 100	ANNÉES	INS-CRITS	RÉ-FORMÉS	P. 100
1873	269	22	8.2	1883	304	17	5.6
1874	369	19	5.1	1884	289	11	3.8
1875	239	23	9.5	1885	279	16	5.5
1876	306	13	4.2	1886	325	33	10.1
1877	315	35	11.1	1887	302	20	6.5
1878	280	25	8.9	1888	295	16	5.4
1879	315	24	7.0	1889	319	34	10.6
1880	313	24	7.6	1890	320	22	6.8
1881	303	31	10.2	1891	277	16	5.7
1882	304	23	7.5	1892	270	32	11.8

En résumé : de 1873 à 1877 une moyenne de 7,6 %/₀ réformés.
        de 1878 à 1882   —   8,3   —
        de 1883 à 1887   —   6,3   —
        de 1888 à 1892   —   8,1   —

Soit, pour les vingt dernières années, une moyenne de 73 réformés pour 1,000 appelés ; ce résultat est satisfaisant. En consultant les documents recueillis lors des opérations du recrutement de l'armée, le nombre des exemptés pour toute la France était de 93 °/₀₀ en 1892 (1). A Paris, le déchet est monté à 130,1 °/₀₀ ; certaines circonscriptions industrielles et manufacturières sont encore plus mal partagées : Lyon a fourni 144 exemptés pour 1,000 et Rouen 213 pour la même proportion.

Il y a intérêt, pour l'hygiéniste, à connaître les principales infirmités qui ont constitué les motifs d'invalidations au moment de l'appel ; nous les donnons établis pour les vingt dernières années :

Affections oculaires, autres que la myopie. .	1 sur 75	inscrits.
Rachitisme	1 sur 158	—
Tuberculose osseuse	1 sur 182	—
Hernies	1 sur 208	—
Affections et traumatismes du membre inférieur	1 sur 223	—
Faiblesse de constitution	1 sur 251	—
Affections auriculaires	1 sur 251	—
Tuberculose pulmonaire	1 sur 274	—
Affections et traumatismes du membre supérieur	1 sur 301	—
Myopie	1 sur 376	—
Affections cardiaques	1 sur 401	—
Affections cutanées	1 sur 602	—
Épilepsie	1 sur 668	—
Malformation des pieds	1 sur 1,004	—
Bégaiement	1 sur 1,506	—

Les affections oculaires (perte d'un seul ou des deux yeux, ou simplement altération de milieux transparents) sont généralement consécutives à la variole. En France, on compte un aveugle sur 1,173 individus, la proportion

____

(1) *Revue Scientifique* du 29 juillet 1893.

est bien supérieure à Toulon (1). La faiblesse de constitution et les maladies de poitrine constituent, également, une
cause fréquente d'exemption ; alors que pour toute la France
la moyenne de ces exemptions est d'environ 1 pour 500
hommes appelés (Marvaud), la proportion s'élève presque
au double à Toulon.

Cette fréquence de la tuberculose à l'âge adulte a été
également constatée dans les Bouches-du-Rhône et les
Alpes-Maritimes. Aussi, non sans raison, s'est-on demandé
si les phtisiques, envoyés dans les départements du littoral
méditerranéen, ne contribuaient pas à ce déchet, en tuber-
culisant les habitants des pays qui leur donnent asile.

____

(1) D'après J. Sourg, on constaterait une prédominance marquée pour les
départements du sud de la France. La cécité et les affections oculaires pro-
viendraient, d'après Magnus, de la variole, de la syphilis et de la blennorrhée
des nouveau-nés.

Tableau V.

RÉPARTITION DE LA POPULATION TOTALE

PAR SEXE ET PAR ÉTAT CIVIL

ANNÉES	GARÇONS	MARIÉS	VEUFS	DI-VORCÉS	TOTAL	FILLES	FEMMES MARIÉES	VEUVES	DIVOR-CÉES	TOTAL	TOTAUX GÉNÉRAUX
1872	28.197	10.889	1.251	»	40.337	13.149	11.780	3.481	»	28.410	68.747
1876	27.928	12.890	1.337	»	42.155	13.138	11.810	3.466	»	28.354	70.500
1881	24.874	12.709	1.435	»	39.018	14.138	12.607	3.611	»	30.356	69.374
1886	25.811	11.512	2.421	26	39.770	14.648	11.220	3.751	23	29.642	69.412
1891	28.851	13.459	2.590	84	44.984	16.306	12.631	3.731	107	32.772	77.759
Moyenne. . .	27.132	12.291	1.807	22	41.252	14.276	12.009	3.596	26	29.906	71.158

Tableau VI.

MOUVEMENT DE LA POPULATION

MARIAGES, NAISSANCES ET DÉCÈS

(Chiffres bruts)

ANNÉES	NOMBRE de		NAISSANCES			DÉCÈS (dans la population municipale)					
	MARIAGES	MORT-NÉS	GARÇONS	FILLES	TOTAL	GARÇONS 0 à 19 ans	HOMMES	TOTAL	FILLES 0 à 19 ans	FEMMES	TOTAL
1874..	490	82	786	811	1.597	464	559	1.023	323	349	672
1875..	555	60	833	750	1.583	352	593	945	202	469	761
1876..	507	71	782	814	1.596	398	606	1.004	344	430	774
1877..	456	72	791	820	1.611	405	532	937	331	511	842
1878..	485	58	775	799	1.574	347	595	942	290	523	813
1879..	525	72	840	823	1.663	363	596	959	246	535	781
1880..	532	72	830	852	1.682	363	504	867	348	552	900
1881..	524	80	872	795	1.667	312	553	865	325	512	837
1882..	536	91	835	806	1.641	422	557	979	443	502	945
1883..	569	92	836	838	1.674	439	652	1.091	442	614	1.056
1884..	496	84	849	792	1.641	393	841	1.234	412	1.088	1.500
1885..	604	102	879	816	1.695	449	650	1.099	338	698	1.036
1886..	665	90	850	919	1.769	510	630	1.140	528	541	1.069
1887..	629	83	895	924	1.819	373	563	936	379	519	898
1888..	569	75	911	915	1.826	390	491	881	362	508	870
1889..	575	90	878	879	1.757	329	535	864	301	509	810
1890..	584	96	867	887	1.754	376	652	1.028	315	573	888
1891..	661	95	943	946	1.889	428	616	1.044	448	512	960
1892..	643	90	1.024	895	1.919	330	660	990	316	586	902
1893..	643	112	975	998	1.973	429	620	1.049	399	587	986
Totaux	11.248	1.667	17.251	17.079	34.330	7.872	12.005	19.877	7.182	11.118	18.300
Moyenne	562	83	862	854	1.716	393	600	993	359	555	915

Tableau VII.

NOMBRE DE MARIAGES, DE NAISSANCES ET DE DÉCÈS

POUR 1,000 HABITANTS

ANNÉES	POPULATION			SUR 1,000 HABITANTS nombre de		
	MUNICI-PALE	MILI-TAIRE	TOTALE	MA-RIAGES (pop.totale)	NAIS-SANCES (pop.totale)	DÉCÈS (pop. municipale)
1874	53.506	15.621	69.127	7.08	23.10	31.86
1875	»	»	»	8.02	22.89	31.88
1876	53.640	»	70.509	7.19	22.63	33.17
1877	»	»	»	6.46	22.84	33.19
1878	»	»	»	6.87	22.32	32.74
1879	»	»	»	7.44	23.58	32.46
1880	»	»	»	7.54	23.85	32.96
1881	57.696	12.407	70.103	7.47	23.77	29.49
1882	»	»	»	7.64	23.40	33.34
1883	»	»	»	8.11	23.83	37.20
1884	»	»	»	7.75	23.40	47.38*
1885	»	»	»	8.61	24.17	37*
1886	57.935	12.487	70.122	9.48	25.22	38.15
1887	»	»	»	8.98	25.04	31.67
1888	»	.»	»	8.11	26.04	30.24
1889	»	»	»	8.19	25.05	28.90
1890	»	»	»	8.32	25.01	33.09
1891	64.027	13.720	77.747	8.50	24.29	31.31
1892	»	»	»	8.27	24.68	29.56
1893	»	»	»	8.27	25.37	31.79

POUR 1,000 HABITANTS :

Mariages, moyenne annuelle (pop. totale) : 7.91 — (1874-1883 : 7.38) — (1884-1893 : 8.44);
Naissances, moyenne annuelle (pop. totale) : 24.06 — (1874-1883 : 23.22) — (1884-1893 : 24.91);
Décès, moyenne annuelle (pop. municipale) : 33.36 — (1874-1883 : 32.82) — (1884-1893 : 33.91).

* Épidémies cholériques.

CHAPITRE III

—

Hygiène générale de la ville.

D'après les renseignements fournis par les relevés comparatifs des naissances et des décès, nous avons constaté une supériorité marquée de ces derniers.

C'est également ce que l'on observe pour l'ensemble du pays. Jusqu'en 1890, d'après Levasseur, l'excédent annuel des naissances n'était que de 1,9 pour 1,000 habitants ; mais, actuellement, cette faible proportion est remplacée par une valeur négative. Grâce à l'épidémie de grippe, qui augmente la mortalité du 10 % pour le pays tout entier et grève les tables obituaires de plus de 100,000 décès sur les années moyennes, le chiffre des décès l'emporte sur celui des naissances. D'après les plus récents documents statistiques, cette situation qui paraissait devoir n'être que transitoire menace de se maintenir telle.

En 1890 : Naissances. . . . 838,059 Décès. . . . 876,505
    1891 :   —   866,377   — 876,882
    1892 :   —   855,847   — 875,888

Soit, depuis trois ans, un excédent de 68,992 décès sur les naissances.

Il ne nous appartient pas d'étudier la multiple étiologie de ce danger qui menace l'avenir de la nation.

En ce qui concerne la ville de Toulon. nous démontre-
rons plus tard, par l'étude des affections infecto-contagieuses. que c'est à ces *maladies évitables* que revient une
part considérable dans la mortalité. « Dans les grandes
« agglomérations, dit Joseph Fayrer. ce sont elles qui
« viennent grossir le taux des tables de mortalité. car une
« bonne part des décès leur est imputable ; mais nous
« pouvons, par de sages mesures d'hygiène. améliorer les
« conditions de l'existence et prolonger la moyenne des
« vies humaines. »

Pour l'instant, nous allons nous occuper de la situation
hygiénique qu'offre la ville, en tant qu'habitat ; c'est dans
ce but que nous examinerons les conditions d'installation
que présentent les rues, les habitations. les égouts. les fosses d'aisances et les eaux d'alimentation.

LES RUES

La plupart des maisons n'ont que la rue pour respirer.
Il importe donc, au plus haut point, pour ceux qui y
habitent, d'y trouver un air pur, à l'abri des souillures
du sol et facilement accessible aux rayons du soleil.
Malheureusement, à Toulon, ces conditions sont difficiles
à réaliser ; la ville, comme comprimée. se ressent des
enceintes fortifiées qui, aux différentes époques de son
histoire, ont empêché sa libre expansion en surface et
l'ont obligée à se développer verticalement ; outre l'inconvénient de cette superposition par couches dans les demeu-
res, il résulte que beaucoup de rues manquent de soleil
et de lumière et que les immeubles qui les limitent finis-
sent par devenir humides, malgré la sécheresse inhérente

aux conditions climatériques. L'exiguïté de quelques-unes
est telle qu'on les comparerait volontiers à des couloirs
sombres et étroits, car elles sont bordées des deux côtés
par de hautes murailles atteignant l'élévation de 15 à 20
mètres, dépassant ainsi sept à huit fois leur largeur. On est,
actuellement, presque partout convaincu de la nécessité de
la lumière solaire et, sans pouvoir fournir les statistiques
authentiques que Flügge réclame pour établir son opinion (1), on ne saurait nier l'influence de la lumière sur
les bactéries ; les expériences de Downer-Blunt, de Duclaux
et d'Arloing sont venues démontrer ce qu'avait déjà pres-
senti la médecine de nos pères, opinion qu'ils avaient for-
mulée dans l'adage bien connu : « Le médecin entre où
n'entre pas le soleil ». Et puis, comme le dit Arnould, il y
a une façon de mal vivre, de faire des populations blafar-
des, des enfants rares et cachectiques dès le berceau, qui
n'est pas mourir et ne charge pas les colonnes funéraires
de la démographie, mais qui n'en est pas moins un grand
malheur et le stigmate de la dégénérescence des groupes
urbains. A propos de cette action du soleil sur l'organisme,
notre situation de médecin de la Marine nous a appris, de
longue date, que, sur les bâtiments, ce sont les caliers,
les cambusiers, les soutiers, etc., vivant constamment
dans les fonds du navire, qui offrent la léthalité la plus
considérable ; c'est cette existence à l'abri de la lumière
qui prépare la déchéance organique des hommes appartenant à cette catégorie et en fait une proie facile aux épidémies.

On demande, en général, que l'espace des rues, places,
cours, etc., soit égal au tiers de la surface bâtie (Flügge

---

(1) A. Vogl, à Berne, aurait constaté une différence du 13 °/₀ dans la
mortalité des villes au préjudice du côté non ensoleillé des rues.

exigerait un rapport plus grand quand il s'agit d'agglomérations considérables). Toulon est loin de réaliser ce programme. Dans la vieille ville, les places d'une certaine étendue n'existent pas, à proprement parler ; ce sont plutôt des carrefours d'où rayonnent un certain nombre de rues. pour la plupart sinueuses et étroites ; la cité d'Henri IV ne comprend qu'une place ornée d'un square, emplacement naguère encore occupé par un couvent, devenu caserne à la fin du siècle dernier ; cette transformation a heureusement modifié les conditions hygiéniques de cette partie de la ville.

Dans les nouveaux quartiers, qui résultent de l'agrandissement de Toulon, en 1854, les conditions d'habitat sont meilleures, les rues y sont plus larges et plus aérées, et le boulevard de Strasbourg, qui court Est et Ouest et représente, à peu près, la ligne de démarcation entre l'ancienne et la nouvelle cité, est une avenue rectiligne de près d'un kilomètre de longueur, plantée d'arbres et sur laquelle viennent s'embrancher des rues droites et ensoleillées.

Le revêtement des chaussées est fait avec des pavés de grès ou de porphyrite extraits du mamelon sur lequel est bâti le village de la Garde. Il est souvent défectueux, irrégulier et, grâce aux dépressions qu'on y remarque dans les voies fréquentées, les rues se transforment, quand il pleut, en mares où stagnent les matières impures ; par contre, lorsque le temps est sec, il s'y forme des amas de poussière que le vent, les allées et venues des voitures et des passants soulèvent sans cesse. Dans quelques rues, les interstices des pavés placés dans la déclivité sont cimentés ; ailleurs, le remplissage des joints est opéré avec du sable ; de la sorte, sans être absolument étanche, le sous-sol est protégé, dans une certaine mesure, contre les infiltrations

et l'air contre le retour des gaz du sol. Dans plusieurs
ruelles, on a jugé bon, pour obtenir l'étanchéité absolue,
d'avoir recours au ciment ; sans généraliser ce mode spécial de revêtement, d'une résistance peut-être contestable,
on ne saurait trop souhaiter le voir appliqué aux rues où
le charroi est rare. Pour la nouvelle ville, l'empierrement
au calcaire a été adopté ; ce système, plus satisfaisant pour
l'économie financière que pour l'hygiène, détermine, surtout par la sécheresse et le vent, une poussière intolérable
qui peut avoir une part de responsabilité vis-à-vis des affections des yeux et des voies respiratoires. Nous avons vu
qu'à Toulon les maladies oculaires entraînent la réforme
d'un conscrit sur 75 appelés ; enfin, d'après Fodor, l'absence
de pavage favoriserait l'éclosion de la tuberculose à cause
de la dissémination facile des bacilles tuberculeux par la
poussière. Mais, dans le plus grand nombre de rues, la
situation s'aggrave de l'existence d'un ruisseau qui borde la
chaussée des deux côtés. Dans certains quartiers, malgré
les arrêtés municipaux, ces ruisseaux sont transformés en
véritables égouts à ciel ouvert, dans lesquels les riverains
déversent leurs eaux ménagères et souvent les matières
fécales, car plusieurs rues sont encore considérées par leur
population comme des dépotoirs publics où, la nuit, du
haut des maisons, on jette toutes sortes d'immondices ;
c'est l'application du système « tout à la rue », en usage
dans bon nombre de villes du Midi et datant des temps les
plus reculés.

On conçoit aisément que le sol, exposé ainsi à des conta-
minations fréquentes et répétées, soit dans un état d'infection presque constant et que les germes pathogènes, déposés à la surface, arrivent facilement à infecter l'homme. Les
conditions climatériques des villes du Midi favorisent, au
plus haut point, la vie dans la rue, où les familles peu

aisées cherchent la lumière et l'espace qui manquent dans leurs logements ; c'est là que s'opère l'infection par le contact direct, immédiat, de la souillure transportée par l'air, sur nos vêtements, sur nos aliments. C'est le danger de la rue qui a fait dire à Flügge que ce serait une erreur, devant ces nombreuses chances d'infection, de vouloir chercher dans la mauvaise qualité de l'eau, dans un contact fortuit, à l'école par exemple, le bacille qui a contagionné l'enfant atteint d'une maladie infectieuse; c'est dans la rue où il joue, se roulant à terre, souillant ses mains, ses vêtements, qu'il puise le mal auquel il succombera, en devenant à son tour nouveau foyer de contagion.

Les expériences de Luigi Manfredi, par leurs résultats, sont venues démontrer, une fois de plus, l'urgence de l'assainissement des rues des grandes villes. A la suite de recherches qui ont eu la ville de Naples pour objet, il a été trouvé que le nombre des espèces microbiennes varie, suivant les conditions hygiéniques dans lesquelles sont placées les rues ; celles qui sont le moins exposées aux souillures présentent une moyenne de dix millions de microrganismes par centimètre cube de poussière ; celles d'un trafic plus actif fournissent une moyenne d'un milliard ; enfin, elle atteint cinq milliards de bactéries, par centimètre cube de poussière ou de boue, dans les rues les plus sales. Il est bien évident que tous ces organismes ne sont point pathogènes; cependant, Manfredi a rencontré des poussières infectieuses dans le 73 % des cas (1). Rappelons que les conditions atmosphériques ne sont pas étrangères au déve-

---

(1) Sur 42 injections produites chez des cobayes par des poussières, les microbes du pus furent trouvés 8 fois; le bacille de l'œdème malin, 4 fois; le bacille du tétanos, 2 fois; le bacille de la tuberculose, 3 fois ; sans parler d'autres microrganismes moins connus amenant des septicémies mortelles chez ces animaux.

loppement des bactéries qui souillent le sol : les grandes
pluies diminuent leur production que favorisent, au contraire, des pluies peu abondantes ; le soleil et la lumière
interviennent, l'un et l'autre, en atténuant aussi leur prolifération.

LES HABITATIONS

Il serait fastidieux et probablement d'une utilité fort
contestable d'essayer la description des maisons à Toulon.

Les constructions sont généralement anciennes, bâties
en maçonneries recouvertes de tuiles ; elles sont froides en
hiver, chaudes en été et n'opposent pas une barrière suffisamment infranchissable aux intempéries de l'air. Pour la
plupart, petites, étroites et constituées par de nombreux
étages superposés, leur exiguïté fait leur encombrement. Il
y a trente ans, on comptait environ 13 habitants par maison ; actuellement, le chiffre n'est que de 10 habitants (1).
Tous les hygiénistes sont d'accord pour reconnaître l'influence fâcheuse qu'exerce sur la santé des habitants l'excès de population d'une maison ; chacun y subissant une
sorte de solidarité de voisinage, les maladies contagieuses
s'y propagent avec une extrême facilité, en raison des con-
tacts fortuits du personnel habitant sous le même toit.
Toulon par ce côté est en progrès.

Dans une conférence, faite au Congrès d'hygiène ouvrière,
le Dr Du Mesnil, médecin en chef de l'asile de Vincennes,
cite, d'après l'annuaire de Berlin, le nombre de décès sur-

----

(1) On compte 8 habitants par maison à Londres, 28 à Paris, 32 à Berlin,
55 à Vienne.

venus dans les logements suivant le nombre de pièces qui
les composent :

1 pièce . . . . 163,5 décès sur 1,000 habitants.
2 pièces . . . .   22,5 —   —
3 pièces . . . .   7,5 —   —
4 pièces . . . .   5,4 —   —

D'après Korosi, la moyenne de l'existence pour les personnes qui ne sont pas plus de deux dans une pièce serait
de 47 ans ; pour celles habitant de deux à cinq dans une
pièce, l'âge moyen serait de 39 ans ; dans une pièce habitée
par cinq à dix personnes, la vie moyenne serait de 37 ans ;
enfin, elle serait réduite à 32 ans pour celles habitant plus
de dix une seule pièce.

L'habitation au rez-de-chaussée est condamnée dans les
grandes villes, à plus forte raison à Toulon, où le voisinage de la rue et les émanations du sol diminuent, chaque
jour, la résistance vitale de l'occupant ; la santé y subit des
assauts auxquels l'organisme succombe plus ou moins rapidement.

Le Dr Du Mesnil rappelle qu'à Paris il existe plus de
10,000 garnis avec 170,000 locataires ; sur ce nombre, près
de 4,000 ne remplissent pas les conditions exigées par
l'ordonnance du 25 octobre 1883. A Toulon, la proportion
est peut-être plus considérable encore. Sur les 530 garnis
répartis dans les faubourgs et les deux cantons de la ville,
plus de la moitié est passible de l'application de la loi. En
dehors de cette catégorie, il faut avoir visité quelques logements des rues Navarin (mortalité annuelle 89 °/₀₀), de
Larmedieu (mortalité annuelle 74 °/₀₀), du Noyer (mortalité annuelle 68 °/₀₀), Fabrègue (mortalité annuelle 65 °/₀₀),
Bastide (mortalité annuelle 58 °/₀₀), de l'Équerre (mortalité
annuelle 58 °/₀₀), pour se faire une opinion sur les condi-

tions d'hygiène d'une partie de la population. Comme on l'a dit, ce n'est pas de la vertu, c'est de l'héroïsme qu'il faut pour ne pas contracter, dans ces horribles bouges, la haine de la société !

Certes, nous ne saurions méconnaître l'existence d'une Commission des logements insalubres « *mis en location* » ; Toulon est une des vingt villes de France ainsi favorisées. Mais ces Commissions, dépourvues d'une autorité nécessaire, ne sont pas suffisamment armées par la loi du 13 avril 1850 : aussi, leur effet utile est-il trop peu appréciable pour que la société en retire un réel bénéfice ; en tant qu'exécution, l'interdiction d'un logement est rarement applicable et la sanction se résume, le plus souvent, en amendes dérisoires obtenues à grand'peine. Le seul moyen radical qu'ont les Municipalités d'assainir les logements insalubres, c'est l'expropriation ; il est trop onéreux pour être d'une application courante ; pour exproprier il faut de l'argent et beaucoup plus que les budgets municipaux n'en peuvent disposer.

Dans la très grande majorité des cas, la loi laisse aux délinquants tant d'échappatoires pour l'esquiver et de si longs délais pour s'y soumettre, qu'ils ont beaucoup plus d'avantages à épuiser toutes les juridictions qu'à obtempérer, dès le début, aux injonctions qui leur sont adressées. Les vices de la loi du 13 avril 1850 ont, depuis longtemps, frappé tous les esprits prévoyants, et tous les rapports des Commissions législatives sont d'accord pour la mettre à la hauteur des connaissances positives qu'on possède sur la propagation des maladies contagieuses et sur l'étroite solidarité des habitants d'un même immeuble ou d'un même quartier. La nouvelle loi sanitaire est venue apporter une sorte d'amendement à cet état de choses, au moins en ce qui concerne le développement des maladies

contagieuses, mais elle a laissé persister intacte l'origine
étiologique de la maladie souvent favorisée par les conditions nuisibles du logement. Ainsi, malgré la sanction
apportée par l'expérience, la question demeure en l'état ;
cela tient à ce que nous sommes une vieille nation où le
progrès et l'initiative scientifique sont étouffés par la routine administrative et légale : il faut des années pour qu'une
idée admise en principe reçoive son application et produise
son effet utile.

Deux circonstances sont également faites pour paralyser
l'action heureuse de la loi : la première, c'est la faculté
qu'elle laisse aux Municipalités de constituer la Commission qui a pour mission de rechercher et d'indiquer les
mesures indispensables à l'assainissement des logements
insalubres ; la seconde, c'est que ce sont les Municipalités
qui décident de l'opportunité de la mesure proposée ; il
est à craindre que les membres ne soient désignés sous
l'empire de considérations étrangères à l'hygiène et surtout
que les rapports, quand ils arrivent, ne soient exposés à
rester en souffrance, à être *classés*, afin d'éviter des réclamations menaçantes pour l'avenir politique d'une Municipalité. C'est peut-être à ces considérations électorales plutôt
qu'hygiéniques que nous devons la rareté des documents
mis à notre disposition. Les principales défectuosités rele-
vées dans les dossiers sont dues à l'insuffisance de portes
et de fenêtres entraînant un défaut d'aération, à des murs
malpropres, à des carrelages défectueux ou bien encore à
des portes d'entrée en contre-bas de la chaussée. Aussi,
serait-il fort difficile, en l'absence de documents officiels,
d'établir, même approximativement, le nombre de maisons
insalubres ; une pareille recherche est même impossible, car
la signification du mot « insalubre » appliqué à un immeuble
est très vague, très élastique ; aux termes de la loi, ce sont

ceux qui se trouvent dans des conditions de nature à porter atteinte à la santé, à la vie de leurs habitants ; mais, dans la pratique, surviennent des difficultés que ni les Conseils municipaux, ni les Conseils de préfecture, ni même le Conseil d'État, en un mot, qu'aucune juridiction n'a pu résoudre.

En résumé, hormis la question des vidanges qui fera l'objet d'un examen particulier, nous croyons pouvoir affirmer, sans être taxé d'exagération, basant nos calculs sur ce que nous avons vu et les communications verbales qui nous ont été faites, que, sur les 6,585 maisons, fournissant 22,191 logements, qu'accuse le dernier recensement, un sixième des maisons doit être considéré comme absolument insalubre. C'est surtout l'absence d'aération naturelle qui fait le danger dans tous ces logements, où deux pièces sur trois, en moyenne, reçoivent l'air de seconde main. Si les impuretés gazeuses de l'air inspiré entraînent, à la longue, la déchéance physique de l'individu, les impuretés solides, par les germes infectieux qu'elles peuvent renfermer, sont plus directement encore cause de maladie ; l'insuffisance d'aération permet la revivification, pour ainsi dire, des germes pathogènes fixés dans tous les points du logement ; les conditions de vitalité et de propagation des éléments infectieux, microbes ou spores, se trouvent ainsi facilitées et réalisées. Les expériences de Tyndall et celles, plus récentes, de Strauss ont démontré que, sur 600 germes, un seul ressort du poumon avec l'air expiré ; certes, la liste des maladies contractées par inhalation est longue, mais la tuberculose pulmonaire doit, par sa fréquence, figurer au premier rang ; c'est elle qui fait le plus de victimes dans les grandes villes ; à Toulon, elle fournit le septième de la mortalité générale.

En dehors de ces considérations, du domaine de l'hygiène

pure, au point de vue social on ne saurait nier le rôle
moralisateur de l'habitat, influence bienfaisante que ses
mauvaises conditions viennent annihiler. « La maison, dit
« Cheysson, sert de soutien à la famille. Dans ces ruelles
« sombres, dans ces logis étroits, hauts de plusieurs éta-
« ges, dans cette inévitable promiscuité, l'âme se déprave
« en même temps que le corps s'atrophie. »

LES ÉGOUTS

Fonssagrives cite cet aphorisme d'hygiène publique :
« Une ville vaut, comme salubrité, ce que vaut son système
de canalisation souterraine comme construction et comme
entretien. » Avec lui, tous les hygiénistes ont également
constaté que la plupart des villes, qui se sont donné une
canalisation convenable et l'ont utilisée pour l'évacuation
intégrale des immondices, ont vu baisser le chiffre de leur
mortalité typhoïde ; celles, au contraire, sans égout ou qui
n'emploient ceux qu'elles ont que pour l'évacuation des
eaux ménagères, des eaux des rues ou de la pluie, ont toujours la fièvre typhoïde à un degré élevé de fréquence et
de gravité.

A Toulon, la question des égouts est à résoudre tout
entière. Dans l'enceinte de la ville, il n'existe qu'un seul
égout, l'égout Chalucet, long à peine de quelques centaines
de mètres ; il naît de l'hospice civil, traverse la rue Chalucet qu'il coupe en diagonale, les rues Peiresc et Revel,
s'engage sous le musée, traverse le boulevard de Strasbourg, la caserne Gouvion-Saint-Cyr, la place Saint-Roch,
enfin les terrains vagues désignés sous le vocable de
l'ilot A ; il pénètre alors dans l'enceinte de l'Arsenal pour

aboutir, après un trajet rectiligne, dans la darse de Castigneau, au voisinage de la boulangerie. Il est alimenté, à son origine, par une portion des eaux du béal, reçoit les eaux vannes de l'hospice civil et de la caserne Gouvion-Saint-Cyr, y joint également toutes les ordures des maisons d'une partie de la rue Denfert-Rochereau, jetées directement ou entraînées par le balayage. Les ordures séjournent dans l'égout jusqu'au moment où une pluie d'orage vient opérer une chasse, en conduisant inopinément à la mer les matières qui y sont accumulées et que maintient le défaut de pente et d'eau. On n'a pu nous fournir de renseignements sur l'étanchéité de cette ébauche de canalisation, mais il y a gros à parier que le radier, par ses fissures, doit laisser échapper les liquides, circonstance qui vient réduire encore la quantité d'eau de chasse déjà si parcimonieusement accordée.

Au faubourg du Mourillon, le ruisseau l'Eygoutier, dont les apports alluvionnaires étaient accusés de contribuer à l'envasement de la petite rade, a été détourné, une deuxième fois, de son trajet primitif et son ancien lit a été transformé en égout collecteur, où vient se rendre, par la pente naturelle des ruisseaux, une portion des eaux ménagères de ce quartier populeux. Cet égout, théoriquement alimenté par les eaux de l'Eygoutier, à sec pendant six mois de l'année, suit le boulevard du même nom, tangente la caserne du 4e régiment d'infanterie de marine et va aboutir à la mer après un trajet d'un kilomètre environ. Là encore ni pente, ni eau. Dans son étude sur l'étiologie de la fièvre typhoïde au 4e d'infanterie de marine, le Dr Galliot, médecin-major, attribue une large part de responsabilité à ce dangereux voisinage, en raison surtout de la coutume des habitants. « A la nuit tombante et de grand matin, « dit-il, chaque ménagère, après avoir recueilli dans un

« grand vase *ad hoc,* les déjections et les eaux usées, vide
« dans le ruisseau ou à la bouche d'égout tous les résidus
« domestiques. La partie de l'égout qui longe la caserne,
« je m'en suis assuré moi-même, a un tiers de sa capacité
« rempli de cette boue noirâtre et nauséabonde dégageant,
« à 3 ou 4 mètres des murs de la caserne. tous les mias-
« mes qu'elle peut renfermer. » A la suite des épidémies
cholériques de 1884 et 1885, certains travaux de restauration furent entrepris ; une clause du cahier des charges,
réglant l'entreprise de la voirie, prescrit le nettoiement
complet de cet égout une fois par an.

Nous signalerons, pour terminer cette étude des égouts,
si rudimentaires, l'égout du Las ; placé dans le faubourg
du même nom, il part de la place de l'Église et va aboutir
à la mer dans un fossé des remparts ; son cône de déjection a obstrué une partie de ce fossé et créera sous peu
l'obligation d'un curage complet ; les eaux sont fournies
par le torrent de Dardennes, à sec la plus grande partie de
l'année.

C'est à cette pénurie de canalisation qu'il faut attribuer
la mortalité élevée de la ville : 33,36 °/₀₀ ; l'égout, c'est le
ruisseau ; c'est lui qui, malgré les arrêtés municipaux, est
surtout chargé de l'évacuation à la mer des matières de
vidanges et des eaux ménagères ; à ce point de vue, les
mœurs de la population sont en infériorité vis-à-vis celles
des autres contrées ; il faudra probablement longtemps
encore pour parfaire l'éducation de la foule et obtenir d'elle
une réforme radicale. réclamée impérieusement par la santé
publique. En juin 1893. devant les menaces d'une épidémie de choléra. le Dʳ Thoinot. consulté. proposa la suppression radicale de l'eau dans les ruisseaux ; cette mesure
fut très impopulaire ; elle était d'une hygiène peut-être contestable, étant données les habitudes locales, qui ne furent

en rien modifiées : les détritus de toutes sortes, dont la décomposition était hâtée par l'extrême chaleur, attendaient de longues heures le tonneau de vidanges et faisaient, de certaines rues, de véritables foyers d'infection. D'ailleurs, il était impossible d'empêcher l'arrivée au ruisseau des eaux ménagères qui, n'étant plus diluées et entraînées par celles des fontaines, formaient, partout, un mince ruban de liquide infect et stagnant. Ce n'est, certes, pas à cette mesure qu'on peut attribuer le défaut de propagation du choléra.

LES VIDANGES

« L'homme n'a pas de pire ennemi que ses propres « déjections », a dit Rochard. Tout le monde est d'accord pour reconnaître que, de tous les détritus qui encombrent les grandes agglomérations, il n'en est pas dont les villes n'aient davantage intérêt à se débarrasser que des matières de vidanges. On sait que deux groupes de systèmes sont mis en usage pour satisfaire à ce programme ; l'un consiste à recueillir, pendant un certain temps, les matières usées pour les enlever à des intervalles plus ou moins écartés et les transporter au loin ; l'autre a pour but de les éloigner au fur et à mesure de leur production, soit à la faveur d'une canalisation souterraine, soit en les projetant dans un égout où le courant d'eau les entraine. A Toulon, à défaut de canalisation, c'est au premier système qu'on a recours ; mais pour certaines rues de la vieille ville, la population a conservé celui en usage dans bon nombre de villes orientales et quelques villes du Midi : les immondices sont projetées des fenêtres ou vidées au ruisseau. C'est dire que bon nombre de maisons ne possède aucun système pour la réception des vidanges. Nous avons eu la curiosité de nous livrer à des recherches sur ce sujet particulier, en nous aidant des renseignements qu'ont bien voulu nous donner les entrepreneurs. Nous relaterons l'opinion de l'un d'eux concernant l'innocuité complète des matières fécales : « Pen- « dant les épidémies cholériques de 1884 et 1885, j'ai em- « ployé pour le service de l'entreprise plus de soixante « hommes, je n'ai pas eu un seul malade. » La prétendue immunité conférée par la manipulation des matières fécales est une opinion qui, bien que radicalement fausse, est encore très répandue dans le public ; elle donne la mesure de la difficulté que l'on rencontre à faire pénétrer cette vérité que sont venues confirmer les découvertes de la bactériologie, à savoir, que les déjections humaines sont le véhicule et le germe d'un grand nombre de maladies contagieuses et, notamment, du choléra et de la fièvre typhoïde. Sur les 6,585 maisons, on n'en compte que 1,200 environ, soit le 18 %, pourvues d'un système d'évacuation de vidanges. Ce total se dédouble ainsi : 950 environ munies de fosses mobiles et 250 de fosses fixes. Plus des quatre cinquièmes ont donc recours au tonneau roulant et, à son défaut, au ruisseau. Le tonneau roulant est une institution municipale qui date d'une dizaine d'années ; il circule dans les rues à des heures plus ou moins fixes et recueille, à son passage, les déjections apportées dans des récipients de toutes les formes. Comme on le devine, l'obligation d'attendre le tonneau fournit, à bien des ménagères, le prétexte d'avoir recours au ruisseau pour le même office ; l'eau courante entraîne ainsi, dans la vieille darse, les matières usées, tout en abandonnant sur sa route, par infiltration, une partie des substances dont elle est souillée.

Dans le principe, l'évacuation des fosses fixes était opérée

à l'aide d'une pompe à bras et de tonneaux en bois ; depuis
six ans, la vidange s'exécute au moyen du vide pratiqué
à l'avance dans des récipients en fer mis en communication avec la fosse par un tuyau, à joints parfaitement
étanches ; les matières montent, dans le récipient, sous l'influence de la pression atmosphérique. Mais ce procédé est
réservé aux fosses d'une capacité de 2 à 3 mètres cubes ;
l'évacuation, pour les fosses de plus grandes dimensions,
s'opère à l'aide d'une pompe à feu accompagnée d'une série
de tonneaux métalliques. Les arrêtés municipaux prescri-
vent le nettoyage complet de la fosse et la vérification de son
étanchéité tous les cinq ans ; leur observation est illusoire.
Dans bon nombre d'immeubles, le marché conclu convient
de l'évacuation partielle d'un certain nombre de tonneaux ;
quant à l'étanchéité d'une fosse, c'est un mythe (presque
toutes laissent fuir leur contenu), et la recherche de la fis-
sure, un leurre. Le danger des fuites disparaît avec le système Piquemal, dont sont munis quelques établissements
publics et vingt-deux immeubles ; il consiste en un récipient de forme cylindrique à axe horizontal, dont les parois,
d'une épaisseur de 2 centimètres, sont formées de ciment
et d'une armature métallique qui lui sert d'ossature, enfin,
il est isolé du sol par des massifs en maçonnerie.

Quant aux fosses mobiles, les entrepreneurs en comp-
tent environ 950 ; un arrêté municipal de 1892 a théoriquement supprimé, dans cette catégorie, le système diviseur, mais la force d'inertie opposée à cette réforme n'a
pas permis d'en retirer le moindre bénéfice ; comme par le
passé, les liquides continuent à s'écouler librement dans
le canal qui leur livre passage et les conduit au ruisseau. Ce système, adopté dans beaucoup d'immeubles qui,
par leur apparence, sembleraient devoir assurer des conditions d'hygiène meilleures, est encore plus dangereux que

la fosse fixe ; il mêle, à l'eau du ruisseau et à la surface du
sol, des matières qui ont subi, dans la tinette, un commencement de décomposition que vient activer leur mélange
avec les liquides excrémentiels ; on sait, en effet, que lorsque l'urine et les matières fécales sont mélangées, la putréfaction est très accentuée. Si le service des tinettes mobiles
était régulier, ce serait le moins dangereux pour la santé
publique, malgré les opérations de transvasement auxquelles il donne lieu. Malheureusement, les récipients adoptés,
d'une capacité de 50 à 80 litres, se remplissent rapidement,
et certaines négligences, trop fréquentes dans le personnel
des vidanges, font que la surverse vient souiller le réduit
où elles sont disposées et, par extension, la cour, le corridor, etc.

Le système Goux est en usage dans certains bâtiments
relevant du département de la Guerre ; on le rencontre au
fort Malbousquet et dans les casernes Lamer, Gardanne et
La Valette. La Marine a adopté surtout la fosse fixe ; on en
compte une trentaine dans les arsenaux ; ces temps derniers, quelques-unes ont fait place au système Rizzo. La
caserne du 4e régiment d'infanterie de marine présentait
naguère encore une immense fosse fixe, dont le tirage était
régularisé par un bec de gaz allumé dans le tuyau d'évent ;
étant donnée l'immense production de gaz émis par les
vingt-cinq ouvertures qui dominent la fosse, ce procédé
était insuffisant ; depuis 1890, on a recours au système
Rizzo.

Nous citerons, pour terminer, un mode d'évacuation
malheureusement très fréquent ; nous voulons parler des
puisards d'absorption ou puits perdus. Ce système est très
répandu dans la nouvelle ville, au nord du boulevard de
Strasbourg. En 1884 et 1885, on leur attribua, avec raison,
la forte proportion de décès cholériques observés dans des

rues cependant les mieux aérées et les mieux bâties. « De
« toutes les rues de notre ville (1), celle qui a été le plus
« frappée, contrairement à toute vraisemblance, c'est la rue
« Picot, rue aérée, nouvellement construite, et dont les
« maisons semblent offrir toutes les conditions d'hygiène
« et de salubrité générales ; cependant, les 25 °/₀ des per-
« sonnes présentes succombèrent, sans parler des cas nom-
« breux et graves qui ont pu y être guéris. La cause relève
« de puits perdus qui ont été creusés lors de la construction
« de ces immeubles et dans lesquels ont été déversées les
« eaux ménagères et peut-être les urines et les matières
« fécales. » A ce moment, la rue Picot était incomplètement
bâtie, et on découvrit, après enquête, dans les immeubles
existants, neuf puisards pour cette seule rue. Sous la Municipalité Dutasta, on réussit à en fermer un très grand
nombre sur d'autres points de la ville ; il en reste encore.
Ces puits constituent un grave danger, car ils ont pour
effet de souiller gravement le sous-sol environnant et surtout les eaux souterraines.

Ainsi qu'il découle de ce court aperçu, à Toulon le
« tout à la rue » résume, dans la grande majorité des cas,
le mode de vidanges adopté ; mais on peut dire que tous
les systèmes collaborent, à des degrés divers, à la souillure du sol : directement, par le jet au ruisseau et par les
puisards ; indirectement, par l'emploi des fosses fixes perméables et par celui des tinettes à système diviseur.

---

(1) Lettre du Maire adressée au Sous-Préfet de Toulon, 16 février 1885.

LES EAUX ALIMENTAIRES

Parmi les plus grands dangers de la vie urbaine, il faut signaler les mauvaises alimentations d'eau. Autrefois, l'eau dont on disposait, dans une ville, était, en général, bonne à tout; aucun principe n'intervenait dans son choix. On appréciait bien, à l'occasion, l'avantage de certaines sources renommées, mais l'eau ne posait qu'un problème municipal : l'obtenir en quantité suffisante. Actuellement, on sait l'importance de l'eau potable dans l'influence étiologique des maladies infectieuses en général ; l'origine hydrique de la fièvre typhoïde est aujourd'hui trop bien démontrée pour qu'il soit nécessaire de la défendre ; les faits d'observation vont se multipliant, et tout le monde est d'accord pour reconnaître l'obligation d'alimenter les agglomérations urbaines ou rurales en eau parfaitement pure. C'est pourquoi les qualités organoleptiques de l'eau, restées encore classiques, ne sauraient créer des titres à sa potabilité. L'analyse bactériologique est venue démontrer que telles eaux qui pouvaient présenter, à leur summum, les qualités autrefois mises en avant étaient capables de semer la maladie et la mort parmi ceux qui en faisaient usage pour leur alimentation. Comme le dit G. Pouchet, étant donnée une eau de source fort pure et constituant une boisson des meilleures et des plus agréables, si à une partie de cette eau on ajoute une petite quantité de bouillon de culture du bacille typhique, voilà une eau qui n'aura rien perdu de ses qualités organoleptiques, mais qui deviendra une cause d'infection pour ceux qui la boivent.

Les eaux consommées à Toulon procèdent actuellement

de deux origines principales : la source du Ragas et de la
Foux qui appartiennent à la même nappe d'eau, et la source
de Saint-Antoine, située au pied du fort Rouge. La première est alimentée par les eaux pluviales de Caoume, du
Grand-Cap, de la Limate qui forme la limite sud du bassin
de Signes. La seconde, complètement indépendante, reçoit
celles du Faron, du Cap-Gros et aussi les infiltrations de
la vallée de Dardennes. Malgré la lame d'eau météorique
que les observations ont évaluée à 727 millimètres (moyenne
des trente et une dernières années), il n'existe à Toulon
aucun cours d'eau régulier ; cette particularité provient de
l'extrême perméabilité du sous-sol creusé en certains points
d'immenses cavités, connues dans le pays sous le nom de
ragas, où s'emmagasinent toutes les eaux pluviales ; c'est
dans l'une d'elles que Toulon puise une partie de ses eaux
alimentaires. Villeneuve-Flayosc, dans son ouvrage sur la
géologie du Var, fournit de longs détails sur la formation
de ces grottes, mais sa théorie, plus ingénieuse qu'exacte,
a été infirmée par les récents progrès géologiques.

Indépendamment de ces masses d'eau souterraines, il
existe d'autres sources d'importance secondaire : celles du
Puits Peyret, de Rodeillac, servant autrefois à l'usage de
la population militaire et qui appartiennent à la même
nappe d'eau que la source Saint-Antoine ; elles sont, de
plus, alimentées par les infiltrations pluviales reçues sur
les premiers contreforts calcaires et aussi par celles du sol
où est construite une partie des quartiers suburbains de
Toulon. Cette dernière observation s'applique également
à la source Saint-Philip, voisine du faubourg Saint-Jean-
du-Var, dans l'est de la ville, dont l'eau, puisée à l'aide
d'une machine à vapeur, n'entre que d'une façon très irrégulière dans la consommation.

Ainsi, à part la source du Ragas qui est aussi l'origine

de celle de la Foux, et la source Saint-Philip provenant
du versant sud du Faron, toutes les autres : Saint-Antoine,
Rodeillac, la Beaume (1), Peyret, naissent dans la vallée
de Dardennes où elles sont comme étagées ; elles relèvent
d'un cours d'eau souterrain, à vitesse très faible, qui suit
la déclivité des couches imperméables en se rendant à la
mer.

En outre de ces ressources, les habitants disposent d'un
certain nombre de puits, environ dix-huit cents, dont les
eaux servent à la consommation. Ce chiffre, fourni par
M. Bechmann, nous paraît beaucoup plus vraisemblable
que celui donné par la note officielle de la ville, adressée au
Ministère de l'Intérieur et dont il est fait mention dans le
recueil des travaux du Comité consultatif d'hygiène (1891
p. 568) : « Beaucoup d'habitants s'alimentent encore aux
« eaux des puits creusés dans l'intérieur des maisons ; on
« peut compter environ trois puits par quatre maisons. »
D'après cette proportion, on compterait près de 5.000 puits,
ce qui nous paraît exagéré. Ils sont surtout localisés dans
l'ancienne ville, la partie de Toulon la plus populeuse et
aussi la plus souillée. Dans l'enquête concernant l'hygiène
urbaine dans les villes françaises, on évalue au quart de la
population le total du personnel qui y a recours. Le rôle
de ces puits, comme agents de propagation de la fièvre
typhoïde à Toulon, est depuis longtemps mis hors de doute
et leur souillure par les matières fécales a été démontrée
par les recherches de M. Coreil, le directeur du Laboratoire municipal, qui a constaté, dans toutes les eaux de
puits soumises à ses expériences, la présence du *bacterium
coli commune*. Aussi, tant que les Toulonnais auront recours à cette eau pour leur alimentation, ils continueront

---

(1) N'est pas utilisée en raison de son faible débit : 10 litres par seconde.

à y puiser les germes de la fièvre typhoïde et l'efficacité des mesures d'assainissement sera bien atténuée ; il faudrait qu'une législation spéciale armât l'autorité municipale du droit absolu d'ordonner la fermeture de ces puits particuliers. Théoriquement, l'eau de puits devrait être aussi potable que l'eau des sources les plus pures, puisque l'une et l'autre sont empruntées à la nappe souterraine ; on sait, en effet, que le sol est l'épurateur le plus parfait des eaux chargées de matières organiques, les travaux de Schlœsing et de Müntz en ont donné l'explication scientifique ; mais, dans la pratique, les liquides impurs qui proviennent des fosses fixes, des puisards, voire même des ruisseaux, imprègnent les terrains supérieurs et se mêlent à la nappe souterraine, en glissant à travers les vides et les interstices du sol pierreux mêlé de décombres, cela, avant que les microrganismes aient pu opérer la nitrification des matières organiques. Pour que l'eau de puits fût buvable, il faudrait, outre l'épaisseur du filtre constitué par le sol, que les puits fussent établis dans de telles conditions qu'il n'y eût aucune possibilité d'adultération du liquide ; afin d'éviter tout contact, il serait nécessaire que l'enveloppe des puits réalisât un tube creux solide absolument étanche ouvert à ses deux extrémités, l'une plongeant dans la masse d'eau, l'autre dépassant la surface extérieure. Or, comme cette disposition, presque théorique, n'est jamais remplie, il est toujours prudent de tenir pour suspectes et même dangereuses toutes les eaux de puits. Malheureusement, il ne faut pas espérer voir, d'ici longtemps, une transformation heureuse de ce côté ; car cette eau, aux yeux des consommateurs, a l'avantage d'être à leur portée et d'être plus fraîche que celle des fontaines.

Telle est, actuellement, pour notre cité, l'origine de ses eaux alimentaires. Ces conditions datent seulement de quelques années. En 1885, la ville céda à la Compagnie générale des Eaux, pour une période de soixante ans, les droits qu'elle possédait sur les sources de Saint-Antoine, de la Beaume, de Saint-Philip et des Pomets, à charge à celle-ci d'amener, dans toute la zone comprise entre l'altitude de 80 mètres et le niveau de la mer, la quantité d'eau nécessaire à la ville et aux habitants du territoire de Toulon ; car, jusqu'alors, les eaux étaient dépourvues de pression et ne pouvaient desservir ni les étages des maisons, ni certains faubourgs. En outre, la Compagnie acheta à la Société du Ragas le réservoir du même nom et la source de la Foux qui en dérive. Dès 1887, de nombreuses améliorations furent apportées au régime de canalisation déjà établi. L'eau de la source Saint-Antoine, jusqu'alors la seule utilisée, était amenée en ville au moyen d'une conduite en maçonnerie qui suivait sensiblement le cours du *Béal;* on appelle ainsi un petit canal, alimenté par l'eau de la Foux, servant de force motrice à plusieurs moulins et, surtout, au lavage du linge de presque toute la population ; cette dernière utilisation, en même temps qu'elle souille l'eau du béal, contaminait également le canal de l'eau potable, souvent en contre-bas et mal protégé, par sa fragile enveloppe, contre les infiltrations qu'il recueillait sur son parcours ; l'exécution de nouveaux travaux rendit désormais inutile cette canalisation, nous verrons plus tard quel bénéfice considérable en retira l'hygiène de la ville (1).

---

(1) Pour la fièvre typhoïde, les résultats ont été les suivants :
Popul. civile, mortalité annuelle de 1874 à 1888 : 54 ; de 1889 à 1893 : 32.
Garnison, id. id. 155 id. 44.
Soit un amendement : pour la ville, du 69 °/₀ et pour la garnison, du 252 °/₀ ; pour celle-ci, nous verrons quelles ont été les influences de même ordre qui ont également collaboré à ce progrès.

La Compagnie, entre autres améliorations, utilisa l'eau du Ragas, jusqu'alors sans emploi, et aussi les travaux déjà entrepris, consistant surtout en un tunnel d'environ 900 mètres de longueur et creusé dans la montagne, au-devant du *Ragas* avec lequel il est en communication par trois robinets-vannes étagés, qui servent à régler l'écoulement (1) ; tout récemment, une cloison incomplète, bâtie à son extrémité inférieure, a converti ce souterrain en un vaste réservoir. Une canalisation ayant 3,700 mètres de longueur établie sur les flancs de la montagne lui fait suite ; elle est constituée par une conduite en fonte, recouverte d'une chemise de béton ; une pente de $0^m,0002$ par mètre dirige l'eau dans un bassin creusé dans le roc, à une hauteur de 83 mètres, et appelé *bassin supérieur ;* sa capacité est de 8,000 mètres cubes. Sur le parcours, une conduite secondaire s'est détachée, aboutissant, après un court trajet, à un réservoir, d'où dérive la canalisation spéciale destinée à la ville de la Seyne, avec laquelle la Compagnie a été autorisée à traiter pour l'adduction des eaux destinées à tous les besoins des services publics et privés ; une clause du contrat prescrit que cette quantité ne devra pas dépasser le maximum adopté par la ville de Toulon pour chaque habitant ; cette canalisation prolongée vient aussi aboutir à l'hôpital Saint-Mandrier, auquel la Compagnie s'est engagée à fournir un maximum de 200 mètres cubes d'eau destinés à la consommation et aux usages de ce grand établissement nosocomial.

Du *bassin supérieur*, où l'eau est recueillie, mal abritée des poussières et mal défendue contre une entreprise criminelle, dérive une conduite principale, sur laquelle vient

______

(1) L'extrémité supérieure du tunnel serait à 95 mètres d'altitude au-dessus du niveau de la mer et l'inférieure à 92 mètres.

s'embrancher la canalisation affectée aux faubourgs les plus élevés ; elle vient aboutir dans le réservoir du fort d'Artigues, au quartier des Darboussèdes.

Au-dessous *du bassin supérieur, exclusivement alimenté par les eaux du Ragas,* un autre réservoir a été construit, il est désigné sous le nom de *bassin inférieur;* sa capacité est moindre, 5.815 mètres cubes, et son altitude est d'environ 50 mètres ; il est alimenté par le *bassin supérieur* qui lui envoie son trop-plein, et, en été, lorsque le débit du Ragas est insuffisant, par la source Saint-Antoine, située à 30 mètres au-dessous ; l'eau de cette source est élevée à l'aide d'une puissante machine actionnée par des béliers hydrauliques ou par la vapeur. Du *bassin inférieur* part la canalisation qui aboutit aux robinets de distribution des faubourgs de Saint-Roch, du Pont-du-Las, de Saint-Jean-du-Var, du Mourillon et aussi de la plus grande partie de la ville et de sa banlieue; un grand réservoir voûté, placé au Cap-Brun, et d'une capacité de 2,000 mètres cubes, marque à peu près le terme de cette canalisation.

Nous mentionnerons aussi le bassin de Saint-Philip, d'une contenance de 560 mètres cubes ; il est situé dans le voisinage du fort Sainte-Catherine et peut recevoir l'eau d'une double origine : d'une part, du bassin du fort d'Artigues, placé au-dessus ; d'autre part, de la source Saint-Philip, à laquelle on a rarement recours.

D'après les anciennes évaluations, les sources qui alimentent Toulon débiteraient environ 14,000 mètres cubes dans les 24 heures, à savoir :

La source du Ragas ou de la Foux . . . . 7,000 mètres cubes.
La source de Saint-Antoine . . . . 6,000 —
La source de Saint-Philip (éventuelle) . . . . 600 —

En aménageant les deux principales sources, la Compagnie s'était engagée à porter à 17,500 mètres cubes la quantité d'eau qu'elle fournirait, de sorte que, les travaux de captage terminés, chaque habitant aurait reçu, pour une population fixée à 70,000 âmes, environ 200 litres; en outre, 3,500 mètres cubes auraient été disponibles pour le lavage des ruisseaux, soit une dotation supplémentaire de 50 litres par habitant et par jour. Ces conditions, réalisées, auraient été complétement satisfaisantes; malheureusement, les premières évaluations, faites en 1885, étaient exagérées; au lieu de 14,000 mètres cubes, ne sont actuellement disponibles que 9,000 mètres cubes, au maximum, soit 130 litres au lieu de 200 par jour et par habitant. Cette allocation, bien qu'inférieure de près des deux cinquièmes aux prévisions, place néanmoins Toulon au rang des villes privilégiées; car, dans l'enquête faite par M. Bechmann sur l'hygiène urbaine des villes de France, Toulon occupe le 103e rang sur les 691 villes classées suivant le volume d'eau consommé par jour et par habitant.

Sous l'empire des idées courantes, dont l'énergique initiative appartient au savant doyen de la Faculté de médecine de Paris, le professeur Brouardel, l'autorité maritime, émue de la proportion considérable de typhoïdiques offerte annuellement par les troupes du département, prescrivit à la direction du service de santé du 5e arrondissement l'envoi, au Laboratoire du Comité consultatif d'hygiène publique, d'échantillons prélevés aux différentes sources alors en usage. Ces échantillons, recueillis dans les conditions rigoureuses pour ces recherches, furent examinés, par M. G. Pouchet, dans son laboratoire; l'analyse ne porta que sur la détermination des espèces microbiennes, sans indication de leur proportion respective.

ANALYSE BACTÉRIOLOGIQUE DES EAUX CONSOMMÉES A TOULON
PAR LES POPULATIONS CIVILE ET MILITAIRE

A. **Source Saint-Antoine** *(utilisée par les populations civile et militaire).* — Assez grand nombre de colonies, la plupart ne liquéfiant pas la gélatine.

Bactéries saprogènes, *bacterium coli commune.*

B. **Réservoir du Ragas** *(civile et militaire).* — Petit nombre de colonies.

Présence du *bacterium coli commune.*

C. **Prise d'eau de Rodeillac** *(militaire).* — Très grand nombre de colonies. Les cultures dégagent une odeur putride intense.

Il n'a pas été fait de recherches spéciales du *bacterium coli commune* et du *bacille d'Eberth.*

D. **Puits Peyret** *(militaire).* — Très grand nombre de colonies ; les cultures sur plaques ne peuvent pas être poussées au delà du troisième jour par suite de liquéfaction. Odeur putride intense.

Présence du *bacterium coli commune.*

E. **Canalisation centrale de Missiessy** *(militaire).* — Très grand nombre de colonies, liquéfaction, odeur putride. Bactéries saprogènes. Odeur fétide des cultures.

Présence du *bacterium coli commune.*

« Toutes ces eaux, écrivait G. Pouchet, sont souillées par des
« infiltrations de matières fécales. Toutes également, sauf celle de
« la prise de Rodeillac, qui n'a pas été examinée spécialement à
« ce point de vue, ont donné, après un neuvième passage en bouillon
« phéniqué au millième, à la température de 42°, une culture d'une
« bactérie dont le caractère se rapproche de ceux du bacille typhi-

« que, à un point tel, qu'il est permis d'hésiter entre cette bactérie
« et le *bacterium coli commune*. Dans certains cas, les caractères
« des cultures ont été très nettement ceux du *bacille typhique*;
« dans d'autres cas, on a obtenu très nettement aussi les caractères
« du *bacterium coli commune*. Dans l'état actuel de la science, il
« n'existe pas de caractères permettant de différencier d'une façon
« absolument certaine ces deux bactéries qui coexistent peut-être
« dans les échantillons B. D. E. F.

« Dans tous les cas, la souillure d'origine fécale est absolument
« manifeste. »

ANALYSE CHIMIQUE

(Les résultats sont exprimés en milligrammes et par litre d'eau)

			SOURCE SAINT-ANTOINE	RÉSERVOIR DE RAGAS	PRISE D'EAU DE RODEILLAC	PUITS PEYRET	CANALISATION CENTRALE DE MISSIESSY	RÉSERVOIR DES APPONTEMENTS
Évaluation de la matière organique	en oxy.	Solution acide	1.500	0.375	12.50	17.500	0.500	0.250
		— alcaline	0.500	0.500	1.000	0.500	1.250	0.500
	en acide oxalique.	Solution acide	3.940	2.955	9.850	13.790	3.940	1.970
		— alcaline	3.940	3.940	7.880	3.940	9.850	3.940
Oxygène dissous		En poids. . .	9.875	9.500	9.500	9.750	10.375	10.125
		En volume. .	6c3.905	6c3.64	6c3.40	6c3.81	7c3.25	7c3.08
Ammoniaque et sels ammoniacaux			0	0	0	0	0	0
Nitrites			0	0	0	0	0	0
Acide phosphorique			Traces	Traces	Traces	Traces	Traces	Traces
Nitrates (en acide nitrique AzO3H).			Traces	0	13.1	5.0	10.0	5.0
Chlore (en Cl)			14.3	9.226	16.26	16.26	10.4	12.33
Chlorure de sodium (NaCl) . . .			23.6	15.2	26.8	26.8	17.2	20.4

De nouvelles recherches bactériologiques furent entreprises en 1892 par M. F. Coreil, et leurs résultats ont

été publiés dans les *Annales d'Hygiène publique et de Médecine légale (1)*.

Eau du réservoir du Ragas. — Prise à la partie inférieure du tunnel ; nombre de colonies variant de 18 à 369 par centimètre cube, en rapport avec la limpidité de l'eau altérée par la pluie et les infiltrations consécutives. Absence du *bacterium coli commune*.

Eau de la Foux. — (Rappelons que cette source est le déversoir naturel du Ragas). L'analyse bactériologique a confirmé les mêmes qualités de pureté ; absence du *bacterium coli commune*.

Eau du bassin supérieur. — Fournie seulement par le Ragas, bénéficie de la même pureté ; nombre de colonies sensiblement le même, en rapport avec les variations météoriques observées.

Eau du bassin inférieur. — En hiver est fournie par le bassin supérieur. Sur 5 échantillons, le *bacterium coli commune* a été trouvé 1 fois, bien que l'analyse, faite en avril, portât sur de l'eau du Ragas ; l'observateur attribue sa présence à la couche de poussière soulevée par le vent et qui recouvrait l'eau du réservoir.

Source Saint-Antoine. — (L'eau qui en provient est utilisée en été quand le débit du Ragas est insuffisant). L'examen bactériologique des différents échantillons soumis à l'analyse a fourni de 13 à 432 colonies par c. c. ; mais 2 fois, sur 5 échantillons, le *bacterium coli commune* a été rencontré. Cette eau doit donc être tenue en légitime suspicion.

Eau de la source Saint-Philip. — Le nombre moyen des microbes trouvés est de 2,011 par c. c. ; dans chaque échantillon soumis à l'analyse, le *bacterium coli commune* a été signalé.

---

(1) Juin 1893.

Cette eau est donc à rejeter. Aussi n'entre-t-elle qu'exception-nellement dans l'alimentation ; pendant l'été 1891, elle a été utilisée quelques jours. Cette prohibition doit s'appliquer également aux puits du voisinage alimentés par la même nappe d'eau ; cette dépendance est démontrée par leur asséchement partiel résultant du fonctionnement de la machine élévatoire.

Quant aux eaux des fontaines de la ville, celles qui ont été exa-minées ont présenté des résultats analogues à ceux des bassins d'où elles proviennent, l'eau y arrivant *sous pression constante,* la contamination par infiltration n'est pas à craindre.

Ainsi, pour ce qui concerne les sources successivement examinées, les résultats sont conformes aux prévisions et concordent entre eux, sauf cependant pour le Ragas dont l'eau *a priori* paraît ne pas pouvoir être polluée. Mais, comme le fait observer M. G. Pouchet, il peut y avoir des causes accidentelles et passagères de contamination qui font qu'à un moment donné telle bactérie spécifique se trouve par hasard dans une eau auparavant indemne; d'où, ajoute-t-il, la nécessité de pratiquer de temps en temps des analyses bactériologiques des eaux employées pour l'alimentation.

Quant à la source Saint-Antoine, les résultats sont ana-logues et d'ailleurs rationnels, car l'eau de cette source, en contre-bas de la vallée de Dardennes, reçoit les infiltrations provenant des nombreux jardins maraîchers de cette vallée. Un fait typique, raconté par M. Coreil dans sa communi-cation, vient le démontrer : jusqu'en 1887, alors que l'eau de Saint-Antoine entrait seule dans l'alimentation de la ville, la pénurie d'eau se faisait quelquefois sentir pendant l'été ; pour augmenter le débit de la source communale, le chef fontainier, inconscient du danger auquel il exposait la population, détournait le béal dans le torrent de Darden-nes ; peu d'heures après, le but était atteint et la source de

Saint-Antoine voyait son débit augmenter. Nous laissons à penser quel degré d'insalubrité présentait alors le mélange ainsi formé, car, nous le savons déjà, sur tout le parcours du béal, sont étagés des lavoirs publics.

Quant aux autres sources, Rodeillac et Peyret, elles ne sont plus utilisées pour l'alimentation depuis quatre ans (28 avril 1890) ; ayant comme génératrice la source Saint-Antoine, elles doivent forcément être entachées du même vice originel, aggravé de ce fait que, placées en contre-bas, leur déclivité favorise la condensation, sur leur parcours, d'un plus grand nombre de souillures résultant de l'extension de la culture maraîchère et des infiltrations fécaliennes qui en dérivent.

L'étude que nous venons de faire sur les eaux qui servent à l'alimentation nous conduit à examiner les qualités offertes par les viandes de boucheries débitées en ville et dans quelle proportion elles sont consommées.

Toulon possède depuis longtemps un abattoir public, où les bouchers et charcutiers sont obligés d'abattre les animaux destinés à l'alimentation. Cet établissement, au point de vue de la salubrité, a laissé longtemps à désirer ; de grands progrès ont été réalisés, mais il en reste encore à faire pour compléter l'œuvre de transformation commencée il y a vingt ans.

L'abattoir est situé dans l'est de la banlieue ; à droite et à gauche de la grille d'entrée, existent deux petits bâtiments occupés, l'un par le vétérinaire directeur, l'autre par les bureaux de l'Octroi ; à côté se trouve la bascule du pesage. Au milieu d'une cour assez vaste s'élève une grande construction toute récente ; c'est l'abattoir proprement dit, divisé en un certain nombre de box, où les bouchers procèdent à l'abatage ; ces compartiments, séparés par un large couloir, sont cimentés et munis de rigoles pour recevoir les matières intestinales et les eaux de lavage ; viennent ensuite des bâtiments annexes, bergeries, porcheries, où sont provisoirement logés les animaux destinés à être consommés.

On ne tue qu'après visite sur pied et cette visite est quotidienne ; il arrive aussi des viandes provenant d'animaux abattus au dehors : dans ce cas, les abats doivent être adhérents à la dépouille et le vétérinaire les examine avec le plus grand soin. Les viandes soumises à ces opérations de contrôle sont estampillées par un timbre à encre indélébile plusieurs fois appliqué sur la dépouille de l'animal abattu et ouvert ; la viande de première qualité est marquée d'une étoile (bœuf, mouton, etc.) ; celle de deuxième qualité d'un triangle (vache, brebis, etc.)

Les bovidés consommés à Toulon ont une origine très diverse ; avant la guerre des tarifs, le bétail provenait en grande partie du Piémont ; actuellement, c'est surtout le marché d'Aix et celui de Marseille qui sont les grands centres d'approvisionnement ; c'est là que viennent aboutir les bestiaux de la Bourgogne, de la Bresse, de l'Auvergne et du bassin de la Loire. D'après les renseignements qui nous ont été fournis, la proportion d'animaux tuberculeux serait très faible ; selon le Directeur de l'Abattoir, elle atteindrait à peine le 5 °/₀₀ ; bien entendu, cette proportion ne s'applique qu'aux bêtes abattues, car on sait toutes les difficultés du diagnostic clinique de la tuberculose pour les animaux vivants, la tuberculine n'étant pas expérimentée à Toulon. Malgré l'apport fourni par les bêtes examinées sur pied et éliminées, nous sommes bien loin de la proportion observée par Nocard, où, sur 13,507 bovidés sacrifiés à l'abattoir de Toulouse, 1,254, soit le 9 °/₀, étaient tuberculeux. Les résultats observés dans les abattoirs de

la Marine concorderaient davantage avec ceux-ci : en 1893,
sur 10,247 bêtes soumises sur pied à l'examen de la Commission des subsistances, 954 ont été refusées, la tuberculose entrant pour plus de la moitié dans cette élimination ; même, parmi les animaux abattus, cette maladie
aurait encore motivé le refus d'acceptation d'un grand
nombre.

La consommation de la viande de cheval, d'âne, de
mulet est peu considérable ; elle est d'environ 150 à
200 unités par an, venant alimenter un seul étal placé
dans un des quartiers les plus populeux de la ville ; le
préjugé concernant ce mode d'alimentation est toujours
très grand et le nombre de personnes constituant cette
clientèle, recrutée dans un public peu fortuné, est très
réduit.

On ne saurait dire que la viande soit absolument nécessaire à l'homme, puisqu'il existe des peuples entiers qui
n'en mangent que fort peu et, même en France, il est facile
de trouver des groupes populaires, nullement improduc-
tifs, chez qui la consommation de la viande est exceptionnelle et ne saurait, par conséquent, constituer un élément
de régime ; cependant, les économistes ont établi que, chez
nous, cette consommation croît comme le progrès général,
comme le développement de l'industrie et l'aisance des
masses.

Il y a vingt ans, la viande consommée à Toulon s'élevait
à 39 kilogrammes par an et par tête ; en 1883, elle atteignait 57 kilogrammes ; enfin, pour 1893, la quantité dépasse
67 kilogrammes ; soit, pour chaque habitant, 183 grammes
par jour. La viande de bœuf entre pour la plus grande
part dans cette consommation, environ le 73 °/₀ ; cette prédominance reste accusée à toutes les époques. A Toulon,
la consommation moyenne est plus considérable que celle

du pays tout entier dont Gobin nous fournit l'historique, depuis le commencement du siècle.

1812	Consommation par tête et par an			. . . .	17^k150
1830	—	—	—	. . . .	20 775
1840	—	—	—	. . . .	19 940
1862	—	—	—	. . . .	23 116
1866	—	—	—	. . . .	27
1878	—	—	—	. . . .	31
1893	—	—	—	. . . .	34 754 (1)

A Paris, la quantité, pour 1878, aurait atteint 80 kilogrammes (Gobin) ; le dernier rapport d'inspection des viandes fixe la quotité actuelle à 84 kilogrammes.

Toulon consomme par jour environ 2,000 litres de lait fournis par 425 vaches, dont la plus grande partie est logée dans les quartiers suburbains ou dans son enceinte ; en outre de la suspicion bien légitime qui doit être accordée à un lait provenant ainsi d'animaux que l'absence de pacages condamne à la stabulation pendant de longs mois, il convient d'ajouter qu'on lui fait encore subir une série de manipulations frauduleuses dont les plus fréquentes sont le mouillage et l'écrémage. La protection de cet aliment de première nécessité s'impose, au premier chef, avec d'autant plus de raisons que le lait est, comme on dit vulgairement, très susceptible ; il a une sorte d'affinité pour les germes et nombreuses sont les observations où il a été le véhicule de maladies contagieuses. En Angleterre, cette influence s'est souvent affirmée dans la propagation de certaines épidémies de fièvre typhoïde, de scarlatine, de diphtérie. Le lait, en effet, est exposé à mille causes de souillure : par

---

(1) En Angleterre, chaque habitant consomme une moyenne de 82 kilogrammes, soit 224 grammes par jour, au lieu de 95 grammes, allocation de chaque Français.

la malpropreté des écuries, des animaux, des vases et des mains des bouviers, des boutiques où on le débite, par l'eau qu'on y ajoute ; de plus, son opacité ne permet pas de reconnaître du premier coup d'œil sa souillure, comme on le fait pour l'eau, dont la limpidité et la transparence sont troublées. L'Administration municipale fait procéder, de temps en temps, à une surveillance, malheureusement trop irrégulière, dans la vente du lait ainsi livré à la consommation ; aussi, pour l'abriter des falsifications dont il est souvent l'objet, il conviendrait d'examiner fréquemment de nombreux échantillons et de les soumettre au moins au crémomètre. Une instruction, adressée aux commissaires de police de la ville et des faubourgs, prescrit le prélèvement, par quinzaine et dans leurs quartiers respectifs, d'un demi-litre de lait, soit 8 échantillons par mois, soumis au Laboratoire municipal ; sur 100 échantillons de lait ainsi analysés et provenant des Commissariats plus encore que des particuliers, un tiers seulement, exactement le 36 %, est de bonne qualité ; le mouillage est la falsification la plus ordinaire.

CHAPITRE IV

—

Les principales maladies infectieuses
dans la population civile.

———

I

La dothiénenterie constitue, à Toulon, une importante cause de mortalité ; plus du vingtième des décès relève de son fait, car, pour ces vingt dernières années et dans la seule population civile, 968 personnes ont succombé à cette affection : soit une moyenne annuelle de 48,4 décès, soit 8,4 décès pour 10.000 habitants, au lieu de 5,4, chiffre constaté pour le pays tout entier. Cette proportion, relativement élevée, l'a été encore davantage pendant certaines années, particulièrement meurtrières, en 1886, par exemple, où le total des décès s'est élevé à 82, donnant ainsi la proportion de 14.2 décès pour 10,000 habitants.

Nous devons reconnaître qu'il y a une amélioration marquée. La moyenne annuelle de 1874 à 1888 étant de 53.7 décès, chiffres bruts, celle de 1889 à 1893 n'est plus que de 32.4 ; soit, pour 10.000 habitants, 9,6 décès pour la première période et 5,2 pour la seconde.

Il serait intéressant de connaître exactement le taux de la morbidité payé par la population civile à la fièvre typhoïde ; des renseignements authentiques nous ayant fait défaut, non seulement pour la période qui nous occupe, mais encore pour une période plus restreinte, ces dernières années par exemple, pour avoir un chiffre approximatif, nous avons ramené la morbidité civile au chiffre exprimant la morbidité militaire. Les résultats thérapeutiques étant probablement les mêmes dans les deux milieux, étant donné également le taux de la mortalité dans nos hôpitaux, 15,2 pour 100 typhoïdiques, nous avons, en appliquant cette proportion à la population civile, une morbidité de 318 fièvres typhoïdes, année moyenne ; il conviendra de grossir ce total du chiffre des embarras gastriques, de certains états muqueux qui, pour certains médecins, Kelsch et Kiener, seraient des formes atténuées de l'empoisonnement typhoïde et que l'on observe surtout chez les enfants ; ce serait l'explication de l'immunité relative conférée à la population autochtone et, par contre, de la prédisposition plus grande des nouveaux arrivés. Signalons aussi les formes bénignes de l'affection que le malade peut supporter sur pied ; elles sont fréquentes, car, dans la population civile peu fortunée, l'ouvrier, obligé de gagner sa vie, n'a recours aux soins médicaux que dans les cas graves qui le mettent dans l'impossibilité de travailler.

C'est pendant les mois chauds que le poison typhique semble particulièrement actif ; aussi, a-t-on cru que l'influence thermométrique jouait un rôle particulier dans sa diffusion, opinion qui a été soutenue avec beaucoup de talent par le Dr Mayet, de la Faculté de Lyon.

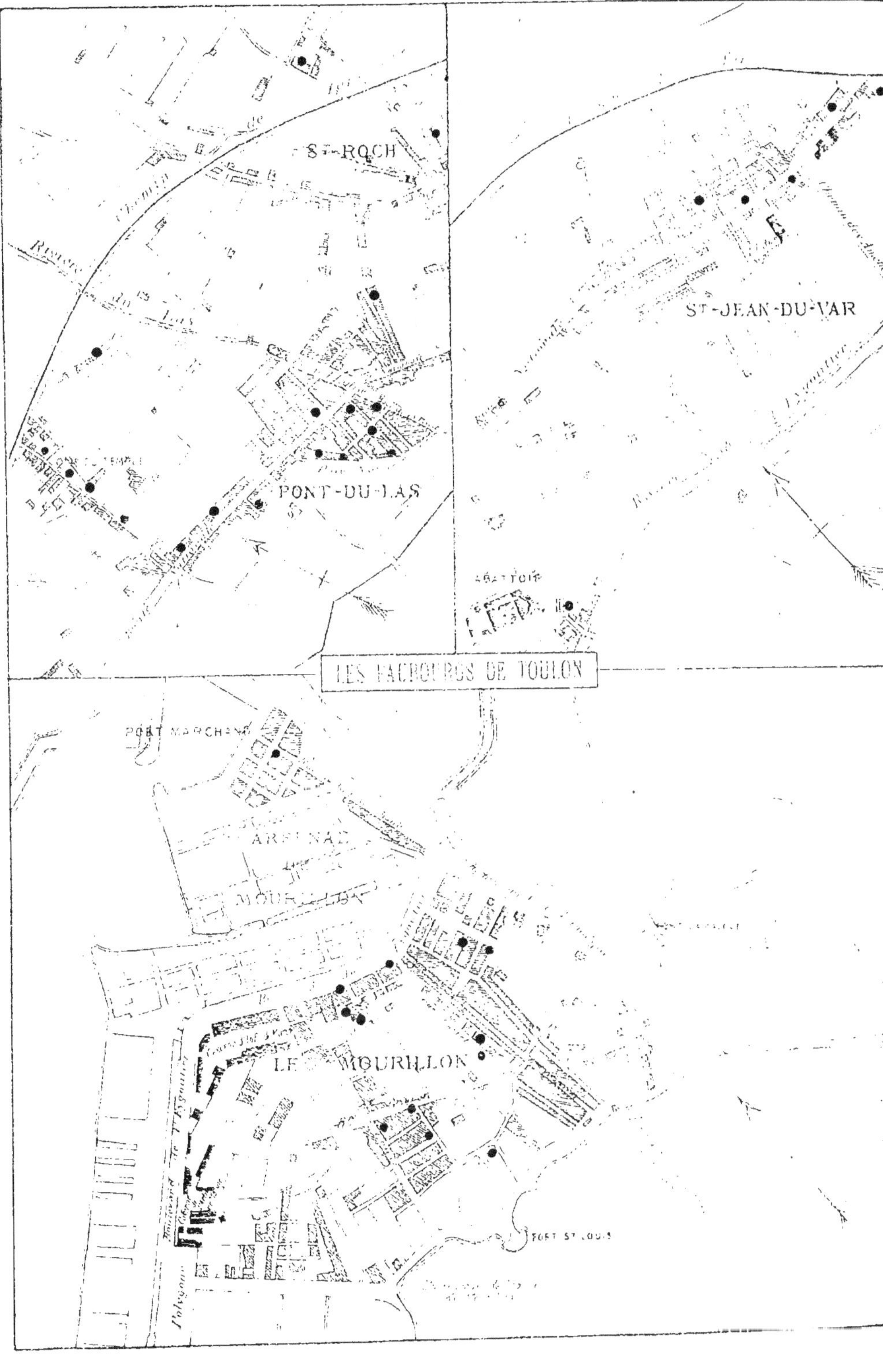

ST-ROCH
St-JEAN-DU-VAR
PONT-DU-LAS
ABATTOIR
LES FAUBOURGS DE TOULON
PORT MARCHAND
ARSENAL
MOURILLON
LE MOURILLON
FORT ST-LOUIS

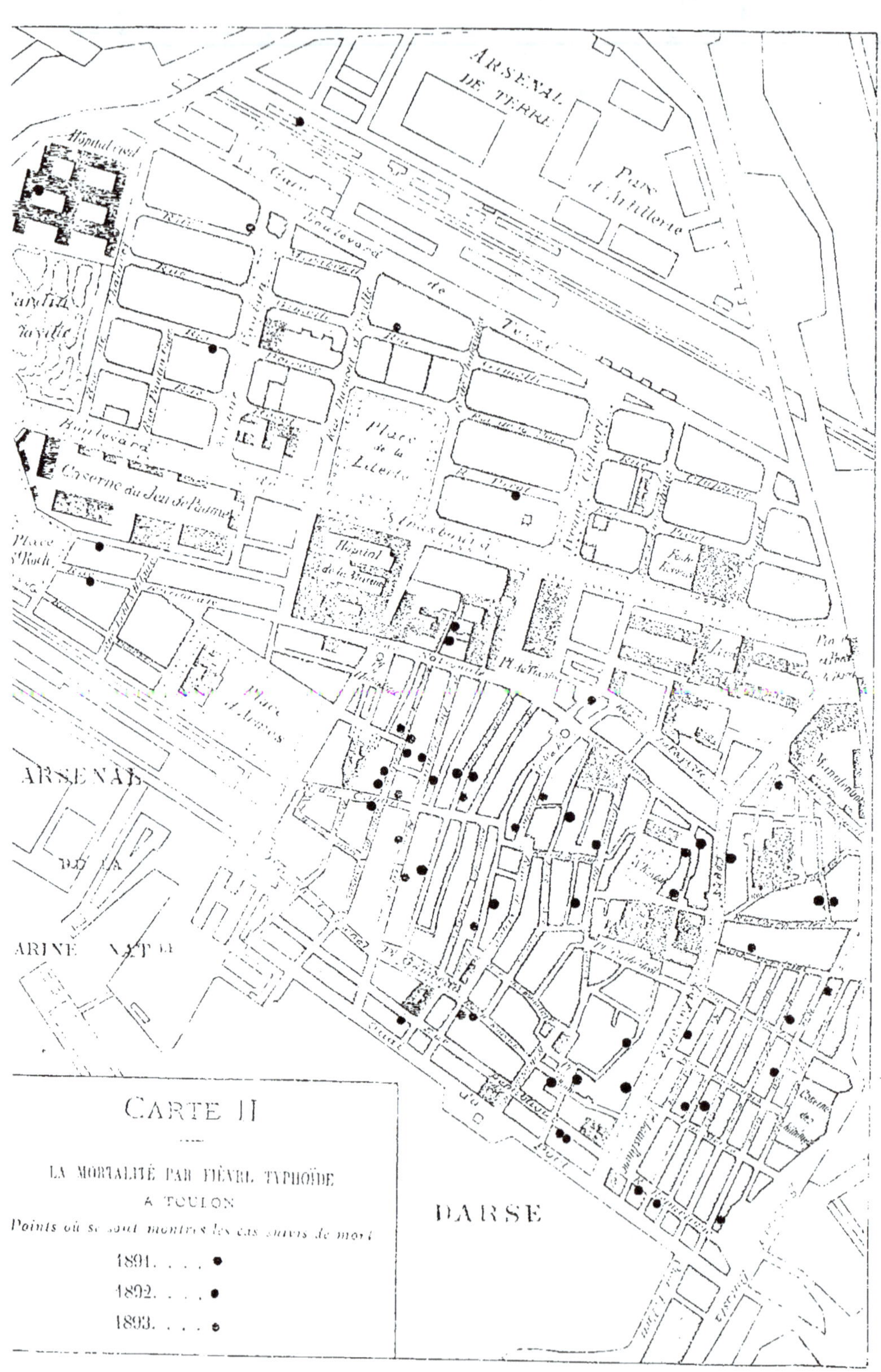
ARSENAL DE TERRE
Parc d'Artillerie
Hôpital civil
Rue Lafayette
Boulevard
de
Place de la Liberté
Boulevard
Caserne du Jeu de Paume
Place St Roch
Hôpital de la Marine
Strasbourg
Place d'Armes
ARSENAL
DE LA
MARINE N...
DARSE
Caserne de ...
CARTE II

LA MORTALITÉ PAR FIÈVRE TYPHOÏDE
A TOULON
Points où se sont montrés les cas suivis de mort
1891.....
1892.....
1893.....

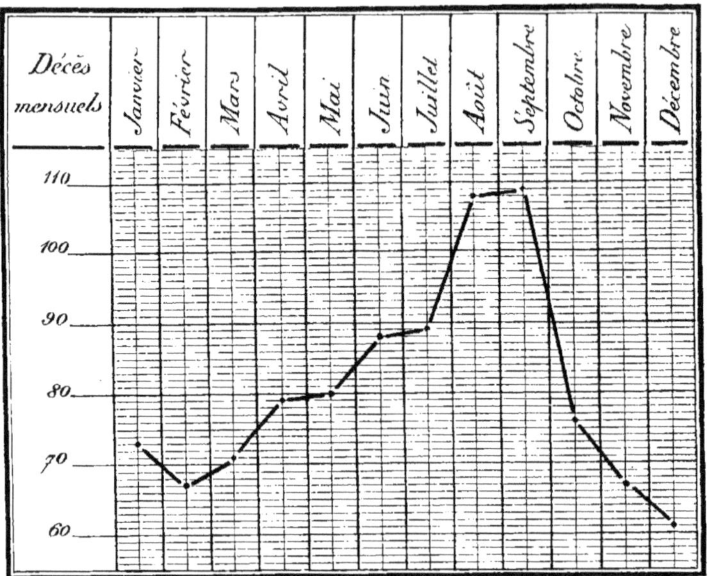

MORTALITÉ MENSUELLE PAR FIÈVRE TYPHOÏDE
(1874-1893)
— Chiffres bruts —

Le mois le plus chaud est le mois de juillet donnant une moyenne de 22°9 ; août vient ensuite avec 22°6 ; enfin septembre avec une moyenne thermométrique de 19°7. Pour la période qui nous occupe, 1874-93, le mois qui a fourni le maximum de décès est septembre : 109, puis août avec 108 ; juillet, qui occupe le premier rang au point de vue thermométrique, ne vient qu'en troisième lieu. Mais cet écart n'est qu'apparent, il représente la durée de l'évolution de la maladie, le temps qui s'écoule entre l'apparition de ses premiers symptômes et sa terminaison fatale. On ne saurait donc nier les recrudescences estivo-automnales de la fièvre typhoïde ; ces trois mois donnent les 306 au lieu des 250 °/₀₀. Les recherches de M. le professeur L. Collin et les statistiques de Bertillon ont démontré que la maladie augmente à mesure que, du Nord, on descend vers le Sud. En France, la fièvre typhoïde est plus commune que dans les pays septentrionaux, et les statistiques civiles et militaires montrent également, comme un fait constant, une aggravation progressive dans les endémies des villes et des garnisons du Sud, par rapport à celles du Nord. En ce qui concerne Toulon, on ne saurait contester que c'est au moment où la température atteint son maximum annuel que se présentent les cas les plus graves, caractérisés par l'exagération des phénomènes symptomatologiques venant, par leur intensité, assombrir le pronostic et entraîner une terminaison presque toujours funeste ; les enseignements de la clinique concordent donc avec ceux de l'épidémiologie ; les uns et les autres témoignent de l'étroite dépendance de la fièvre typhoïde vis-à-vis de l'influence climatérique dominante. Ce facteur, qui demeure effacé dans les climats froids et tempérés, contribue puissamment, nous en sommes convaincu, à exagérer, à Toulon, l'énergie du foyer infectieux créé par l'état de la localité, la souillure permanente du sous-sol et les eaux alimentaires suspectes, au moins pendant l'été.

Si nous examinons l'âge auquel ont succombé les malades atteints de fièvre typhoïde, nous constaterons que ce sont les adultes qui ont fourni le plus de décès. La population militaire devant donner lieu à des recherches particulières, il n'a pas été tenu compte des pertes de cette catégorie. La fièvre typhoïde est exceptionnelle au-dessous d'un an ; sur 1,000 décès qui résultent de son fait, on en compte 5 fournis par des malades de cet âge ; « cette immunité de « l'enfance est remarquable, on l'a constatée même dans les

« foyers les plus actifs ; par contre, dans les localités où
« les épidémies ne reparaissent qu'après d'assez longues
« années, les enfants et surtout les vieillards paient un
« lourd tribut à la maladie » (Parkes) ; de 1 à 4 ans, la
proportion s'élève, elle atteint le 93 °/₀₀ ; de 5 à 9 ans, elle
fournit le 152 °/₀₀ ; de 10 ans à 19 ans, sa fréquence
s'accentue davantage, presque le quart des typhoïdiques
succombe à cet âge, exactement 234 ; cette proportion est
encore dépassée, 285 °/₀₀, de 20 à 29 ans. Mais, à partir de
cette époque, la réceptivité diminue graduellement ; on
constate, de 30 à 39 ans, le 123 °/₀₀ ; de 40 à 49 ans, le
52 °/₀₀ ; enfin, de 50 à 59 ans, le 22 °/₀₀ ; même après cet
âge, on compte encore 34 décès pour 1,000. Ainsi, à Toulon,
comme ailleurs, la fièvre typhoïde est de tous les âges,
mais elle moissonne de préférence les jeunes gens, ceux
qui, arrivés à peine à l'âge adulte, ont beaucoup coûté et
peu rapporté ; c'est à la sève vigoureuse du pays qu'elle
s'adresse et elle la tarit.

Comme on l'a dit avec raison, la fièvre typhoïde est le
réactif de l'insalubrité d'une ville ; quand on veut étudier
la valeur de l'organisation sanitaire d'une localité, il convient d'étudier la marche de cette maladie ; de nombreuses
expériences ont démontré qu'elle diminuait réellement dans
toutes les villes, ainsi que les chiffres de la mortalité générale, à mesure que progressaient les pratiques de l'hygiène.
Londres ne perd que 1.7 typhoïdique pour 10,000 habitants ;
si, comme on le disait autrefois, la fièvre typhoïde est fille
de la misère et de l'encombrement, on ne saurait nier que
cette immense cité, d'une population de quatre millions
d'habitants, ne renferme toutes les qualités requises pour
être un foyer épidémique au premier chef.

La fièvre typhoïde est endémique à Toulon, entretenue
à l'état de culture par le sol, l'eau et l'insalubrité d'un trop

grand nombre d'habitations ; fréquemment. on observe des poussées à caractères épidémiques. reliquats d'épidémies antérieures, germes reviviscents dérivant d'autres germes atténués sous l'influence de conditions cosmiques inconnues.

La théorie de Pettenkofer pourrait être invoquée pour expliquer la persistance de cette affection et ses poussées épidémiques presque périodiques, oscillant avec les variations de la nappe d'eau souterraine. Dans l'esprit du professeur de Munich, le sol exerce une action spéciale sur le développement du poison typhique ; pour qu'il puisse se transmettre à un individu sain et fructifier dans son organisme, il faut qu'il ait subi une action modificatrice de la part du sol ; de ces deux éléments réunis. germe et sol, résulte le *substrat* qui devient l'élément actif, agent de la maladie ; cette façon de voir est admise également par Nœgeli, Wernick, Soyka ; on comprend que. dans de telles conditions, plus la nappe d'eau souterraine sera basse, plus, également. sera étendue la zone tellurique qui pourra régénérer le poison typhique et en augmenter la puissance. On pourra objecter, avec quelque raison, que c'est là une conception toute spéculative ; aussi pensons-nous qu'il est plus scientifique de rechercher ailleurs la cause de cette situation.

Du reste, l'explication donnée par le célèbre médecin de Munich n'est plus admise ; aujourd'hui. la doctrine microbienne absorbe presque complètement le domaine de l'étiologie typhoïde.

En effet, grâce aux intéressantes découvertes des dernières années. on ne peut plus être exposé à s'égarer dans la genèse de la dothiénenterie ; il paraît acquis qu'elle est due à l'envahissement de l'organisme par le bacille d'Eberth-Graffky. que ce bacille est très résistant. très tenace, que la sécheresse, le froid, la chaleur ont peu d'action sur lui et qu'il existe dans les différentes excrétions des malades, mais surtout et toujours dans les matières fécales ; on sait aussi que le germe contage se mêle à l'eau, aux poussières, à l'air, au sol, et qu'il y conserve pendant longtemps sa virulence.

Le rôle de l'eau potable, dans la dissémination des germes de la fièvre typhoïde, semble de beaucoup le plus important ; c'est surtout par la voie digestive plutôt que par la voie pulmonaire qu'a lieu leur pénétration dans l'économie ; aussi voit-on les grandes épidémies, celles qui frappent toute une population, provenir de la souillure des eaux potables.

Depuis que Vienne a remplacé, dans son alimentation, l'eau du Danube par de l'eau de source, la fièvre typhoïde y est devenue de plus en plus rare. Il y a une quarantaine d'années, on y comptait une mortalité de 20,5 décès par fièvre typhoïde pour 10,000 habitants ; elle est tombée à 10,5 après les travaux de canalisation exécutés en 1859 ; enfin, par le fait des améliorations successivement apportées au mode de distribution, la proportion a été ramenée à 5,8 ; elle n'est plus actuellement que de 1,1 pour 10,000 habitants.

Même influence à Francfort-sur-le-Mein, où l'usage de l'eau de source entraîna un abaissement énorme de la morbidité par fièvre typhoïde (Soyka).

A Paris, chaque fois que l'eau de Seine remplace l'eau de source, le chiffre des fièvres typhoïdes s'élève (Brouardel).

Les épidémies observées à Châtellerault, à Mirande, à Melun, à Cherbourg, relevaient toutes de la présence du bacille d'Eberth dans les eaux que buvaient les troupes ; nous pourrions multiplier ces exemples, mais le plus frappant est fourni par les statistiques de l'armée : depuis que la direction du service de santé au Ministère de la Guerre s'est préoccupée d'assurer la distribution d'eau pure en quantité suffisante aux différentes garnisons, le total des cas de fièvre typhoïde en 1890 a été moitié moindre sur les moyennes de 1886-1887 et le nombre des décès réduit d'un tiers ; soit, pour 1890, 3,491 typhoïdiques fournissant 572 décès, au lieu de 6,881 cas déterminant 864 décès, chiffres observés en 1887. Dans l'armée, cette œuvre de protection nationale se poursuit et, du jour où toutes les garnisons seront alimentées avec de l'eau naturellement de bonne qualité ou de l'eau stérilisée par la chaleur (car, nous le verrons plus loin, les filtres ne sauraient offrir des garanties de sécurité absolue), la fièvre typhoïde cessera d'avoir ce caractère épidémique qu'on observe dans certaines places de guerre, pour n'être réduite qu'à quelques cas sporadiques. Aussi, peut-on dire avec le professeur Brouardel, que, dans les recherches de la genèse de la dothiénenterie, on ne peut plus être exposé à s'égarer ; avec lui, il faut considérer que l'eau doit être incriminée comme facteur étiologique de la fièvre typhoïde dans les 90 % des épidémies massives ; les preuves de cette assertion abondent et entraînent la certitude.

Comme l'indique le graphique ci-contre donnant la mortalité annuelle par fièvre typhoïde et pour 10,000 habitants, les améliorations apportées au régime des eaux alimentaires dès 1887 ont eu pour effet de réduire le taux mortuaire ; mais, nous l'avons vu, trop d'éléments favorables à son développement se trouvent réunis dans notre cité, qui viennent atténuer le bénéfice de ce progrès. Le sous-sol est profondément souillé et imprégné de matières animales ; l'insuffisance d'égouts, l'absence de latrines dans un grand nombre de maisons, la non étanchéité des fosses dans les immeubles qui en sont pourvus et leur voisinage avec les puits, qui servent à l'alimentation de près de 15,000 habi-

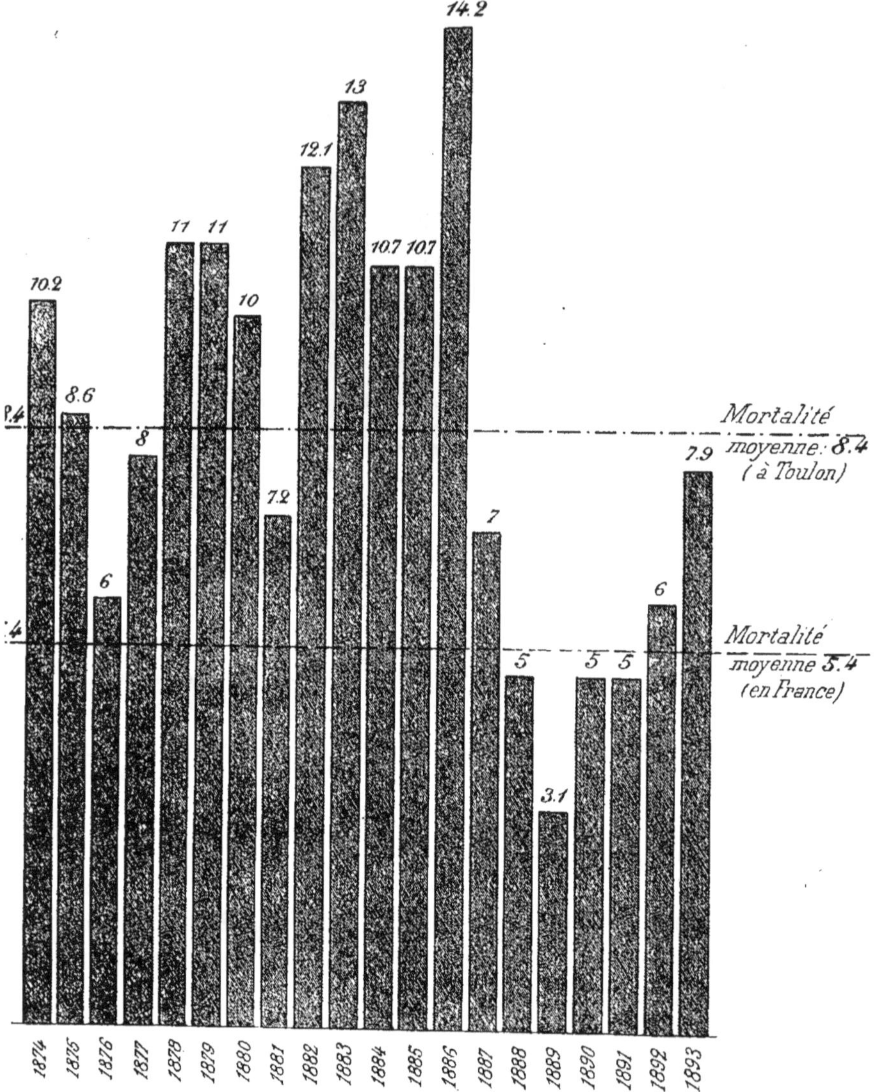

MORTALITÉ ANNUELLE PAR FIÈVRE TYPHOÏDE

(1874-1893)

Proportion pour 10,000 habitants

tants, constituent un faisceau étiologique plus que suffisant pour justifier l'endémicité de la fièvre typhoïde.

C'est pourquoi, ne faudrait-il pas se montrer partisan exclusif de l'origine hydrique de la fièvre typhoïde; sans doute, il convient de reconnaître que, dans la pluralité des cas, c'est le facteur à consulter, à analyser; mais, cette influence serait-elle complètement corrigée, et en supposant que la composition de l'eau d'alimentation n'offrit, en toutes saisons, rien de délictueux, d'autres éléments interviennent qui méritent d'être mis en lumière; nous voulons parler du rôle de l'air et des poussières dans le transport du germe contagieux et aussi du surmenage plus fréquent qu'on ne croit dans la classe ouvrière.

L'influence de l'air ne doit pas être négligée, car nous introduisons dans notre économie de 8,000 à 9,000 litres d'air en vingt-quatre heures, et il est démontré que les poussières ténues, les microbes pénètrent, sans difficulté, dans notre arbre aérien, jusqu'à la paroi des vésicules pulmonaires; Kelbs accepte cette étiologie en faisant remarquer que souvent les manifestations bronchiques font, dès le début, partie du cortège symptomatique de la dothiénenterie; d'où le danger des vêtements, des linges, de la literie des typhoïdiques et, en général, de toute personne atteinte d'une affection contagieuse. Nous verrons, à propos de la tuberculose, qu'à Toulon, le transport du linge destiné au blanchissage s'effectue par des voitures publiques et que cette coutume, qui a résisté à tous les arrêtés municipaux, doit être considérée comme une puissante cause de dissémination des maladies contagieuses.

Cette propagation par l'air s'affirme quand on voit, dans une maison, dans une caserne, la fièvre typhoïde sévir chez ses habitants couchés au voisinage d'un égout ou de cabinets d'aisances mal tenus. C'est à Lorient, croyons-nous, qu'il a été constaté que, dans une chambrée, les hommes dont les lits étaient placés au voisinage d'une latrine avaient tous été atteints plus ou moins grièvement de dothiénenterie. Dans une épidémie survenue dans la caserne de Courbevoie, attribuée aux émanations d'égout, Woillez faisait remarquer que la maladie avait été moins sévère au deuxième étage qu'au premier, au troisième moins qu'au deuxième ; en un mot, que la gravité de l'épidémie avait été d'autant plus atténuée qu'on s'élevait davantage au-dessus du foyer d'exhalaisons. Quant aux poussières, leur rôle est indiscutable ; on connaît l'épidémie de Zitomir décrite par Chour, qui trouva le microbe spécifique dans les planchers d'une caserne ; de même à Copenhague, dans une épidémie semblable décrite par Tryde. Les planchers, les meubles, toutes les surfaces et tous les recoins où peuvent se déposer des poussières sont aptes à conserver, pour les émettre plus tard, les corpuscules typhogènes.

Quant au surmenage, c'est surtout dans les classes populaires qu'intervient cet important facteur ; il est souvent la cause qui détermine la mise en activité du germe caché dans les replis de notre organisme où il attendait, vivant en silence, le moment propice pour devenir envahissant. Une expérience fort concluante de Ch. Richet démontre bien cette influence : des rats soumis à l'exercice forcé dans une roue-cage sont tués par une injection de culture atténuée de charbon bactéridien, à laquelle ils résistaient parfaitement au repos. De même, une culture atténuée de charbon, capable à peine de produire une lésion locale quand on l'injecte dans un muscle normal de cobaye, donne la mort promptement si ce muscle a été soumis, au préalable, à une légère contusion ou à une injection interstitielle d'acide lactique. Or, la physiologie nous apprend que la fatigue, considérée dans ses caractères objectifs, se résume précisément dans ces deux facteurs : contusion ou tiraillement du muscle déterminé par le travail et accumulation de matières de déchet, notamment d'acide lactique; le premier diminue la résistance des éléments organiques, le deuxième introduit dans le milieu des principes favorables à la pullulation des éléments parasitaires.

Donc, tel organisme, tel individu impropre aujourd'hui à la culture du bacille typhogène pourra demain y devenir favorable; des expériences précises démontrent que l'immunité tient à des conditions très précaires et que des changements à peine appréciables peuvent faire cesser. C'est souvent un modificateur insignifiant en apparence qui sera alors la cause de la dothiénenterie. Comme on le sait, il y a dans l'intestin de nombreux germes dont quelques-uns paraîtraient appelés à devenir typhogènes; tel serait le *bacillus subtilis* de Vernick et le *bacillus coli communis* de Roux (nous avons vu celui-ci signalé dans les eaux de Saint-Antoine); un changement du milieu organique entraînerait, comme résultat, une transformation dans la morphologie et les fonctions des microbes (Vernick, Rodet, Roux, Babes). D'après cette opinion, tels microbes familiers à l'économie, comme le dit Arnould, habituellement inoffensifs, peuvent devenir infectieux lorsque l'individu qui leur sert de support, de terrain nourricier, acquiert certaines propriétés, ou que la cellule animale en perd de celles qui lui sont normales. Ce microbe, le *bacillus coli communis* ou un autre, auquel l'homme sert de véhicule, une fois devenu pathogène, transformé en bacille d'Eberth-Graffky et absorbé par la voie digestive ou par la voie pulmonaire, sera le point de départ d'une épidémie; il suffit pour cela qu'il soit déposé dans le sol où il peut vivre de longs mois, comme l'ont démontré les expériences de Deschamps et Grancher, de Tryde et Salomonsen, ou bien dans

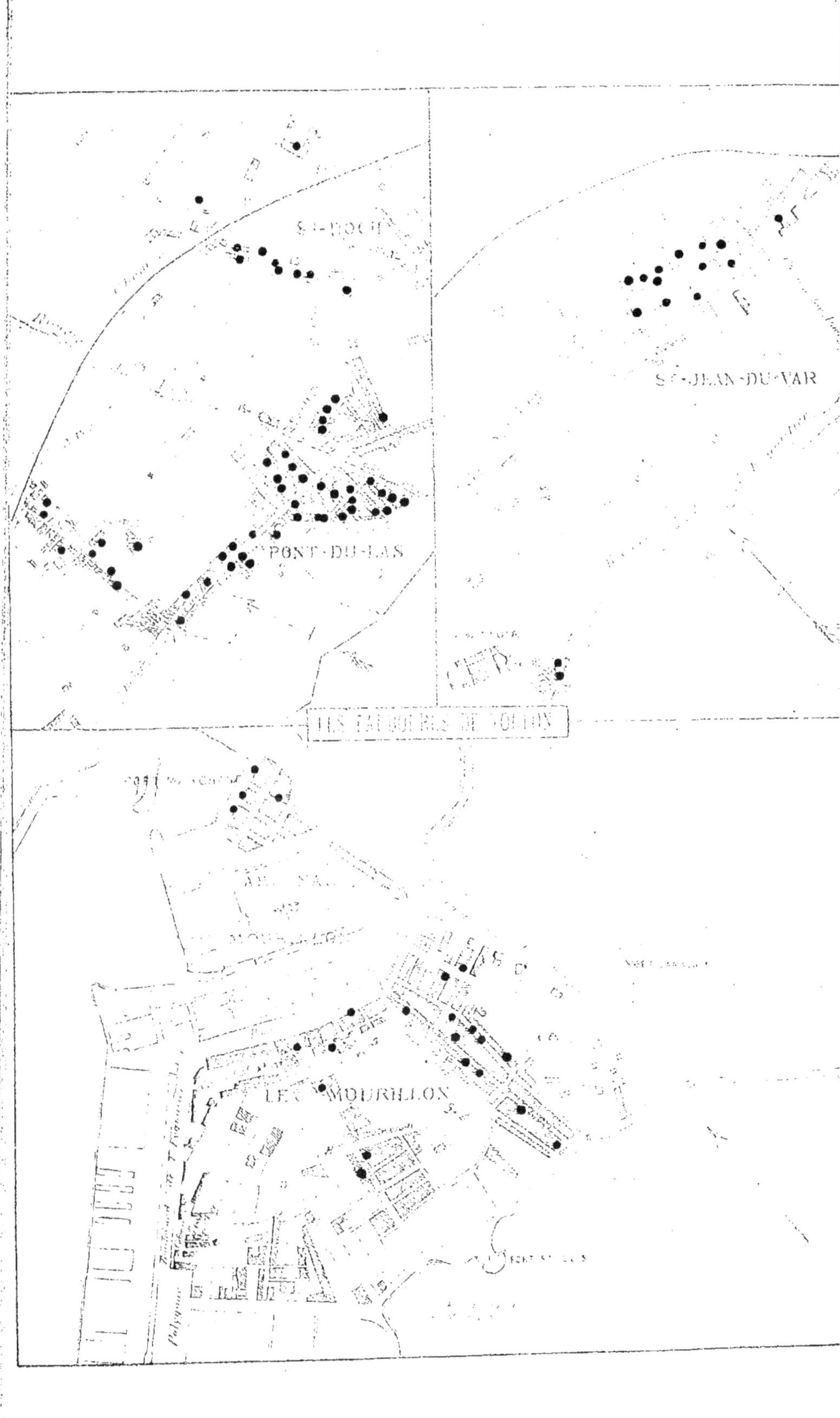

ST-ROCH
ST-JEAN-DU-VAR
PONT-DU-LAS
LES FAUBOURGS DE TOULON
LES MOURILLON
FORT ST-LOUIS

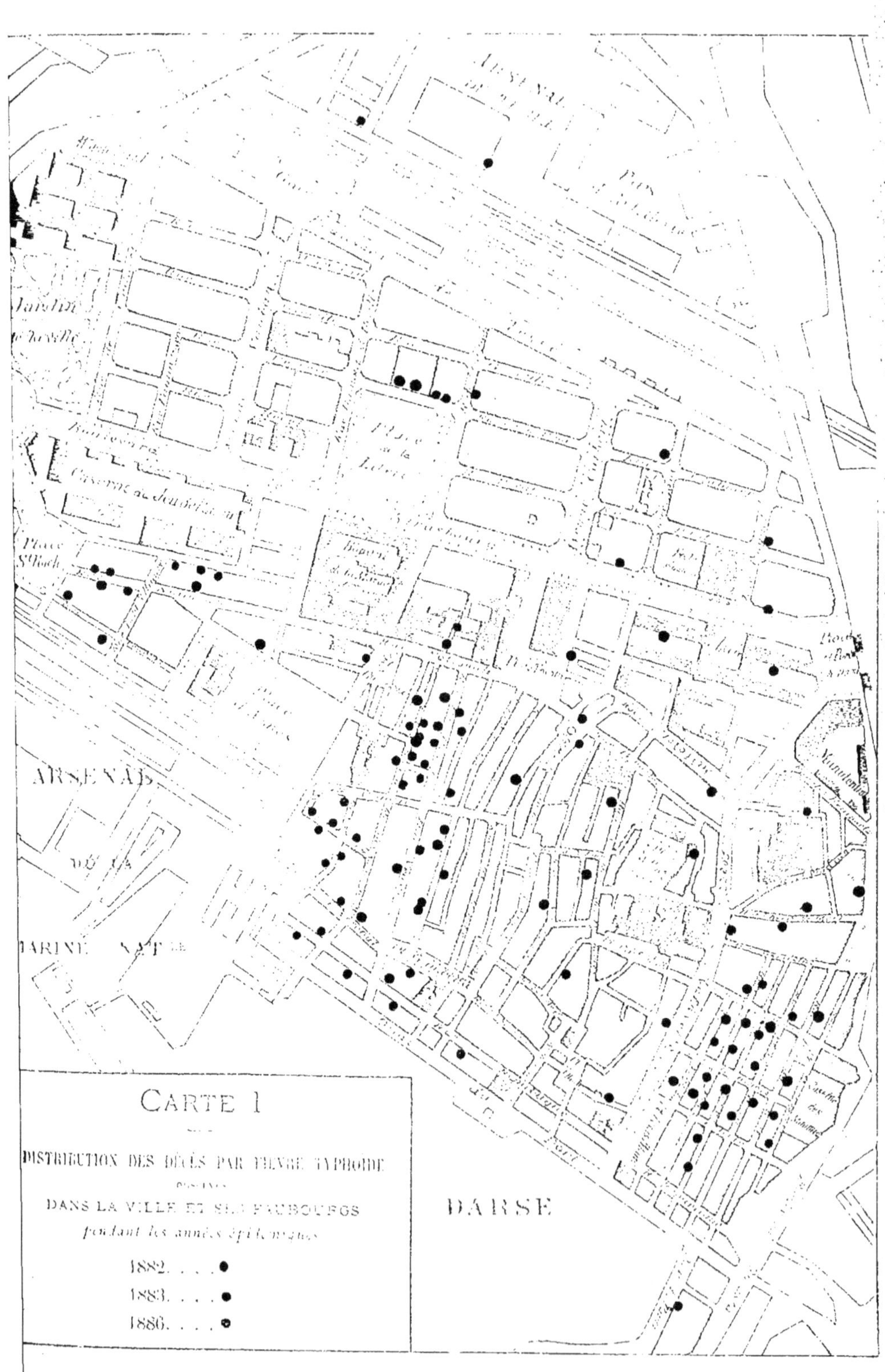

ARSENAL
DE LA
MARINE N'le
DARSE
CARTE 1
DISTRIBUTION DES DÉCÈS PAR FIÈVRE TYPHOÏDE
DANS LA VILLE ET SES FAUBOURGS
pendant les années épidémiques
1882 . . . .
1883 . . . .
1886 . . . .
Place St Roch

l'eau, où sa nocivité serait de moins longue durée. De là découlent l'obligation d'éviter toute souillure et la nécessité de rejeter, de la consommation, l'eau de pluie, chargée de poussières organiques, car, le bacille typhique y ferait-il même défaut, les matières organiques qu'elle contient peuvent devenir agents typhoïques.

Sans vouloir considérer comme indiscutable cette doctrine du transformisme dans les fonctions des microbes, il convient d'en tenir compte, car elle est placée sous le patronage des bactériologistes les plus éminents ; par elle, aussi, s'explique l'origine des cas sporadiques dans les villes dont les eaux sont irréprochables.

Ainsi, comme corollaire à cette étiologie complexe, la prophylaxie doit être dirigée dans tous les sens, non seulement du côté de l'influence hydrique, la première par sa généralisation, mais aussi vers les causes secondes, dont le défaut d'hygiène personnelle constitue l'un des plus importants facteurs.

Après avoir examiné la fièvre typhoïde dans son degré de fréquence et dans sa multiple étiologie, il s'agit de savoir si la maladie se développe par foyers, si elle limite ses atteintes à certains quartiers, à certaines rues, obéissant à des causes localisées à certaines parties de la ville, ou bien si, dépendant d'une ou de plusieurs causes générales, elle impressionne toute la population à la fois, n'apparaissant sous forme de manifestation morbide que suivant le terrain et le degré de résistance ou de préparation des organismes. Pour arriver à résoudre cette importante question, nous avons suivi, par chaque quartier, par chaque rue, la marche de la maladie pendant les années épidémiques 1882, 1883 et 1886 et pendant les trois dernières années.

Nous avons, à cet effet, dressé deux cartes (cartes I et II), en donnant, pour les décès survenus à chacune de ces époques, une teinte différente avec l'année où ces décès se sont produits. Ces cartes topographiques de la fièvre typhoïde démontrent que l'endémie et ses poussées épidémiques obéissent, avant tout, à des causes d'ordre général. Mais ce caractère de généralisation, de diffusion de la maladie, surtout intra-muros, n'exclut pas l'existence de foyers localisés tenant alors à des motifs particuliers, dus au défaut de désinfection des locaux et à la persistance des causes déterminantes. C'est ainsi que nous constatons souvent un certain nombre de foyers à répétition ; les cas se succèdent dans la même maison, à quelques jours, quelques mois d'intervalle. Ces faits, généralisés, ont déterminé quelques épidémiologistes à admettre la renaissance progressive de la fièvre typhoïde dans un vaste foyer autochtone d'où dérivaient les germes déterminant, à leur tour, l'éclosion de nouvelles poussées. Pour eux, il y aurait, sous l'influence de diverses causes, reviviscence de germes atténués, grâce à d'autres circonstances; ainsi se comprennent, dans une certaine mesure, l'endémicité de la fièvre typhoïde et ses poussées épidémiques. Cette théorie contribue, de la sorte, à donner un regain de jeunesse aux conceptions des anciens à propos des épidémies. S'il y a toujours lieu de s'occuper de la contagion, de la propagation par l'intermédiaire du malade, des vêtements, du linge, il est bon aussi de modifier les milieux, le sol, l'eau, les habitants, afin de les rendre impropres à la culture, à la reviviscence des germes et de régler l'hygiène générale, ainsi que celle de l'individu en vue de diminuer sa réceptivité vis-à-vis de ceux-ci.

II

LA DIPHTÉRIE

La diphtérie occupe actuellement le troisième rang dans la série des maladies infectieuses ; moins fréquente que la fièvre typhoïde et la tuberculose, elle occasionne une mortalité supérieure à celle de la variole et des autres fièvres éruptives. Elle figure, dans nos recherches, comme ayant déterminé, dans l'espace de vingt ans, un total de 761 décès, c'est-à-dire une moyenne de 38 décès par an ; soit 6,6 cas de mort pour 10,000 habitants.

L'année la plus maltraitée a été 1887 avec 114 décès ; l'année la plus favorisée, 1893, avec 8 décès.

Si l'on compare les différentes périodes de l'époque qui nous occupe, nous constatons les résultats suivants :

1874 à 1878 : Moyenne annuelle, 30,5, soit 5,6 pour 10,000 hab.ts
1879 à 1883 :   —   37,6, soit 6,6   —
1884 à 1888 :   —   55,6, soit 9,6   —
1889 à 1893 :   —   28,8, soit 4,7   —

La diphtérie, qui était en progrès très marqué, paraît rétrograder, au moins dans ces dernières années. Sans doute, si l'on compare la moyenne générale, 6,6 avec celle que l'on enregistre dans la plupart des grandes villes de France, on ne peut s'empêcher de reconnaître que Toulon occupe un rang élevé (le 72e rang parmi les 227 villes de la statistique générale classées suivant le degré de fréquence de la maladie. 1886-90). Mais, par rapport aux autres grandes villes de la région, ce taux mortuaire est peu considérable.

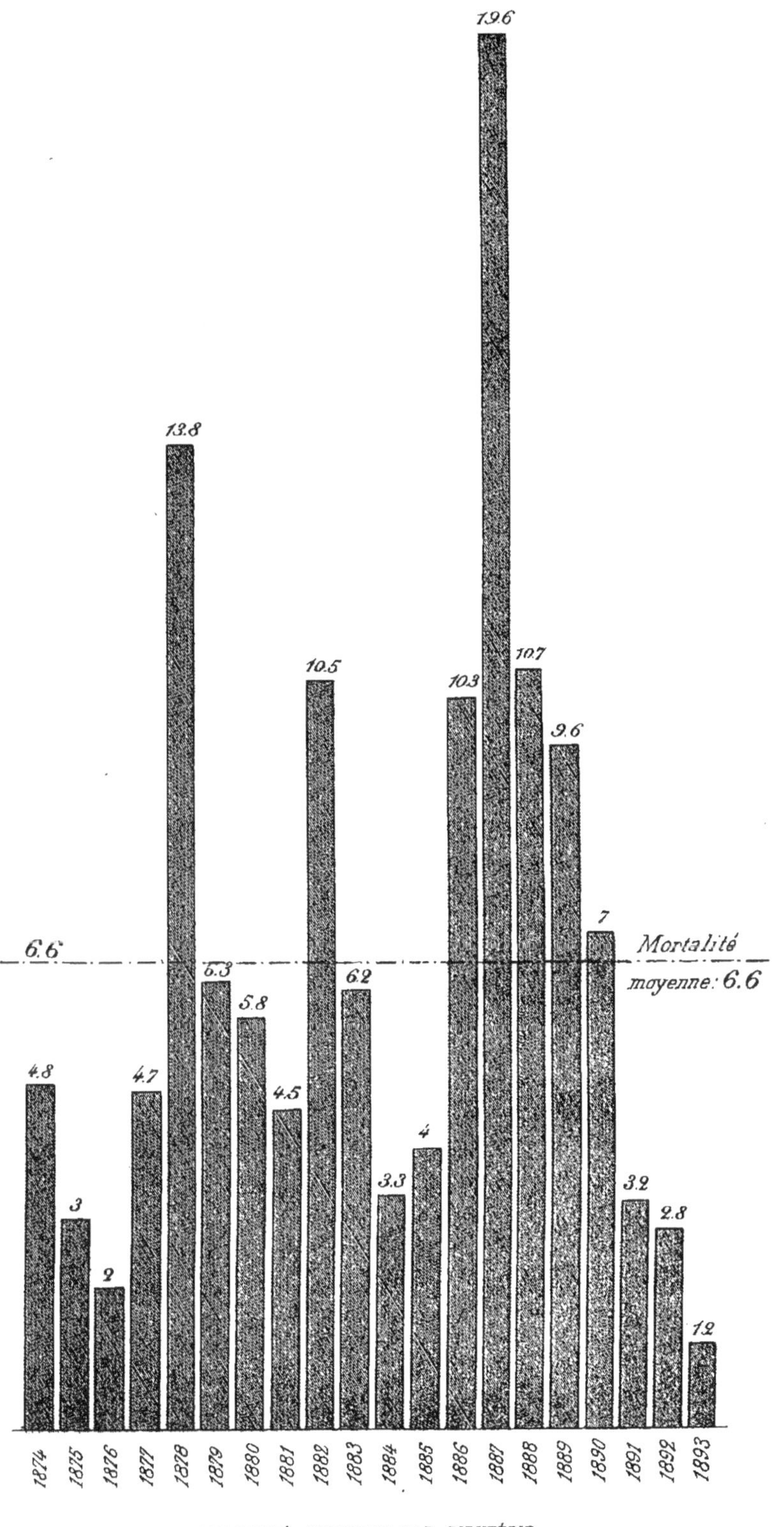

MORTALITÉ ANNUELLE PAR DIPHTÉRIE

(1874-1893)

Proportion pour 10,000 habitants

Ainsi, en ce qui concerne les villes voisines :

Marseille fournit . . . . . . 13,9 pour 10,000 habitants.
Nice   —   10,2   —
Aix   —   8,8   —
Montpellier —   8,6   —

Par contre, la mortalité par diphtérie à Toulon est supérieure à certaines localités de moindre importance :

La Seyne. . . . . 6,0 pour 10,000 habitants.
La Ciotat 4,1   —
Cannes 3,1   —

Mais nous ne saurions fonder de grandes espérances sur cette sécurité apparente, car Toulon peut, en quelques années, partager le sort des grandes villes où le mal s'est propagé avec une intensité vraiment redoutable. « Chaque « année, dit le Dr Du Mesnil, la diphtérie envahit quel- « ques points du territoire où elle n'avait pas encore pé- « nétré et où elle vient semer l'épouvante et la mort (1). »

Ce qu'il y a de décourageant dans la diphtérie, c'est que non seulement elle est très répandue, dans les campagnes plus encore que dans les villes, mais on constate que, loin de s'atténuer, à l'exemple d'un certain nombre d'autres

---

(1) Les progrès de la diphtérie sont partout très marqués et le taux mortuaire très considérable. La statistique comparée de M. Janssen constitue un document instructif :

Villes des Iles Britanniques . . . . . . 4,1 pour 10,000 habitants.
  —   de Belgique. 4,4   —
  —   des Pays-Bas. 5,3   —
  —   de Suisse. 5,9   —
  —   d'Italie. 7,9   —
  —   de France 8,4   —
  —   d'Allemagne 10,1   —
  —   des Pays Scandinaves. 11,0   —
  —   de Russie 11,0   —
  —   d'Espagne 11,2   —
  —   d'Austro-Hongrie. 11,6   —
  —   des États-Unis. 14,6   —

maladies infectieuses, la diphtérie détermine une mortalité progressivement croissante. On dirait qu'une série de réinoculations la rend de plus en plus toxique et vient exalter sa virulence.

Les enfants soignés à l'hôpital civil de Toulon sont en trop petit nombre pour établir le taux de la mortalité ; mais, en appliquant les résultats observés à Paris, où la diphtérie entraine les décès des 19 au 40 °/₀ des cas, on observerait annuellement, pour notre ville, environ 95 à 200 individus atteints de cette affection ; dans ce nombre, les enfants de 2 à 5 ans entreraient pour le 81 °/₀ du total. Nous devons faire remarquer, toutefois, que la sévérité de la maladie est plus grande chez eux, car on a pu constater une mortalité atteignant jusqu'au 65 °/₀ des cas.

Maladie infectieuse au premier chef, la diphtérie, d'après les découvertes modernes, paraît avoir pour origine un élément défini, un germe pathogène organisé. Les travaux de Klebs, d'Eberth et ceux, plus récents, de Cornil et Lœffler semblent démontrer que le bacille est nettement déterminé. Mais si le mal est connu, au moins dans son origine, on ignore encore, malgré les investigations les plus scrupuleuses, quelles sont les conditions qui en favorisent le développement et quels sont les agents qui servent à le transmettre à l'organisme. « La diphtérie, dit Bergeron, fait « en France, par an, environ 5,000 victimes ; si les recher- « ches de Klebs, de Lœffler, de Roux et de Yersin ont établi « la nature parasitaire et infectieuse de la diphtérie, elles « ne nous ont rien appris d'absolument précis sur son ori- « gine ; de sorte que, pour restreindre ses ravages, nous « en sommes réduits à l'emploi de deux mesures applica- « bles, d'ailleurs, à toutes les maladies transmissibles, à « savoir : l'isolement et la désinfection. »

Dans la recherche des conditions génératrices et de pro-

pagation de la maladie, on a invoqué les influences climatériques ; Seaton, de Londres, prétend que la maladie fait moins
de victimes dans les pays chauds que dans les pays tempérés
et froids. Comme le montre le tableau ci-dessous, c'est dans
les mois d'avril et de mai que se rencontre le maximum des
décès dans notre ville ; janvier et décembre viennent ensuite :
ces quatre mois fournissent près de la moitié de la mortalité ;
juillet, août et septembre présentent le minimum.

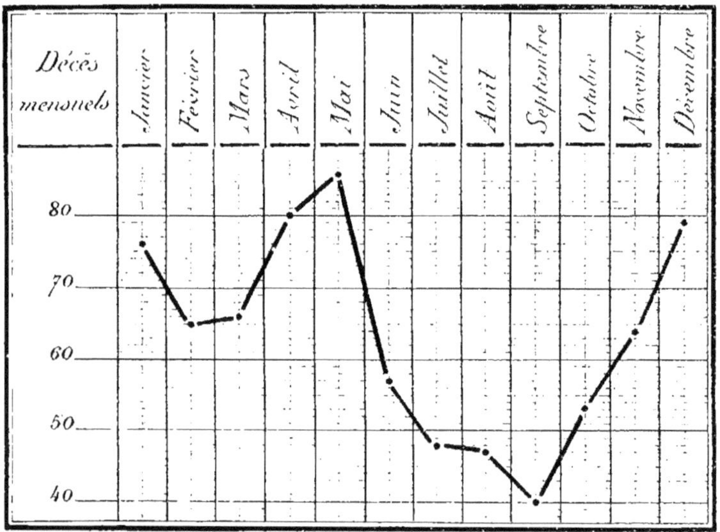

MORTALITÉ MENSUELLE PAR DIPHTÉRIE
(1874-1893)
— Chiffres bruts —

Les qualités de l'eau potable, les conditions hygiéniques
de l'habitation, l'état des égouts, etc., tout a été passé en
revue, dit Janssen, sans donner de résultats. Bergeron croit
à la contagion directe comme étiologie exclusive, contagion
qui s'effectuerait, soit par des fausses membranes rejetées

par les diphtériques et portées directement sur les muqueuses des personnes saines, soit par le liquide du jetage, soit
par des débris pseudo-membraneux desséchés, débris qui
ont pu rester dans les linges, la literie, les vêtements, les
jouets même; enfin, sur les parois du logement, où une
désinfection mal faite aura été impuissante à les détruire.

On a prétendu qu'il existait une opposition très remarquable entre les sévices de la fièvre typhoïde et ceux de la
diphtérie. Teissier a insisté sur cette particularité, qu'il
aurait constatée, à Lyon, depuis bon nombre d'années :
« Chaque fois, dit-il, que la diphtérie subit une recrudes-
« cence, le nombre des cas de fièvre typhoïde diminue. »
L'éminent professeur a constaté que certains quartiers
étaient complètement indemnes de diphtérie tant que la
fièvre typhoïde y exerçait ses ravages. Dans un travail
publié par M. Chappet sur l'évolution comparée de la
diphtérie et de la fièvre typhoïde, la même observation
aurait été faite pour Paris ; enfin, Turschefield a constaté
le même antagonisme dans un certain nombre de villes
d'Écosse.

Les recherches que nous avons faites dans ce but ne
paraissent pas devoir amener les mêmes résultats en ce
qui concerne Toulon. On y rencontre, au contraire, comme
le montre le graphique ci-contre, un parallélisme marqué.

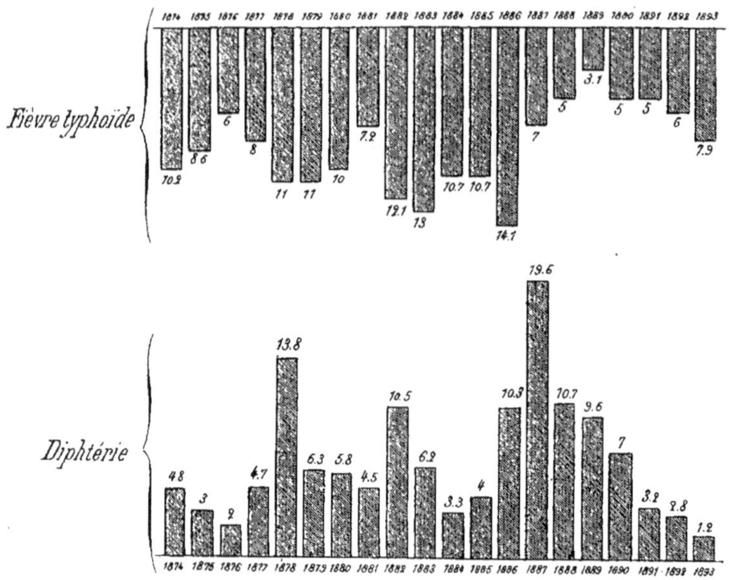

MARCHE COMPARATIVE DE LA FIÈVRE TYPHOÏDE ET DE LA DIPHTÉRIE

(1874-1893)

Proportion pour 10,000 habitants.

Pendant les dix premières années, la fièvre typhoïde et la diphtérie paraissent subir les mêmes oscillations ; en 1883, les liens de connexité se relâchent, le taux de la mortalité par fièvre typhoïde se maintient toujours élevé, alors qu'au contraire la diphtérie devient moitié moins fréquente ; de même aussi en 1887, où l'épidémie diphtérique ne trouva point son contre-coup dans une augmentation correspondante de fièvre typhoïde. Schrevens a observé la même concordance à Tournai ; si bien que le Dr Russel (de Glascow), est porté à considérer ces deux maladies comme des « maladies fécales » ; le bacille de Lœffler, comme celui d'Eberth, se développe admirablement et fait souche là où sont conservés et s'étalent des immondices, des détritus de toute espèce ; mais il existe une différence dans les conditions qui leur sont favorables ; au bacille de Lœffler conviennent surtout les souillures de la surface du sol, tandis que les souillures du sous-sol plaisent mieux au bacille d'Eberth.

Pas plus pour la diphtérie que pour la fièvre typhoïde, aucun quartier n'est indemne à Toulon, et, comme le montre la carte III, souvent les mêmes rues nous ont paru être, à la même époque, le siège d'un double foyer épidémique. La maladie est bien plus répandue dans les faubourgs que dans le centre de la ville où cependant la population est beaucoup plus dense ; à ce sujet, Seaton fait remarquer que la diphtérie ne suit pas les lois qui régissent la distribution des autres maladies infectieuses et qu'elle est plus répandue à la campagne que dans les villes.

Plusieurs observateurs ont prétendu qu'il existait entre la diphtérie et d'autres maladies zymotiques un certain degré de parenté morbide, ce rapprochement a été tenté pour la scarlatine ; ici encore, aucune simultanéité : la scarlatine est très rare à Toulon puisqu'elle n'a fourni, depuis vingt ans, qu'une mortalité annuelle de 4 décès ; quant à la rougeole, il est impossible de saisir une relation nette entre le développement des deux maladies : nous avons conservé le souvenir de l'épidémie morbilleuse de 1891, si meurtrière pendant le premier semestre, 109 décès au lieu d'une moyenne de 11 ; précisément, cette année-là, la diphtérie présente un chiffre, 21, inférieur à la moyenne, 38.

Le rapprochement paraît plus évident avec les affections aiguës des voies respiratoires ; nous avons vu que c'est dans les mois d'avril et de mai que se rencontre le plus

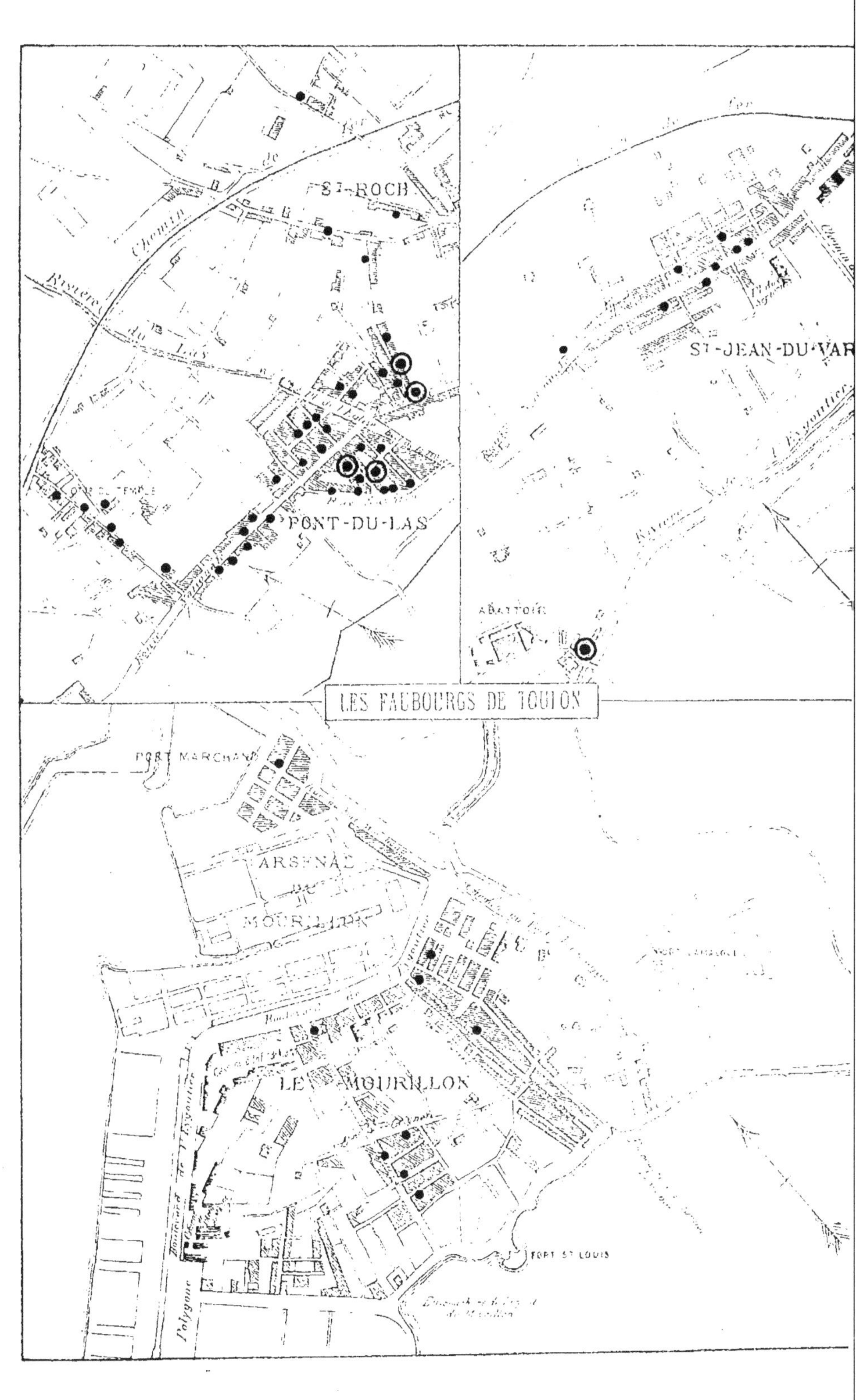

ST-ROCH
St-JEAN-DU-VAR
PONT-DU-LAS
ABATTOIR
LES FAUBOURGS DE TOULON
PORT MARCHAND
ARSENAL
MOURILLON
LE MOURILLON
FORT St LOUIS

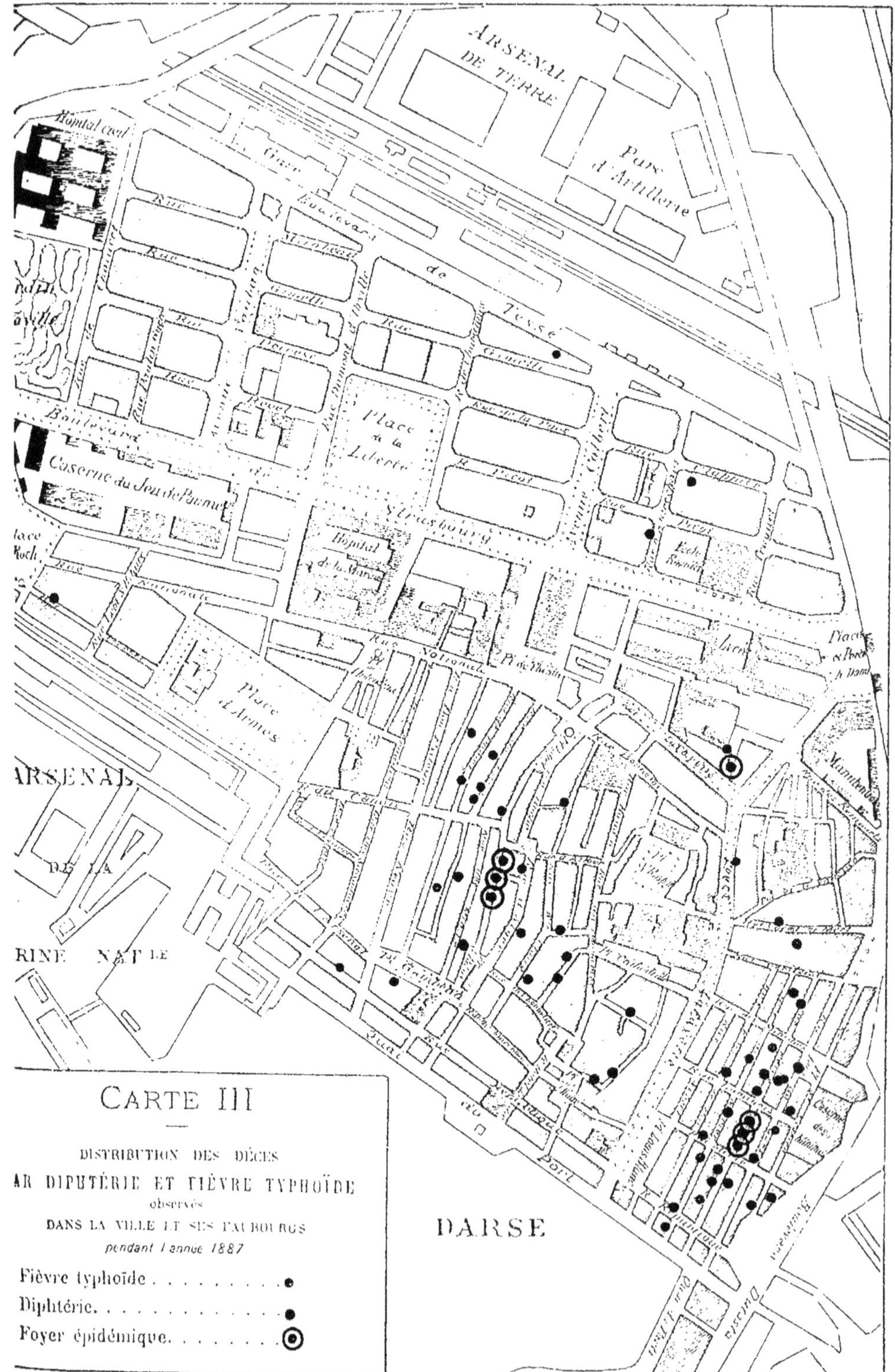

ARSENAL DE TERRE
Parc d'Artillerie
Hôpital civil
Caserne du Jeu de Paume
Place de la Liberté
Hôpital de la Marine
Strasbourg
Place d'Armes
ARSENAL DE LA MARINE NAT.LE
DARSE
CARTE III
DISTRIBUTION DES DÉCÈS
PAR DIPHTÉRIE ET FIÈVRE TYPHOÏDE
observés
DANS LA VILLE ET SES FAUBOURGS
pendant l'année 1887
Fièvre typhoïde . . . .
Diphtérie . . . .
Foyer épidémique . . . .

grand nombre de décès par diphtérie ; c'est également l'époque à laquelle les décès par affection des voies respiratoires atteignent leur maximum ; il y a là une indication dont il est impossible de ne pas tenir compte et qui témoigne de la commune influence des conditions atmosphériques sur le développement des maladies respiratoires et la dissémination du poison diphtérique. Nous retiendrons donc ceci : c'est que ce poison a pour voie d'introduction essentielle les organes respiratoires dont l'intégrité est modifiée par un état inflammatoire ; d'où l'obligation de surveiller, chez les enfants comme chez les adultes, l'état des muqueuses aériennes pendant les périodes épidémiques. D'après les observations de Klebs lui-même, si le bacille diphtérique siège dans l'atmosphère ambiante, il y circule entraîné et fixé par les poussières qui lui servent de véhicule. Cette notion est importante ; elle donne le motif de la rapidité avec laquelle se propage quelquefois la maladie. Klebs, en reportant sur un plan de la ville de Zurich les cas de diphtérie qui y étaient signalés, en tenant compte de l'ordre chronologique de leur développement et du point de la ville où ils avaient pris naissance, n'avait pas tardé à reconnaître que la grande majorité de ces cas se développaient le mercredi et le samedi, autrement dit que la diphtérie avait été contractée le mardi et le vendredi ; car des observations nombreuses ont démontré que sa durée d'incubation dépasse rarement vingt-quatre heures. Or, à Zurich, le mardi et le vendredi sont jours de balayage général de la ville ; de là à conclure que les poussières soulevées par le balayage avaient servi à la transmission des germes diphtériques, il n'y avait qu'un pas, et ce pas devait être naturellement franchi le jour où de nouvelles recherches ont démontré que le relevé des cas d'intoxication diphtérique, fait sur le plan de la ville, dessinaît une sorte de traînée reproduisant exactement les trajets suivis par les tombereaux chargés de transporter à l'extérieur les résidus du balayage (Teissier). Ces observations sont pleines d'enseignements ; elles démontrent la nocuité des poussières de la rue, leur danger pour la santé publique, notions que sont venues confirmer les expériences récentes de Luigi Manfredi, à Naples, et dont nous avons déjà donné la relation.

Mais, à côté de cette étiologie capricieuse, infection à distance, dont il est difficile de se mettre complètement à l'abri, il convient de citer la contagion directe, d'individu à individu, que l'on a supposée rare, dans le principe, mais qui s'observe dans bien des circonstances. Dans plusieurs familles, on a vu succomber, à Toulon, deux et jusqu'à trois enfants. Nous savons plusieurs cas où les écoles maternelles paraissent avoir constitué, sinon le point initial, du moins un foyer secondaire de propagation de la diphtérie. De là l'isolement obligatoire de l'enfant convalescent : car on ne doit pas oublier qu'il constitue longtemps encore un dangereux élément de contage du mal auquel il a échappé ; on a, en effet, rencontré le bacille de Lœffler dans la bouche d'enfants entrés en convalescence depuis un mois.

Une des grandes causes de propagation, c'est le groupement des enfants dans les écoles, c'est-à-dire de ceux-là même qui sont le plus doués de réceptivité pour la maladie. C'est pourquoi, lorsque, dans une classe, la diphtérie fait son apparition, on doit considérer comme « suspects » tous les élèves qui la fréquentent, car ils ont été en contact plus ou moins prolongé, plus ou moins intime avec l'enfant diphtérique ; susceptibles d'être atteints dans les jours qui vont suivre, ils peuvent devenir victimes du même mal et constituer un nouveau foyer infectieux. Certaines conditions inhérentes à ces établissements, humidité, défaut d'aération, paraissent avoir une influence active sur l'éclosion et le développement de la diphtérie; de nombreux faits semblent appuyer cette manière de voir.

Dans le dépouillement des 761 décès qui relèvent de la diphtérie, nous avons constaté que la priorité reste au sexe masculin : sur 100 décès, 57 sont masculins et 43 féminins.

Quant à l'âge, les décès se répartissent de la façon suivante :

Les enfants de 1 an et au-dessous fournissent le 5 % des décès diphtéritiques.
    —   de 2 ans. . . . . . .   —   11 %   —
    —   de 3 ans. . . . . . .   —   22 %   —
    —   de 4 ans. . . . . . .   —   36 %   —
    —   de 5 ans. . . . . . .   —   12 %   —
    —   de 6 ans. . . . . . .   —   7 %   —
    —   de 7 à 10 ans . . . .   —   6 %   —
De 10 ans et au-dessus, nous n'avons relevé que 12 décès.

Enfin, si l'on compare les chiffres bruts des décès avec le nombre des enfants du même âge, on obtient les résultats suivants :

AGE	DÉCÈS par DIPHTÉRIE Total brut de (1874 à 1893)	NOMBRE D'ENFANTS VIVANTS (moyenne annuelle)	MORTALITÉ ANNUELLE PAR AGE		
0 à 1 an. .	38	1.024	1 décès sur	540	enfants vivants.
2 ans. . . .	83	949	1 —	160	—
3 »	167	962	1 —	114	—
4 »	274	977	1 —	70	—
5 »	91	886	1 —	196	—
6 »	52	897	1 —	340	—
7 à 10 ans.	44	3.590	1 —	1.632	—

Quand on étudie avec soin la localisation du mal à travers nos différentes rues, on ne tarde pas à se convaincre

que la diphtérie, quoique ne présentant pas les foyers de
développement de la variole — maladie contagieuse par
excellence — affectionne cependant certains quartiers, certains faubourgs de la ville.

Au point de vue de la répartition urbaine. plusieurs des
rues que nous savons favorables à la fièvre typhoïde se
distinguent aussi par la fréquence des cas de diphtérie ; dans
les différentes épidémies, séparées souvent par plusieurs
années d'intervalle. ces mêmes rues ont créé de véritables
foyers épidémiques d'une grande intensité. Nous citerons, en
particulier. les rues Félix-Brun. du Mûrier, de la Glacière,
Saint-Michel qui ont fourni une mortalité du 5 au 9 $^o/_o$
de la population infantile y résidant (1887). Toutes se distinguent par leur encombrement et par la multiplicité des
logements insalubres ; de plus. trois d'entre elles contiennent des dépôts de chiffons, la rue Félix-Brun à elle seule
en compte quatre. On sait le rôle important que plusieurs
médecins ont fait jouer aux chiffons dans la propagation
de la diphtérie ; cette influence a été surtout signalée par
Teissier, dans une série de travaux qui ont eu leur retentissement. A la suite des recherches qu'il a faites sur les
maladies infectieuses à Lyon, dans bon nombre de cas, on
n'a pu incriminer que le voisinage de dépôts de chiffons.
de paille, de fumiers.

Enfin, la question de l'origine aviaire de la diphtérie est
loin d'être résolue. Les partisans et les adversaires de cette
opinion opposent des arguments qui rendent difficile la
solution de ce problème étiologique. Dans une note lue au
Conseil d'hygiène de Toulon. le Dr Peyremond dit avoir
également observé un rapport indiscutable entre la diphtérie humaine et la dipthérie aviaire ; à cette époque (février
1890), le faubourg Saint-Roch était le foyer de nombreux
cas de diphtérie. Avec Haushalter. nous dirons qu'en pré-

sence d'une diphtérie aviaire. on devra agir comme s'il s'agissait d'une diphtérie vraie : on isolera les animaux malades dans des cages en bois qui seront brûlées après usage. ainsi que les mangeoires ; on sacrifiera les oiseaux qui ne semblent plus pouvoir guérir ; on brûlera les cadavres des oiseaux tués ou morts. on évitera surtout le contact direct des doigts blessés, des lèvres ou de la langue avec la muqueuse buccale des oiseaux malades. La clé d'un grand nombre de questions encore pendantes se trouve dans cette solidarité nosologique de tous les êtres qui nous entourent et que les progrès de la science démontrent chaque jour plus étroite. « Partout, dit Chauveau. « l'homme se heurte à ses frères inférieurs en humanité, « aux animaux domestiques. nos auxiliaires dans la lutte « pour la vie. »

Quoi qu'il en soit, la prophylaxie des poussières. des fumiers découle des dangers qu'ils présentent pour le voisinage. Il est, en effet, peu de circonstances étiologiques dont la mention revienne avec plus de persistance. dans les enquêtes ouvertes sur les épidémies de diphtérie, que la présence d'étables, d'écuries. de dépôts de fumiers. au voisinage des foyers diphtéritiques. N'oublions pas de mentionner le danger de la simple paille. qui est le réceptacle d'une multitude de germes dont quelques-uns sont pathogènes. Enfin, rappelons le danger de contagion par le lait de vaches qui se trouvent dans les étables voisines de poulaillers contaminés.

La déclaration de la maladie, rendue obligatoire par la nouvelle loi sanitaire. l'isolement et la désinfection après décès ou guérison constituent nos seuls éléments de défense.

Un travail lu par le Dr Nocard à l'Académie de médecine (octobre 1893). démontre l'importance de ces mesures prophylactiques : les iles Saint-Pierre et Miquelon étaient depuis longtemps ravagées par la diphtérie et, bien que les statistiques sanitaires n'y fussent pas très anciennes, on avait pu établir une mortalité de 63 enfants en 16 mois; chez une population égale à celle de Toulon, ce chiffre représenterait une mortalité de 643 enfants (alors que le maximum observé dans un an n'a été, pour les vingt dernières années, que de 114). Le gouverneur, conseillé par le service médical, prit une série d'arrêtés spécialement dirigés contre la diphtérie. Après une légère résistance, la population se prêta volontiers à l'exécution de ces mesures, dont elle comprit bientôt les avantages par les résultats obtenus. Pendant les 21 mois qui suivirent la mise en vigueur des règlements prophylactiques, on enregistra seulement 18 décès ; la mortalité par diphtérie avait donc baissé du 358 °/₀. Ces chiffres se passent de commentaires !

III

LA VARIOLE

La variole est la seule des maladies infectieuses contre laquelle nous possédions actuellement, grâce à la découverte de Jenner, une garantie certaine et dénuée de tout danger, un élément de défense semblable à la cause morbide et spécifique comme elle. Malheureusement, les vertus de la vaccine sont trop souvent mises en doute et dénaturées par l'ignorance ou les préjugés, dans tous les cas très atténuées dans leur efficacité par ce fatalisme désespérant des masses, qui est la négation de l'hygiène la plus élémentaire.

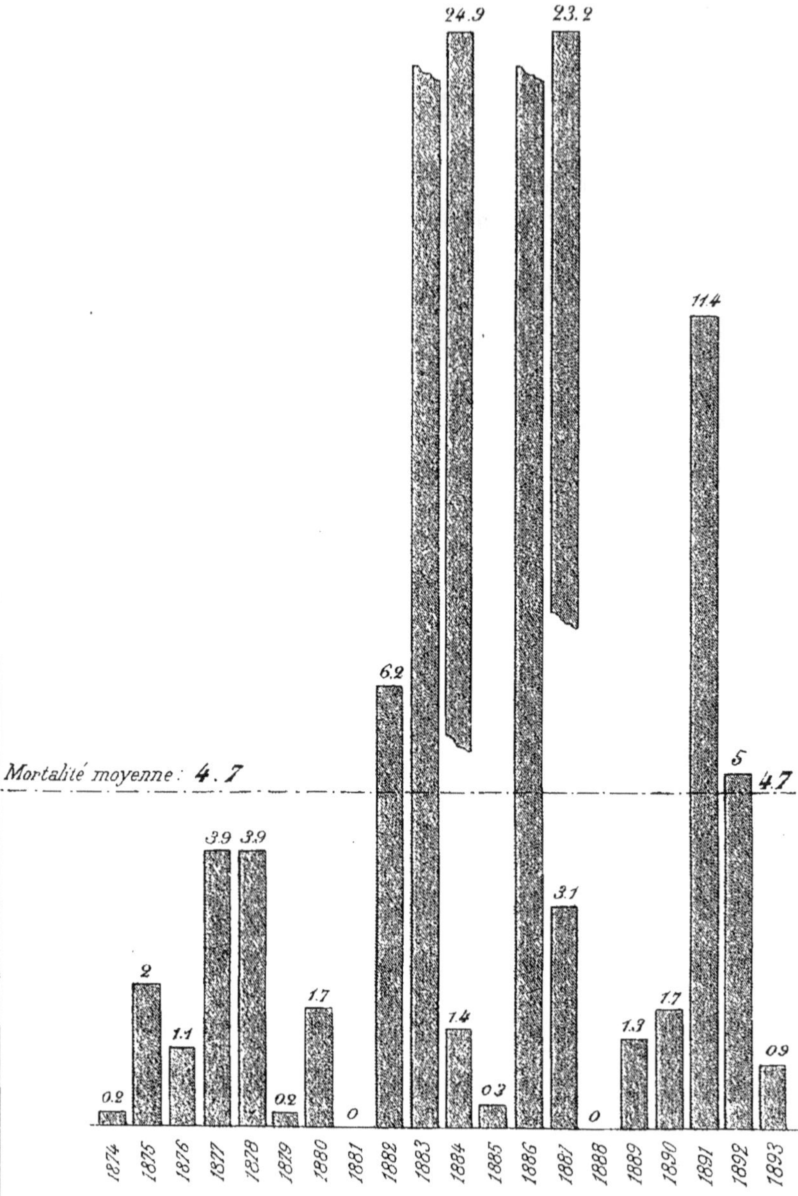

MORTALITÉ ANNUELLE PAR VARIOLE

(1874-1893)

Proportion pour 10,000 habitants

Pour les vingt dernières années, nous avons constaté
569 décès dérivant de son fait.

Comme l'indique le graphique qui précède, on relève dans
cette période trois épidémies de variole assez importantes
lesquelles ont entraîné une mortalité assez élevée :

En 1883 : Nombre de décès. . . . .　144
1886 :　　　　—　　. . . . .　135
1891 :　　　　—　　. . . . .　73

Enfin, on compte une dizaine d'années complètement
épargnées ou n'offrant qu'une mortalité très faible. Si l'on
répartit entre les différentes années qui nous occupent le
total des décès, on arrive à attribuer à l'année moyenne une
mortalité de 28 décès causés par la variole, soit 4,7 pour
10,000 habitants. En appliquant à cette moyenne la mortalité offerte par l'hospice civil, qui est de 21,8 pour 100 cas
observés, la morbidité serait annuellement de 128 cas pour
la population municipale. Il convient cependant d'ajouter,
grâce aux renseignements puisés aussi à la même source,
que la variole a eu une mortalité variable suivant les époques.

Année 1883 : Mortalité. . . . .　19,8 %
—　1886 :　　—　　. . . . .　27,0 »
—　1891 :　　—　　. . . . .　19,4 »

Chacune de ces poussées épidémiques, à Toulon comme
dans toutes les grandes villes, trouve son étiologie dans la
cessation de l'immunité vaccinale, soit parce que les vaccinations et les revaccinations sont insuffisantes, circonstance créée par l'indifférence du public, soit aussi par le
renouvellement d'une partie de la population.

En ce qui concerne l'époque de l'année où les atteintes
de la maladie ont été le plus fréquentes, le tableau de
la page suivante nous démontre que ce sont les mois de

janvier, février, mars et décembre qui ont fourni le maximum de mortalité; ces quatre mois d'hiver réunissent à eux seuls plus de la moitié des décès.

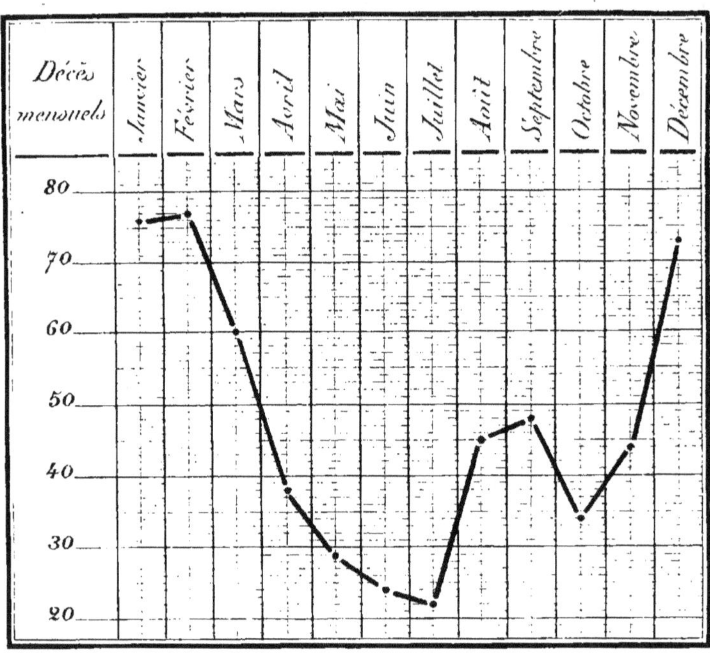

MORTALITÉ MENSUELLE PAR VARIOLE
(1874-1893)
— Chiffres bruts —

Quant à l'âge auquel ils se sont produits. il résulte de nos recherches que sur 100 décès observés à Toulon :

11 ont eu lieu avant 1 an ;
25 — de 1 an à 4 ans ;
17 — de 5 ans à 19 ans ;
43 — de 20 ans à 59 ans ;
4 — de 60 ans et au-dessus.

Comme on le voit, c'est la première enfance qui participe à la mortalité la plus grande : de la naissance à 4 ans on compte 36 décès sur 100.

Il semblerait cependant que les efforts faits pour propager la vaccine aient produit de salutaires résultats. En effet, si l'on se reporte à une dizaine d'années, les enfants de moins d'un an donnaient le 16 % des décès ; ceux d'un an à 4 ans, le 28 %. Actuellement, les enfants de moins d'un an fournissent le 8 % ; ceux d'un an à 4 ans, le 22 %. Nous trouvons donc, pour l'époque présente et pour les jeunes enfants, un réel progrès qui se traduit par la différence existant entre ces deux rapports : 44 et 30 %.

On a prétendu que la variole est plus fréquente et aussi plus grave chez l'homme que chez la femme ; cet excès de mortalité est attribué à l'action déprimante de l'alcool, de la syphilis et du surmenage (Lepine). Nous avons observé les mêmes résultats, non seulement pendant les années qui se sont fait remarquer par le grand nombre de décès par variole, mais en dehors de ces périodes ; le total définitif des décès donne une plus-value de quelques unités au détriment du sexe féminin : 290 décès féminins contre 279 masculins. Mais cette différence s'efface, si l'on tient compte de la composition de la population municipale par sexe : 27.366 hommes, 29.906 femmes ; soit, pour 1,000 hommes, une mortalité de 10.2 et pour 1.000 femmes, celle de 9,7. Pour ce qui est de la gravité, les registres de l'Hospice civil nous fournissent des documents à cet égard :

1,000 cas de variole (hommes) ont déterminé 219 décès.
1,000   —   (femmes)   —   211   —

Quant aux autres circonstances concernant la gravité de la maladie, elles obéissent aux règles de pathologie générale souvent observées : les cas isolés ou sporadiques offrent.

au point de vue de leur terminaison, une gravité plus grande, un pronostic plus sévère ; au contraire, les cas survenus en période épidémique, par les données qui nous ont été fournies, paraissent confirmer cette observation, à savoir que, vers la fin d'une épidémie, les cas deviennent beaucoup plus maniables, beaucoup plus bénins, à mesure qu'elle se prolonge. Cette particularité s'applique, d'ailleurs, à toutes les maladies contagieuses en général. Comme le fait remarquer Arloing (1), la courbe qui traduit la marche d'une épidémie présente une chute plus rapide que la portion ascendante. Le mal frappe d'abord les sujets d'une grande réceptivité naturelle, chaque individu atteint constitue alors un milieu de culture aussi favorable que possible et émet une quantité de virus très actif ; dans ce milieu, de plus en plus virulent, le nombre de malades atteint rapidement le maximum. Les individus de réceptivité moyenne, qui avaient échappé à la contagion, au moment de l'invasion, sont atteints à leur tour, mais en bien moindre proportion que ceux du premier groupe, il arrive bientôt un moment où tous ceux qui avaient une réceptivité suffisante ont payé leur tribut, même par des atteintes légères qui confèrent l'immunité. L'épidémie rentre alors dans la période de déclin et diminue rapidement, pour plusieurs motifs : les germes sont moins nombreux, parce que le nombre des malades est moindre ; ils sont moins actifs, parce qu'ils s'affaiblissent en traversant des organismes plus ou moins réfractaires.

La seule cause évidente de l'intoxication variolique, on le sait, c'est la contagion ; cette notion, définitivement entrée dans le domaine classique, reçoit une preuve de plus dans les recherches que nous avons faites concernant

----

(1) *Des Virus.*

les rues où se sont produits les décès, au moins pendant
les épidémies les plus meurtrières. La contagiosité, c'est-à-
dire la diffusion du mal, est d'autant plus active que les
conditions d'hygiène sont plus précaires ; c'est dans les
rues Navarin, Gilly, Fabrègue, signalées depuis longtemps
à l'autorité municipale par la Commission des logements
insalubres, que l'on observe le plus grand nombre de cas
et la plus grande mortalité.

En 1883 :

La rue Navarin sur 239 hab. présente 10 décès, soit une mortalité de $42^o/_{oo}$
La rue Gilly   345   —   8   — $23^o/_{oo}$
La rue Fabrègue   514   —   8   — $15^o/_{oo}$

En 1886, ces mêmes points deviennent de nouveaux
foyers infectieux et fournissent à la maladie, moins sévère
pour le reste de la ville, une mortalité encore plus considérable.

La rue Navarin donne 14 décès, soit le $58^o/_{oo}$ de ses habitants.
La rue Gilly   —   10   — $29^o/_{oo}$ —
La rue Fabrègue   —   9   — $17^o/_{oo}$ —

En outre des conditions précaires dues à l'insalubrité de
ces rues, il faut tenir grandement compte de leur population qui offre une proie facile à la maladie ; hâves, émaciés,
déguenillés et surtout rarement vaccinés, les habitants de
ces rues pratiquent peu les lotions de la toilette quotidienne ; de ce fait, ils ont de grandes chances pour que
les poussières virulentes, les squames épidermiques séjournent assez longtemps sur la peau pour y déterminer une
inoculation.

On ne saurait nier, à Toulon, la persistance du germe
variolique qui constitue une menace constante d'épidémie
pour la population. La variole, cependant, doit être considérée comme une maladie essentiellement évitable ; on

pourra en atténuer les ravages dans une large mesure et même la faire disparaître, dès qu'on aura fait passer dans les mœurs la vaccination des adultes, comme on y a fait entrer, ou à peu près, celle des jeunes enfants. Car, si nous ne pouvons employer, comme moyen prophylactique contre les autres maladies contagieuses, que l'isolement et la désinfection, pour la variole, nous pouvons rendre le terrain réfractaire par l'emploi de la vaccine.

Toute obligation légale fait encore défaut, chez nous, mais les bienfaits qu'en retirent les pays où elle existe sont de nature à diriger le législateur dans cette voie. Chaque année, il faut compter, en France, dans les seules villes auxquelles s'applique la statistique sanitaire et dont la population s'élève à un total de 17 millions d'individus, environ 3,000 décès, soit une moyenne de 18 décès pour 100,000 ; à Toulon, on en compte 48 pour la même proportion. En Angleterre, la vaccination, obligatoire depuis 1853, a ramené la mortalité de 57,6 pour 100,000 à 6,5 ; mais en Autriche et en Allemagne, la chute est encore plus marquée, car, outre la vaccination, la revaccination est encore exigée légalement ; cette double obligation a fait tomber la mortalité de 33,84 à 2,23 pour 100,000 habitants, et encore les deux tiers des décès sont à porter à l'actif des districts situés le long des frontières russes ou bien à celui des villes qui, comme Hambourg, ont un commerce maritime considérable. A Paris, la variole fournit 29 décès pour 100,000 habitants ; à Berlin, la même population n'en offre que 1,6 ; enfin, Paris compte à lui seul plus de décès par variole que tout l'empire allemand.

Dans notre ville, malgré l'agglomération très dense et malgré aussi les conditions locales, qui sont très défectueuses, double circonstance qui peut créer un foyer épidémique très intense, il n'existe pas de service de vaccination organisé ; l'Administration préfectorale adresse aux médecins des états qu'ils remplissent et qui sont ensuite collationnés au chef-lieu ; sur ces états, il n'est pas établi de distinction entre les vaccinations et les revaccinations ; le total est variable ; pour l'exercice 1893, il a atteint le nombre de 860.

Mais c'est en généralisant les bienfaits de la vaccine, en les faisant accepter par les masses, que l'on verra décroître la mortalité due à la variole. « Bien des progrès sont à faire « encore de ce côté-là, car nombreux sont les parents qui « opposent des motifs variés et futiles pour retarder cette « opération ; beaucoup se rendent à mes raisons, mais j'en « ai trouvé de tout à fait rebelles. » (D' Pellegrin, inspecteur des enfants du premier âge à Toulon, rapport de 1892.) Il est hors de doute qu'un germe tombant dans un milieu où chacun serait vacciné resterait stérile ; au contraire, s'il est recueilli dans un groupe non préservé par une ou plusieurs inoculations, il se développe et bientôt apparaît une épidémie, dont la gravité sera en raison directe du nombre d'individus susceptibles d'être contaminés.

D'ailleurs, l'exemple de la Marine est frappant à cet égard : depuis ces dernières années, des circulaires ministérielles, provoquées par le Conseil supérieur de santé, sont venues prescrire les vaccinations et les revaccinations, non seulement chez les marins et soldats appartenant au département, mais encore chez le personnel ouvrier employé sur les chantiers maritimes. Celui-ci n'a offert qu'un chiffre insignifiant à la maladie. Il résulte, en effet, de nos recherches, que cette catégorie (pompiers, marins vétérans, ouvriers des directions) n'a fourni que le 0,28 pour 10.000 habitants, soit environ 1 décès pour 35,707 individus, c'est-à-dire une mortalité 11 fois moindre que celle de la population civile *du même âge*.

Dans les colonies, même immunité partout; grâce à l'application de la revaccination obligatoire, l'armée reste indemne au milieu de populations ravagées par cette affreuse maladie. Le Dr Barthélemy, médecin de 1re classe de la Marine, dans sa très intéressante relation sur l'expédition du Dahomey, nous montre le groupe expéditionnaire, dont il fait l'historique médical, à l'abri de la variole, pendant qu'au contraire les indigènes, porteurs, captifs et transfuges, étaient décimés.

Notre malheureuse guerre de 1870 est aussi pleine d'enseignements : l'armée allemande, qui comptait un million d'hommes vaccinés et revaccinés, ne perdit que 459 soldats du fait de la variole. Notre armée, au contraire, quoique bien moins nombreuse, eut, de ce chef, 23,400 décès, que la prévoyante application de la revaccination obligatoire aurait pu éviter à la France. Le nombre de malades qui ont donné ces 23,400 décès ne représente-t-il pas une véritable armée qu'on a dû hospitaliser dans des circonstances de guerre les plus pressantes ? (De Freycinet.)

La commune devra donc suppléer à cette lacune de notre législation pour propager la vaccine, éclairer le public sur les bienfaits des revaccinations en dissipant les préjugés. Mais la variole disparaîtra de notre pays le jour où l'État le voudra résolument. « Lorsqu'il s'est agi de la « défense sacrée du territoire, dit le Dr Deschamps, le « législateur n'a pas hésité un instant à imposer le service « personnel obligatoire et à toucher à la liberté indivi- « duelle en vue de l'intérêt général ; il ne saurait hésiter « davantage quand il s'agit d'arracher à la mort, chaque « année, plusieurs milliers de citoyens français et de con- « server des travailleurs et des soldats pour les luttes dont « dépendent la richesse et la gloire de la patrie. »

IV

LA SCARLATINE

De toutes les maladies épidémiques, la scarlatine est celle qui, dans cette période des vingt dernières années, a fourni le chiffre de mortalité le moins élevé : 79 décès en tout, soit, annuellement, un total d'environ 4 décès, soit enfin, pour la population toulonnaise, une mortalité de 0.7 pour 10,000 habitants.

Nous n'avons remarqué qu'une année particulièrement chargée, 1882, qui a offert 23 décès, soit 4 pour 10,000 habitants ; 1877 vient ensuite avec 11 décès, soit 1,9 pour la même proportion. Si l'on supprime ces deux années, le taux de la mortalité moyenne se réduit à une proportion très minime, 0.4 pour 10,000 habitants. Cette rareté de la scarlatine n'est pas spéciale à Toulon ; elle est commune à toute la France, dont la mortalité par scarlatine est de 0,8 pour 10,000 habitants. Cette affection donne, pour le pays tout entier, 1 décès sur 314,7 ; à Toulon, sur 468 décès, un seul résulte de son fait.

En ce qui concerne l'influence saisonnière sur la fréquence de la maladie, nous constatons que septembre et octobre sont les mois qui offrent le minimum de décès ; août, au contraire, offre le maximum ; la mortalité est, à peu de chose près, la même pour les autres mois.

Les décès, suivant les âges où ils se sont produits, se répartissent de la façon suivante :

Pour 100 décès : 8,3 sont fournis par des enfants de moins d'un an.
—	46 »	—	—	de 1 an à 4 ans.
—	33,4	—	—	de 5 à 19 ans.
—	11,1	—	—	de 20 à 59 ans.
—	1,2	—	—	de 60 et au delà.

Si l'on compare la mortalité de la rougeole à celle de la scarlatine, on constate que cette dernière maladie présente une mortalité moins « spécialisée » aux premiers âges : le 54 %, au lieu du 91,8 % offert par la rougeole.

Le sexe féminin semblerait un peu moins prédisposé à subir l'infection scarlatineuse ; à Toulon, sur 100 décès, 39 sont féminins et 61 masculins.

Quant à la distribution géographique de la scarlatine, elle n'offre rien de bien intéressant à signaler, tous les quartiers de la ville ont été atteints d'une façon assez uniforme ; une exception à faire, cependant, pour la rue de la République qui, en 1882, a fourni près du quart des décès.

Certains observateurs ont cru voir exister entre la scarlatine et la diphtérie une relation de fréquence, une sorte de parallélisme d'invasion. Nos recherches se sont dirigées dans ce sens, tant au point de vue du siège des foyers morbides, qu'à celui d'une commune intensité. D'une façon générale, nous avons constaté que les rapports de la diphtérie et de la scarlatine ne sont pas aussi étroits qu'on a bien voulu le dire ; les années 1887 et 1878, particulièrement meurtrières en ce qui concerne la diphtérie, présentèrent une mortalité négligeable au point de vue de la scarlatine ; pour les autres époques, le même désaccord persiste, sauf pour une seule année, 1882, où ces deux maladies ont offert un certain parallélisme dans leur intensité. Quant au lieu de leur production, nous n'avons pas, non plus, constaté de rapprochement possible ; toutes deux offrent, comme point commun, une diffusion marquée sans caractère d'identité dans leur localisation. D'ailleurs, la scarlatine échappe aux influences qui paraissent agir sur les autres affections épidémiques. En Angleterre, où les travaux d'assainissement ont été poussés avec une ardeur digne d'être suivie, on n'a pas constaté que l'adduction d'eau de bonne qualité, la construction d'égouts aient une influence sur la mortalité par scarlatine.

Les seules mesures auxquelles on attribue la diminution de la mortalité sont l'isolement des malades et les pratiques de la désinfection. Ces conditions sont souvent fort difficiles à réaliser.

Autrefois, en effet, la période d'éruption et de desquamation paraissait la plus redoutable au point de vue des chances de la contagion, mais, il y a vingt-cinq ans environ, que Girard, de Marseille, s'éleva le premier contre l'opinion courante et démontra, avec preuves à l'appui, que le danger était beaucoup plus grand dans la période prodromique ou d'invasion qui précède l'éruption. Par la suite, les recherches de Geschwind prouvèrent également que la contagion pouvait se faire aux différentes époques de la maladie, mais plus rarement pendant la desquamation.

Ce qui est vrai pour la scarlatine l'est aussi pour la rougeole et la plupart des fièvres éruptives. C'est pourquoi, il faudrait, dès le premier jour, isoler non seulement ceux qui, à l'école, présentent les premiers symptômes appréciables, mais aussi ceux qui, ayant été en contact avec ces malades, sont suspects parce qu'ils vont peut-être, dans peu de jours, être atteints à leur tour et infecter leurs voisins.

V

LA ROUGEOLE

La rougeole est, de toutes les maladies épidémiques, la plus bénigne, elle n'est redoutable que par ses complications.

Dans ces vingt dernières années, elle a fourni le total de 443 décès, soit annuellement 22 décès, représentant, pour la population moyenne, une mortalité de 3,8 par 10,000 habitants. Cette proportion range Toulon au nombre des villes les plus favorisées et démontre que l'influence de cette maladie sur la mortalité générale est inférieure à celle qu'exercent la fièvre typhoïde, la diphtérie et la variole.

Il y a lieu de remarquer que les sévices de cette maladie sont assez irréguliers ; comme dans beaucoup de localités, la rougeole prend, de temps à autre, une extraordinaire puissance d'expansion, pour des raisons qui nous échappent. Ses variations annuelles ont oscillé de 0 à 114, chiffre maximum correspondant à l'année 1891 et qui représente, en lui appliquant le taux ordinaire de la mortalité, un total de 1,425 personnes atteintes par la maladie. Cette année, véritablement exceptionnelle, fournit 17,8 décès pour 10,000 habitants, proportion considérable.

Si l'on fait abstraction de cette épidémie, la moyenne annuelle de décès est ramenée à 17, soit environ 3 décès pour 10,000 habitants.

C'est surtout au printemps, comme le prouve le graphique de la page suivante, que cette pyrexie présente le maximum de fréquence.

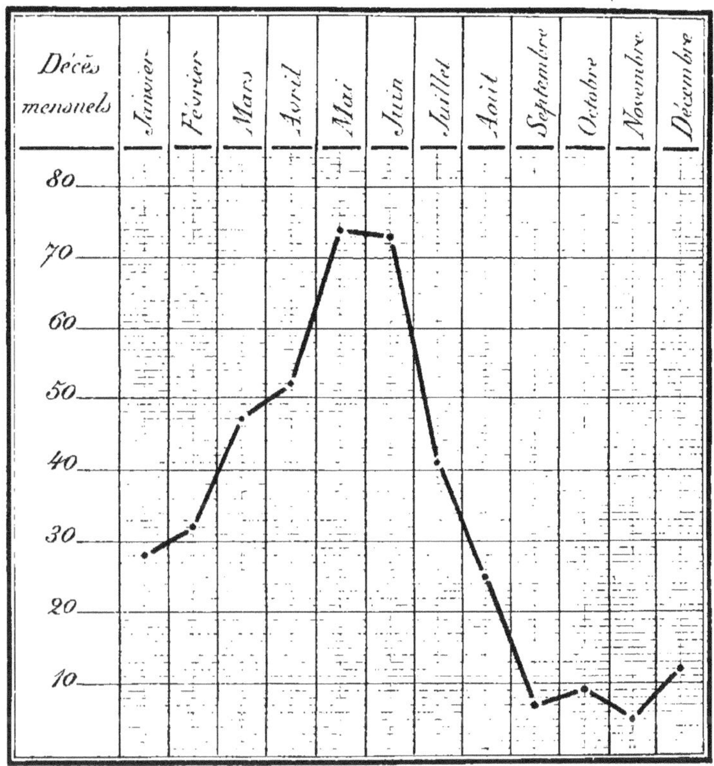

MORTALITÉ MENSUELLE PAR ROUGEOLE

(1874-1893)

— Chiffres bruts —

Comme on le voit, les seuls mois d'avril, mai et juin fournissent le 50 % des décès. Cette règle reçoit sa constante application pendant les années qui font l'objet de nos recherches; même pour 1883, 1886 et 1891, années particulièrement meurtrières, toujours l'épidémie prenait fin en juillet, au plus tard en août. Le précepte hippocratique trouve ainsi une nouvelle confirmation : « La rougeole atteint son apogée vers l'équinoxe de printemps. »

En ce qui concerne l'âge auquel ont eu lieu les décès, c'est de 1 an à 4 ans que s'observe le maximum.

Pour 100 décès, 14.8 se produisent de 0 à 1 an.
   —   77 »   —   1 à 4 —
   —   7 »   —   5 à 19 —
   —   1.1   —   20 à 59 —
   —   0.1   —   60 et au-dessus.

On sait que le taux mortuaire de la rougeole se meut dans les limites les plus étendues de 3 décès $^{0}/_{0}$, qui est le taux minimum des épidémies, jusqu'au 60 $^{0}/_{0}$ (D'Espine.)

L'absence de documents dans les hôpitaux civils nous a empêché de faire des recherches sur le degré de gravité de ces différentes épidémies. Il aurait été également très intéressant de vérifier cette loi de pathologie générale qui a trait à sa sévérité plus grande au début que par la suite, à mesure que la maladie se généralise.

Mieux renseigné sur son terrain d'évolution, nous avons constaté que quelques rues se signalent entre les autres par le nombre de décès qu'elles ont fourni à chacune des épidémies. Nous citerons la rue Lamalgue, la rue Saint-Michel où la maladie s'est montrée, en tout temps, particulièrement meurtrière. Par contre, dans d'autres quartiers ou dans d'autres rues, la rougeole, discrète pendant une ou deux épidémies, déterminait pendant une autre des foyers secondaires d'une réelle intensité qui rayonnaient dans les rues voisines. C'est ainsi que la partie de la ville constituée par les rues Félix-Brun, de Gars, du Mûrier et Pomme-de-Pin, après avoir joui d'une immunité relative en 1883 et 1886, est devenue foyer épidémique des plus actifs en 1891. Cette même année, la mortalité a été particulièrement élevée dans les rues Sainte-Claire, des Tombades,

Berthier, etc. Chacun sait combien ces rues sont étroites et combien la population y est dense; cette dernière circonstance y rend tout à fait illusoire l'isolement, la mesure prophylactique par excellence.

VI

TUBERCULOSE PULMONAIRE

En France, la tuberculose, a-t-on dit, fait à elle seule, pour la dépopulation, plus que l'alcoolisme, la syphilis et le malthusianisme réunis. La tuberculose pulmonaire est l'affection qui tient la tête dans la mortalité toulonnaise; à elle seule, elle fournit en moyenne 273 décès par an : environ 1 décès sur 7 lui est imputable. Mais, il est incontestable que si l'on ajoute certaines maladies des voies respiratoires, comme les pleurésies, les bronchites chroniques, les pneumonies qui, dans plusieurs circonstances, sont d'origine bacillaire, la proportion est encore augmentée; aussi, pouvons-nous dire, sans être taxé d'exagération, que la dîme mortuaire prélevée par la tuberculose est de 1 décès sur 6.

Il nous a paru intéressant de rechercher la marche de la tuberculose pulmonaire à Toulon pendant ces vingt dernières années. Le chiffre brut, pour la première partie de la période qui nous occupe, offre un total moins considérable que pendant la seconde :

    1874-1883 : décès annuels   2,690
    1884-1893 :   —   2,769

Mais, si on ramène ces résultats à la proportion de 100,000 habitants, on constate que l'augmentation pour l'époque actuelle n'est qu'apparente :

1874-1883 : pour 100,000 habitants 491
1884-1893 :   —   468

Il y aurait donc un peu d'amélioration, la tuberculose pulmonaire serait en décroissance de 23 décès environ pour une population municipale de 100,000 habitants.

Cette affection atteint son maximum de fréquence en mars, avril et mai; son minimum en juin; la courbe de mortalité est nettement influencée par les conditions climatériques : ce sont les mois qui présentent l'écart thermométrique le plus considérable entre la moyenne des maxima et celle des minima qui offrent le plus de décès; les vents d'Ouest dominant au moins pour mars et avril, il est naturel de penser que ces facteurs météorologiques, par les refroidissements qu'ils entraînent, doivent hâter la fin des malheureux tuberculeux. Ces résultats démontrent une fois de plus la fausseté de cette opinion généralement répandue, qui fait considérer l'automne, le moment de la chute des feuilles, comme la saison la plus fatale aux poitrinaires.

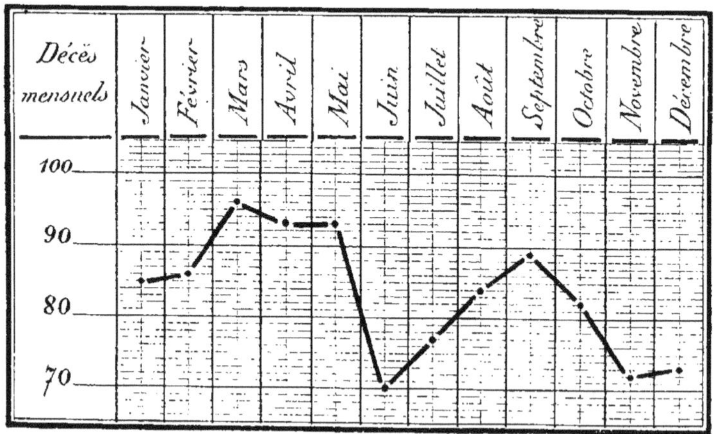

MORTALITÉ MENSUELLE PAR TUBERCULOSE PULMONAIRE
(1874-1893)
Proportion pour 1,000 décès

Il n'existe aucun médicament suffisamment sûr contre la tuberculose et les médications prétendues héroïques qu'on lui oppose, dit Verneuil, plus ou moins pompeusement annoncées, ne défilent guère devant nous que pour sombrer après quelques mois d'une renommée surfaite.

Ces résultats négatifs dans le traitement donnent donc un intérêt immense à l'étude des mesures à employer pour combattre la propagation de la tuberculose. De là, ces efforts tentés par beaucoup de médecins et d'hygiénistes, cette collaboration active, ces Congrès, ces Commissions destinés à faire converger vers le même but toutes les bonnes volontés éparses. A l'heure actuelle « laïques et clercs » sont animés du même zèle et il faut espérer que l'intérêt de cette question diffusée dans la foule fixera l'attention sur le grand péril social créé par cette maladie.

La prophylaxie repose tout entière sur la nature virulente de la tuberculose, sur sa contagiosité mise en lumière par les travaux de Villemin « découverte qui marquera dans le livre d'or scientifique et humanitaire du XIXe siècle. » (Verneuil.)

L'origine de cette virulence relève d'un microbe qui pénètre dans l'organisme, le plus souvent par la voie pulmonaire, avec l'air inspiré ; par le tube digestif, avec les aliments ; par la voie cutanée, lorsque la peau est le siège de plaies, d'écorchures. Cette graine mesure son activité aux conditions de résistance du terrain, s'il n'est pas propice au développement du germe ; la pénétration de celui-ci dans l'organisme ne suffit pas à donner la tuberculose ; au contraire, cette immunité ne saurait exister si le terrain est préparé par une affection quelconque des voies respiratoires, un état morbide passager, que la pénétration de ce microrganisme dans l'économie peut ainsi transformer en un mal définitif.

Les conditions d'habitabilité sont un facteur important
à consulter dans le développement de la tuberculose ; le
défaut d'aération, l'humidité des rues, par la déchéance
qu'elle imprime à leurs habitants, moins armés pour la
lutte, contribuent, dans une large mesure, à la propagation du mal.

Mais si le logement intervient à titre d'auxiliaire, de
cause prédisposante, la tuberculose pulmonaire primitive,
qui est la forme la plus fréquente de l'infection, est due,
dans la presque totalité des cas, à l'inspiration des poussières chargées de bacilles, de spores tuberculeux ; car
les récentes expériences de Strauss ont démontré que
ceux-ci pénètrent et séjournent avec la plénitude de leur
virulence à l'intérieur des fosses nasales chez des individus
absolument sains, mais vivant dans l'entourage de phtisiques. C'est, comme on l'a dit, une maladie par inhalation
au premier chef ; et ce qui contribue à grandir le danger,
c'est son étiologie insidieuse ; cette contamination éloi-
·gnée de la maladie confirmée contribue, bien souvent, à
laisser dans l'ombre, insoupçonnée, la relation de cause à
effet. Pour les autres maladies infectieuses, les fièvres
éruptives, la diphtérie, la fièvre puerpérale, l'infection se
manifeste à brève échéance, tandis que, pour la tuberculose, rien de pareil.

Le grand foyer de contamination est le malade tuberculeux à la deuxième ou troisième période, dont les crachats
fourmillent en bacilles qui conservent leur vitalité fort
longtemps ; les expériences de Schill, de Fischer ont
démontré que les crachats de tuberculeux avaient conservé
leur virulence après six semaines et que, desséchés, ils ne
la perdaient qu'après six mois ; projetés sur le lit ou sur
le parquet, par maladresse ou incurie, et desséchés, les
croûtes de muco-pus ainsi formées, piétinées, réduites

en poussière, de plus en plus porphyrisées, rendront dangereuse l'atmosphère où repose le malade ; ce danger enfin cessera d'être localisé par les allées et venues, les courants d'air, les coups de balai qui viendront comme mobiliser les bacilles et favoriser leur nocuité. Plus la pièce est étroite, plus elle est mal tenue, plus aussi les chances de contamination sont nombreuses ; elles atteignent leur maximum dans les hôpitaux et, d'une façon générale, dans les habitations collectives : car la tuberculose est l'aboutissant fréquent des affections des voies respiratoires, notamment de celles qui accompagnent la rougeole, la coqueluche, la grippe et la fièvre typhoïde. C'est par ces poussières de l'appartement, bien plus que par la cohabitation intime, qu'un des époux contamine l'autre ; des enquêtes faites en Allemagne, sur la contagion de la phtisie, ont démontré que l'infection atteint presque aussi souvent des parents, des étrangers, que des conjoints. Ce danger de l'expectoration a déterminé le Dr Armaingaud à demander l'introduction, dans les instructions publiées par la Ligue contre la tuberculose, d'un paragraphe concernant la désinfection des crachats dans toutes les maladies à expectoration. Aux États-Unis, il s'est formé une ligue contre l'habitude de cracher par terre et diverses Compagnies de tramways ont fait afficher dans leurs voitures cette même défense.

La prophylaxie de la tuberculose est donc, avant tout, une question d'hygiène, car la contagion n'est pas fatale quand il existe un tuberculeux dans une famille, mais c'est en faisant connaître sans restriction toute l'étendue du danger qui menace et les moyens de l'éviter qu'on parviendra à réduire le nombre des victimes. « Le public, dit « Landouzy, commence à savoir que, le varioleux mort, le « venin variolique n'est pas mort, les croûtes varioleuses

« tombées du cadavre peuvent faire de la chambre mor-
« tuaire un foyer de variole. Ce que le public commence à
« ne plus ignorer en matière de variole, de scarlatine et
« aussi de fièvre typhoïde, il faut qu'il le sache en matière
« de tuberculose ; il faut qu'il sache que, le phtisique
« parti ou mort, la contagion reste et survit, puisque le
« bacille, tombé en quelque coin, sur quelque objet, n'at-
« tend que l'heure propice ou le terrain favorable pour
« tuberculiser à nouveau. »

Après les crachats, agents propagateurs de la maladie,
il convient de citer une cause de contamination fréquente,
au moins dans les classes peu fortunées, nous voulons parler de l'usage, très répandu, de se débarrasser des vêtements
ayant appartenu au tuberculeux décédé. A Toulon, le trafic
des hardes, linges, vêtements de toute sorte, constitue un
commerce très florissant, qui compte 56 dépôts ; le canton
Est en offre 23 ; les autres sont surtout répartis dans les
faubourgs. Ce genre de négoce est non seulement alimenté
par les ressources locales, mais encore par les villages
voisins. Le Conseil d'hygiène, par la voix autorisée de son
rapporteur, le Dr Galliot, a fait ressortir le danger, pour la
santé publique, de ce commerce qui tend à s'accroître ; car,
dans aucun cas, ces vêtements ne sont désinfectés ; on conviendra facilement que non seulement la tuberculose, mais
encore toutes les maladies à caractère contagieux, les fièvres éruptives, la fièvre typhoïde, que nous avons vues
quelquefois constituer des foyers de grande intensité,
trouvent ainsi le moyen d'étendre encore leurs ravages.
Ces agents de propagation sont d'un effet d'autant plus
actif qu'ils s'adressent à la population ouvrière, misérable,
dont souvent l'alcoolisme a préparé la déchéance.

Cette cause de dissémination des maladies infectieuses,
et en particulier de la tuberculose, la plus grave et surtout

la plus fréquente, n'est pas la seule : à plusieurs reprises,
le Conseil d'hygiène a également attiré l'attention sur le
danger de la multiplicité des dépôts de linge sale établis
au hasard des convenances personnelles. Un rapport de
police en signale même l'existence dans certains magasins
de comestibles, où du linge suspect de tuberculose, de
diphtérie est en contact avec des matières alimentaires de
première nécessité (rue de l'Arsenal, place du Vieux-Palais).
Il est incontestable que cette absence de précautions est
préjudiciable à la santé publique et peut amener de nouveaux foyers de contagion. La même observation s'applique
à certaines voitures publiques qui transportent à la fois
linge sale et voyageurs ; ceux-ci, inconscients des dangers
qu'ils courent pour eux-mêmes et qu'ils feront courir à
ceux qui les approcheront, peuvent, à leur tour, devenir
agents de contage.

Chez les tout jeunes enfants, à côté de la tuberculose
pulmonaire, assez rare, il convient de mentionner une forme
de la maladie qui leur est spéciale, nous voulons parler de
la méningite. Le Dr Landouzy, qui a étudié la tuberculose
surtout chez les enfants au-dessous de deux ans, a établi
qu'à Paris le quart des décès doit lui être attribué (*Revue
de Médecine,* novembre 1891). Bolty, à Kiel, serait arrivé
à des résultats encore supérieurs, 34 % de décès.

La mortalité par méningite est ici moins considérable.
Sur 12,328 décès de 0 à 5 ans survenus pendant ces vingt
dernières années, la méningite en fournit 2.008, soit le
16 %.

D'où vient ce lourd tribut payé par l'enfance à cette
modalité de la tuberculose? Évidemment de la contagion,
contre laquelle il n'est pas encore passé dans nos mœurs
de se défendre. On pourrait, il est vrai, prétexter que l'enfant porte avec lui le bacille de la tuberculose qu'il a reçu

de son père ou de sa mère, mais cette origine constitue une proportion très minime, car on sait que la tuberculose chez le fœtus est très rare, de même aussi ses manifestations dans les premières semaines qui suivent la naissance (Trélat.) L'enfant né de parents tuberculeux hérite seulement d'une prédisposition à contracter la tuberculose ; c'est, comme on l'a dit souvent, un bouillon de culture préparé pour l'éclosion et la prolifération du bacille ; mais cet ensemencement, il l'attend de la cohabitation. Ce sont ces héréditaires qu'il faut fortifier contre les dangers de la contagion, en augmentant la résistance de l'organisme vis-à-vis du bacille de Koch ; en un mot, chez eux, il faut remanier le terrain, le rendre impropre à la culture tuberculeuse et en faire un sol réfractaire.

Pour l'enfant, plus encore que pour l'adulte, le bacille de la tuberculose peut aussi être absorbé par la voie digestive avec le lait de vaches tuberculeuses (1). Comme nous l'avons dit, l'absence de pacages rend, à Toulon, la stabulation des animaux obligatoire ; cette circonstance n'est pas cause déterminante de l'infection tuberculeuse, mais elle en favorise le développement. Il existerait en général, dit Nocard, une bête tuberculeuse sur 60 ; on comprend donc le péril que crée pour le public le lait d'un animal malade ; d'autant plus que la tuberculose de la vache est l'affection la plus difficile à reconnaître, par le seul examen de la bête sur pied. De là, pour le consommateur, l'obligation de ne faire usage que de lait bouilli, car, nous l'avons dit, cet

---

(1) La transmissibilité de la tuberculose à l'homme par le lait de vache est démontrée par plusieurs faits cliniques dont Nocard et Brouardel ont donné la relation à propos des récentes discussions académiques sur la tuberculose. On a, de plus, remarqué que les enfants qui prennent du lait *cru* en grande quantité sont atteints de tuberculose de l'intestin, maladie comparativement rare chez l'adulte.

aliment, en raison de sa composition et de sa température initiale, est un excellent milieu de culture ; la chaleur, au contraire, détruit tous les germes qui y pullulent.

On a prétendu que le lait bouilli est moins nutritif, moins digestible que le lait cru ; c'est là une opinion qui n'est point démontrée et contre laquelle, d'ailleurs, se sont élevés Duclaux, Trélat, Ollivier, en France et, à l'étranger, Henbner (de Leipzig), Uhlig, etc.

VII

DIARRHÉE, GASTRO-ENTÉRITE, ETC.

Nous comprenons, sous cette rubrique, le choléra infantile, l'entérite et la dysenterie, affections plus spécialement propres à l'enfance, mais qui atteignent aussi, dans une moindre proportion, les autres âges de la vie.

La diarrhée infantile fournit, à Toulon, un taux mortuaire élevé ; c'est, pour les enfants en bas âge, une des principales causes de mortalité.

La moyenne annuelle des naissances, pour ces vingt dernières années, étant de 1,716 et la mortalité moyenne, de la naissance à 1 an, de 334, la diarrhée infantile fournit annuellement un nombre moyen de 68 décès, c'est-à-dire le cinquième de cette mortalité. Ajoutons que plusieurs fois ce total est dépassé ; en 1886, par exemple, on a compté jusqu'à 131 décès causés par la diarrhée infantile : il est vrai que cette année fut particulièrement meurtrière pour les enfants du premier âge dont la mortalité atteignit 422 au lieu de 334, moyenne des vingt dernières années ; dans cette année, véritablement exceptionnelle, la mortalité par diarrhée infantile fournit ainsi le 31 % des décès.

En d'autres termes, sur 100 enfants naissant à Toulon, au bout d'un an, 20 ont succombé, dont 4 pour diarrhée infantile ; mais certaines années, plus meurtrières, ont fourni une mortalité d'un tiers au lieu d'un cinquième ; la mortalité par diarrhée atteignait alors le 31 %, au lieu du 20 % du total des décès.

Si on ajoute à cette dîme mortuaire les décès survenus chez des enfants moins jeunes et relevant de la même étiologie, on pourra ainsi apprécier l'importance que jouent les affections intestinales comme cause de mortalité.

De 1 à 2 ans, on compte par an 25 décès sur 949 enfants vivants du même âge ; soit le 26 %%

| 2 à 3 | — | 14 — | 962 | — | — | 15 %% |
| 3 à 4 | — | 9 — | 977 | — | — | 9 %% |

En résumé, à Toulon, 116 enfants succombent à la diarrhée, de la naissance à 4 ans ; soit, pour 1,000 enfants pris à la naissance, 89 qui ont succombé à cette affection, quatre ans après.

Si nous étudions la même cause de mortalité pour les autres époques de la vie, nous constatons une progression décroissante jusqu'à l'âge de 30 à 34 ans ; à partir de cette période, la courbe se relève jusqu'à l'âge le plus extrême.

Mais, de ces différentes catégories, nous ne retiendrons que la mortalité qui frappe les enfants en bas âge ; c'est la plus nombreuse.

C'est surtout pendant l'été que s'observe la diarrhée infantile. Le tableau de la page suivante nous donne son degré de fréquence mensuelle, pour 100 décès par entérite chez les enfants de la naissance à 1 an.

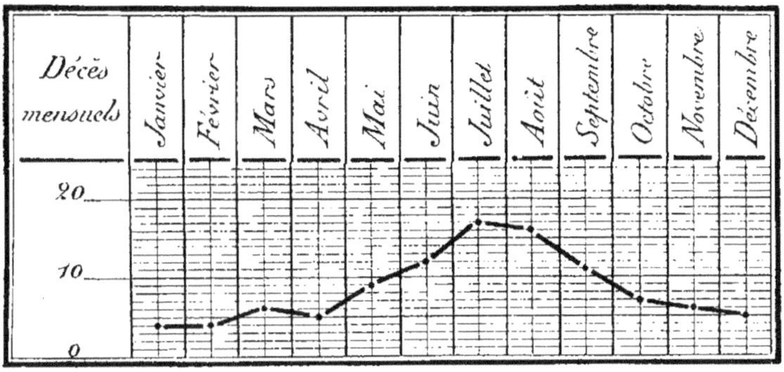

MORTALITÉ MENSUELLE PAR ENTÉRITE, DE LA NAISSANCE A 1 AN

Pour 100 décès

Quatre mois de l'année absorbent le 54 °/₀ de la mortalité ; cette proportion est encore plus tranchée dans les villes à climat continental, où elle atteint jusqu'au 68 °/₀ des décès ; dans notre ville, les conditions thermiques font que la mortalité est plus régulière, moins spécialisée à la saison chaude. Ce qui a été constaté pour les mois l'a été aussi pour les années : celles qui ont une moyenne de chaleur élevée, 1880, 1886, offrent également le plus de décès.

Ainsi la diarrhée infantile que les Anglais appellent encore *bottle's disease* (maladie du biberon) ou encore *summer's disease* (maladie de l'été ou diarrhée estivale infantile), prédomine pendant les mois chauds, quand la température favorise les fermentations du lait recueilli dans des vases, souvent mal entretenus. Dans une certaine mesure, c'est une maladie saisonnière, mais on peut dire qu'elle est permanente à Toulon.

Les affections intestinales de la première enfance relèvent d'un principal facteur, l'allaitement artificiel, seul à la portée des mères peu aisées qui, ne pouvant être nourri-

ces elles-mêmes, pour cause de maladie, se trouvent dans
l'impossibilité de supporter les frais d'une nourrice mercenaire ; nous savons que le lait est un liquide qui s'altère
rapidement au contact de l'air par la pénétration de corpuscules dont le développement est favorisé par la chaleur.
Souvent le péril que l'allaitement artificiel fait courir aux
enfants est encore exagéré par une alimentation solide pré-
maturée qui provoque des troubles digestifs.

Quel moyen prophylactique pour combattre ce danger ?
Le Dr Budin nous le fournit. « Pourquoi, dit-il, le lait de
« la mère est-il inoffensif ? C'est évidemment qu'il passe,
« sans arrêt, du sein dans la bouche de l'enfant. Dans de
« telles conditions, il ne peut s'infecter, ni recevoir les
« germes qui sont la cause de tout le mal et qu'il faut éviter.
« Ce but est atteint en surveillant les vases dans lesquels
« le lait est enfermé et le lait lui-même. »

Parmi les récipients dont on fait usage, il convient de
citer comme le plus dangereux la bouteille munie d'un tube
en verre et en caoutchouc qu'on appelle le biberon à long
tube ; malgré les lavages, il renferme toujours de nombreuses colonies de microbes ; sur 31 biberons examinés par
H. Fauvel, 28 contenaient, soit dans le récipient en verre,
soit dans les tuyaux qui le traversaient ou dans le mamelon artificiel, des amas de mycelium, de nombreuses bactéries, très vivaces, et quelques rares vibrions ; même ceux
lavés avec soin et prêts à être mis en service contenaient,
néanmoins, une grande quantité de microbes. A Paris, en
1891, sur 3,372 enfants décédés par athrepsie, 2,529 avaient
été élevés au biberon (Lagneau). C'est à lui, dit Budin,
qu'on pourrait appliquer la phrase si souvent répétée : « le
tolérer, c'est favoriser l'infanticide. » Aussi, l'Académie de
médecine l'a condamné formellement et des instructions
préfectorales en défendent l'usage chez les nourrices mer-

cenaires, qui ne sont pas admises à concourir pour les
récompenses, si elles passent outre. Lorsque les circonstances obligent à avoir recours à l'allaitement artificiel, il
convient de se servir d'un appareil aussi simple que possible, et le meilleur est celui qui se compose d'une bouteille
à laquelle s'adapte une tétine. Dans cet ordre d'idées, le
Dr Budin a imaginé le *galactophore*, instrument qui consiste en un bouchon en caoutchouc où passent deux tubes
accolés : l'un, plus gros, permet l'écoulement du lait,
l'autre, très petit, l'entrée de l'air. Une tétine en caoutchouc
et une rondelle plate en os complètent l'appareil. La bouteille remplie de lait est fermée avec le bouchon ; on la
renverse et on introduit la tétine entre les lèvres de l'enfant ; dès que celui-ci fait un mouvement de succion, le
liquide arrive dans sa bouche. Le tube destiné au passage
de l'air doit être très petit ; de la sorte, le lait ne peut
s'échapper par le tube à air et il ne descend pas trop vite.
De fréquents nettoyages à l'eau bouillante sont nécessaires ; elle seule assure la destruction des germes de la
fermentation lactique.

Comme nous l'avons dit, à propos de la prophylaxie de
la tuberculose, c'est également par la chaleur que le lait
sera affranchi des bacilles qui peuvent être transmis par
une vache tuberculeuse, ainsi que de ceux de la fièvre typhoïde qui peuvent être renfermés dans l'eau servant à
couper le lait. Il suffit d'élever à plus de 80° la température du liquide pour annihiler l'action nuisible des
microbes qu'il peut contenir. Cette opération s'appelle la
« stérilisation ».

Lorsque le lait qui vient d'être stérilisé est consommé dans
les vingt-quatre heures, on évite constamment les accidents.
Il est donc nécessaire que les familles puissent être à même
de procéder à cette stérilisation. Le Dr Budin décrit ainsi

le mécanisme et le mode d'emploi de l'appareil qu'il a fait installer dans son service :

On met dans un flacon à goulot évasé la quantité de lait nécessaire pour un repas, et on fait chauffer ce lait au bain-marie, pendant trente ou quarante minutes. Pour que les germes ne pénètrent pas dans les bouteilles, lorsqu'elles ont été retirées du bain, un petit disque en caoutchouc, assez épais, est placé sur l'ouverture de la bouteille et maintenu en place par une capsule en métal. Ce disque en caoutchouc laisse passer la vapeur d'eau qui le soulève dans le bain-marie. Lorsque la bouteille se refroidit, la vapeur d'eau contenue dans son intérieur se condense, un vide relatif se produit alors, et le disque en caoutchouc s'enfonce dans le goulot sous l'influence de la pression atmosphérique. Tant que le disque reste fortement déprimé, on est sûr que l'air n'a point pénétré dans l'intérieur de la bouteille. Le lait qui a été simplement chauffé au bain-marie, n'ayant pas bouilli au grand air, n'a pas le goût de cuit, il a conservé au contraire une saveur fort agréable. Au moment du repas de l'enfant, on fait sauter le bouchon et on applique sur la petite bouteille le galactophore; cet instrument ayant été maintenu très propre, aucun germe ne pénètre dans la bouteille. Le lait est ainsi introduit absolument pur dans le tube digestif de l'enfant. Ce dispositif est très simple : avec de la bonne volonté chacun pourra l'exécuter chez soi. Grâce à la stérilisation du lait, conséquence des découvertes de Pasteur, la mortalité infantile, qui était grande, pourra diminuer considérablement : « Tous, pauvres et riches, dit le Dr Budin, pourront con-« server leurs enfants et goûter les douces joies du foyer « sans en éprouver les tristesses. »

Quant aux décès provoqués par les affections intestinales et frappant les autres âges de la vie, ils relèvent d'une étiologie multiple. L'eau de puits souillée par les matières organiques et qui fournit l'eau de boisson à un quart environ de la population doit être incriminée; nul doute qu'elle ne constitue un facteur nosologique important. A signaler, également, pendant l'été, l'abus des fruits de mauvaise qualité et, en tout temps, celui de l'alcool, dont la consommation a pris, à Toulon, un grand développement (on compte 1 cabaret pour 77 adultes des deux sexes et une consommation individuelle de 8 litres 33 centilitres d'alcool).

VIII

CHOLÉRA

Les vingt dernières années comprennent une période où, par deux fois, en 1884 et 1885, le choléra a fait invasion, à Toulon, sous forme de véritables épidémies. Mais déjà, depuis un demi-siècle, le fléau avait fait sa première apparition par quatre fois répétée. Ces assauts successifs démontrent que l'expérience du passé, acquise au prix de bien des deuils, n'a guère été profitable.

Quand on lit la description que le Dr Lauvergne a faite de notre ville, en 1836, dans son ouvrage *le Choléra en Provence*, description pleine d'exactitude en ce qui concerne certains logements sales et obscurs, « véritables amas de loyers » privés d'air et de lumière, on est frappé du peu de changements qu'ont subis certains quartiers de la ville, figés dans leur immobilité séculaire et restés étrangers aux progrès et aux transformations dont quelques cités nous ont donné le salutaire exemple.

Les premiers cas de choléra, observés en 1884, furent

accueillis avec la plus grande stupeur, les habitants avaient encore gardé le souvenir des ravages causés par l'épidémie de 1865, l'une des plus meurtrières. C'est le 13 juin qu'eut lieu le premier cas, à la Division, à bord d'un ponton-caserne ; le second se produisit le lendemain sur le même bâtiment, les deux furent suivis de décès. Les autres victimes du début furent également fournies par le personnel des équipages et, le 20 juin, alors que déjà un noyau d'épidémie semblait constitué dans le personnel de la Marine, se produisit seulement le premier cas dans la population civile ; le lendemain, sept personnes habitant des points très distants les uns des autres dans la ville et les faubourgs furent, à leur tour, atteintes. L'épidémie était constituée.

Tel a été le début ; quant à l'origine, elle est restée obscure, et, depuis, ni le temps, ni la discussion n'ont apporté aucune lumière sur l'apparition du choléra à Toulon (1).

---

(1) C'est le 13 juin que s'est montré, en 1884, le premier cas de choléra. Il a eu lieu à la division des Équipages de la flotte, à bord du vaisseau-caserne le *Montebello*, sur un nommé P., âgé de 21 ans, originaire des Côtes-du-Nord, et présent à Toulon depuis plusieurs mois. P. logeait dans le faux pont du *Montebello*, avec un quartier-maître, nommé Ch., chargé avec lui de l'entretien des gibernes et autres objets de fourniments.

Le lendemain, 14 juin, Ch. était atteint à son tour ; c'était le second cas de la maladie qui, quelques jours après, se répandait en ville. Le local occupé par P. et Ch., peu élevé comme tout faux-pont, était très vaste, très propre et largement aéré. Ils y habitaient seuls dans des conditions hygiéniques satisfaisantes, et il n'a pu être constaté, dans leurs antécédents, aucun rapport direct ou indirect avec des personnes ou des objets venant de pays contaminés. Le transport la *Sarthe* a été accusé d'avoir porté le choléra de Cochinchine à Toulon, son équipage, comme celui de la *Vienne* (la *Vienne* avait eu trois cas de choléra suivis de mort), du *Vinh-Long* et de la plupart des navires qui se trouvaient alors à Saïgon, avait subi les atteintes de cette maladie. Un premier cas avait eu lieu à bord le 1er avril, et un second, le 5 ; les deux malades avaient été envoyés à l'hôpital de Saïgon ; leurs effets avaient été détruits ; le navire avait été vidé, nettoyé à fond, désinfecté, etc.,

Du reste, peu importe qu'il ait été débarqué directement de Cochinchine, ou qu'il ait fait escale en passant par quelque localité de l'Égypte, ou enfin qu'il ait abordé Toulon par Marseille, Naples ou Barcelone. Quelles que soient les migrations que le contage ait subies, il est certain que le germe est venu de l'Extrême-Orient (Rochard.)

Contrairement à sa façon de procéder, les premiers cas furent relativement maniables. Le petit nombre de décès (1 sur 5) en donne la mesure.

Ce n'est pas de la sorte que le choléra procède d'habitude; car, dans presque toutes les épidémies, les premiers

---

puis, le 12 avril, envoyé en observation au cap Saint-Jacques. Jusqu'au 20 de ce même mois, l'équipage avait continué à ressentir l'influence cholérique qui s'accusait par des dérangements gastro-intestinaux. Un gabier, le nommé G., qui n'avait jamais quitté le bord, présenta même des vomissements, des selles blanches et de l'algidité, symptômes qui s'amendaient dès le 13 avril. Mais depuis le 20 avril, jour du départ de la *Sarthe* pour France, l'équipage n'avait plus rien présenté de suspect. Arrivé à Toulon le 3 juin, 43 jours après son départ de Cochinchine, le navire avait été soumis à une quarantaine d'observation de trois jours, dans la baie du Lazaret. Le 6 juin, ayant reçu la libre pratique, il était conduit dans la darse neuve de l'arsenal et amarré au quai, à plus de 1,000 mètres du *Montebello*.

C'est dix jours après l'arrivée de la *Sarthe*, sept jours après sa mise en libre pratique, que P. est entré à l'hôpital. Mais il était indisposé depuis cinq jours, de telle sorte que l'écart, entre le début de la maladie et l'entrée de la *Sarthe*, n'a été que de deux jours. Aucune relation qu'une simple coïncidence n'a pu être trouvée entre ces deux faits : présence de la *Sarthe* à Toulon et apparition du choléra sur le *Montebello*.

S'il n'y a pas de preuves contre la *Sarthe* ni contre les autres transports de l'État, ces navires néanmoins, en raison des communications fréquentes qu'ils entretiennent avec la Cochinchine, peuvent avoir été les agents de l'importation de la maladie. Dès le mois de janvier 1884, le choléra existait en Cochinchine, à Cholon et à Mytho, qui ont des relations journalières avec Saïgon, et bien des personnes venues de ces localités ont pu être rapatriées sans qu'on ait pensé à la possibilité de l'importation de la maladie par leurs bagages. Beaucoup rapportent en France des peaux d'animaux, des nattes, des soieries, des étoffes diverses et l'on sait que les maîtres d'hôtel, les domestiques, les cuisiniers se livrent au commerce de ces objets de curiosité.

L'Égypte, où, d'après plusieurs opinions, le choléra n'aurait cessé d'exister depuis la dernière épidémie, a pu également être accusée d'avoir été le point cas sont promptement mortels. Comme pour les autres invasions cholériques observées dans notre ville, le nombre de victimes alla en augmentant jusqu'à la quatrième semaine de son début, époque à laquelle l'épidémie commença à rétrograder lentement jusqu'à l'entrée de l'hiver. Les derniers décès furent enregistrés en ville et à Saint-Mandrier le même jour, le 14 novembre. Mais là ne devaient pas s'arrêter ses ravages.

L'année suivante, le choléra avait disparu de Toulon et du reste de la France, mais il n'avait pas cessé de sévir en

---

de départ du choléra de Toulon, mais aucun fait ne peut être précisé à l'appui de cette solution.

P. entre à l'hôpital principal le 13 juin, déclarant que, depuis cinq jours, et sans en connaître la cause, il éprouvait des douleurs épigastriques, des coliques, des vomissements, des selles liquides. Au moment de son entrée, il présenta un refroidissement marqué des extrémités, du nez, de la langue; la température axillaire était de 36°,6, le diagnostic fut porté *choléra nostras ;* et, en effet, en présence de ce cas unique et peu grave en apparence, il ne pouvait venir à l'esprit de personne que c'était le début d'une épidémie.

Mais, le lendemain, la situation se dessinait. Le 14, vers 1 heure du matin, le compagnon de P., le quartier-maître Ch., était brusquement pris de coliques violentes suivies de plusieurs selles liquides et accompagnées de vomissements. A 6 heures du matin, les évacuations étaient arrêtées, mais le malade, bientôt plongé dans une profonde prostration, se cyanosait complètement. Entré à l'hôpital à 10 heures du matin, il succombait au bout de 20 minutes. En même temps, l'état de P. affectait une physionomie suspecte. La réaction, au lieu de se faire franchement comme pour le choléra nostras, ne s'effectuait que d'une manière incomplète, la prostration était profonde, le cours de l'urine se rétablissait mal, etc. Cette situation dangereuse du premier malade, rapprochée du décès rapide de Ch., donnait à craindre une invasion épidémique. En effet, le 18, entraient à l'hôpital deux marins, provenant : l'un, du *Montebello;* l'autre, du *Jupiter,* vaisseau caserne voisin du précédent ; le 20, entraient deux marins de la Division : l'un, de l'*Alexandre,* l'autre, du *Jupiter.* Ce même jour P. succombait. Le 21, l'un des marins entrés la veille succombait à son tour et on recevait à l'hôpital un ouvrier des travaux hydrauliques et un autre matelot de l'*Alexandre.* Le 22, l'ouvrier, entré la veille, décédait. Le même jour, l'hôpital recevait 10 cholériques nouveaux dont 2 mouraient en quelques heures. En ville, le 20 juin, le choléra faisait sa première visite et dès le 21, sept personnes habitant des points très distincts les uns des autres dans la ville et les faubourgs étaient également frappées. (*Archives du Conseil de santé.* Rapport du Directeur Gestin.)

Espagne avec une grande violence, et le Midi se trouvait menacé d'une nouvelle invasion en raison des nombreuses relations qu'il entretient avec ce pays. Marseille, dès le mois de mai, ne tarda pas à être infecté, malgré les mesures quarantenaires prises, soit à cause de leur inefficacité, soit, comme on l'a dit, par une sorte de réviviscence des germes laissés par l'épidémie de l'année précédente.

Le premier décès survint le 8 août ; il fut fourni par un musicien de la flotte. Déjà, le 10 juin, s'étaient présentées quelques indispositions caractérisées par des symptômes cholériques, qui, il est vrai, eurent toutes une terminaison favorable (1). L'attention était éveillée par tous ces faits qui relevaient d'une influence épidémique commune à la région du Midi. Après le 8 août, on ne constata aucun cas jusqu'au 19, date à laquelle le choléra éclata de tous les côtés à la fois.

____

(1) Depuis le 10 juin, un étudiant en pharmacie et un infirmier avaient présenté une indisposition caractérisée par des symptômes nettement cholériques. Mais rien, en ville ou dans les hôpitaux, n'était venu confirmer les appréhensions que ces faits avaient tout d'abord inspirées, lorsque le 13 juillet, un homme provenant de la prison maritime fut admis à l'hôpital avec une diarrhée cholériforme ; nul autre malade de ce genre ne se présenta ensuite pendant près de deux semaines. Le 24 juillet, nouveau cas sur un militaire caserné au dépôt des isolés de la Guerre, et, le lendemain, deux autres, l'un sur un soldat du 61e de ligne, l'autre sur un infirmier. Ces quatre cas eurent tous une terminaison favorable, mais, avec des selles abondantes et blanchâtres, ils avaient présenté, à un degré plus ou moins marqué, le facies cholérique, des vomissements, du refroidissement périphérique, des crampes, un certain affaiblissement de la voix et, même chez l'un d'eux, un peu de cyanose. Le 29 juillet, un malade arrivé à la dernière période d'une diarrhée de Cochinchine, affection pour laquelle il était depuis longtemps en traitement, mourait, après avoir présenté des phénomènes manifestement cholériques. L'attention avait été éveillée par tous ces faits, lorsque le 7 août, un musicien demeurant en ville, au faubourg du Pont-du-Las, fut admis à l'hôpital avec un choléra très caractérisé qui l'emporta dans la nuit. Le 16, un matelot fut atteint à l'hôpital principal où il était en traitement pour dysenterie, il mourait le lendemain à Saint-Mandrier. Le 19, l'épidémie était en ville de tous les côtés à la fois. (GESTIN. _Loc. cit._)

Ainsi, dans ces deux circonstances, 1884 et 1885. les premiers décès furent constatés sur le personnel de la Marine; dans l'une et l'autre de ces épidémies, ce sont les marins qui furent les premières victimes.

Les pertes qu'elles ont infligées à la population municipale, comparées à celles des autres invasions cholériques, sont relatées dans le tableau ci-dessous :

ÉPIDÉMIE DE	POPULATION MUNICIPALE	DÉCÈS	PROPORTION P. 1.000
1835	35.322	1.272	36.0
1849	45.434	494	10.8
1854	47.075	713	15.1
1855	47.075	238	5.0
1865	54.309	970	17.8
1884	57.696	872	15.1
1885	57.696	383	6.6

La répartition suivant le sexe donne les renseignements suivants :

ANNÉES	POPULATION MASCULINE (MUNICIPALE)	POPULATION FÉMININE	DÉCÈS MASCULINS	DÉCÈS FÉMININS	PROPORTION pour 1,000 HOMMES	PROPORTION pour 1,000 FEMMES
1884	26.054	29.642	433	439	16.6	14.8
1885	id.	id.	171	212	6.5	7.1

Cette réceptivité moins grande de la femme, affirmée par quelques-uns, contestée par d'autres, est variable suivant les épidémies; elle s'observe à Toulon en 1885, 1865 et 1835; l'inverse a lieu en 1884, 1855, 1854 et 1849.

On sait qu'aucune époque de la vie n'échappe au choléra ; il convient d'établir dans quelle proportion l'épidémie a frappé les habitants suivant les âges :

NOMBRE DE DÉCÈS FOURNIS PAR 1,000 HABITANTS

DE CHACUN DES AGES CI-DESSOUS

ANNÉES	0 à 5 ans	5 à 9 ans	10 à 14 ans	15 à 19 ans	20 à 24 ans	25 à 29 ans	30 à 34 ans	35 à 39 ans	40 à 44 ans	45 à 49 ans	50 à 54 ans	55 à 59 ans	60 ans et au delà
1884. . .	19.3	6.9	5.8	6.4	9.3	10.1	11.3	11.6	18.8	22.9	17.9	24.3	184.1
1885. . .	8.4	4.4	4.3	3.1	5.3	7.6	6 »	8 »	6.2	7.9	6.1	5.3	45.6

Comme l'indique ce tableau, le très jeune âge est passible des atteintes de la maladie dans une assez forte proportion, ses chiffres de mortalité sont plus élevés que ceux de l'adolescence et de l'âge mûr ; l'enfance se rapprocherait donc de la vieillesse, au point de vue de sa résistance défectueuse au choléra. La deuxième enfance est la plus épargnée des autres périodes de la vie. Cette immunité relative s'étend jusqu'à 40 ans, où, comme l'ont signalé Briquet et Mignot, la fréquence de la maladie paraît augmenter.

Quand on étudie les différentes épidémies à Toulon, au point de vue de l'époque de leur apparition, on constate que toutes ont débuté pendant la saison chaude : juin, juillet et août sont les mois d'élection. De tout temps, en effet, la chaleur a été considérée comme favorable à la diffusion du choléra (1). Déjà Hirsch, en 1860, avait démontré que le

---

(1) Il paraît intéressant d'exposer en quelques mots la biologie du *comma-virgule*, élément figuré du choléra ; ces données sur sa vitalité fournies par

troisième trimestre compte 7 fois plus d'épidémies cholériques que le premier, et que juillet, le plus chargé de tous les mois, en compte 12 fois plus que janvier et février.

La durée des épidémies cholériques est variable, mais on peut dire qu'elle est fonction de leur intensité (1). Dans notre ville, le maximum de la mortalité a ordinairement lieu de la troisième à la cinquième semaine, et les derniers décès, espacés à de longs intervalles, ont rarement atteint le mois de décembre; les courbes épidémiques suivent donc la courbe thermométrique. En sera-t-il toujours ainsi? L'avenir pourrait démentir une opinion trop affirmative; déjà nous avons vu que dans le courant de 1893, les mois de mars et d'avril ont présenté quelques cas de choléra suivis de décès, et l'histoire des épidémies nous apprend que le froid n'a pas toujours mis un obstacle à la propagation du fléau : à Moscou, en 1830, une température de 20 degrés

des expériences de laboratoire sont pleines d'enseignements ; elles sont venues confirmer ce qu'avait enseigné l'épidémiologie. Le développement du bacille du choléra s'effectue bien à + 20° ; la meilleure température est comprise entre + 30° et + 40° ; il supporte pendant plusieurs jours + 45°; à + 50°, il meurt au bout de quelques jours ; à + 75°, il succombe rapidement ; au-dessous de + 16°, la vitalité persiste, mais à + 10°, l'accroissement cesse ; au-dessous de zéro, le bacille n'est pas détruit. Enfin, la dessiccation est fatale au bacille, même lorsqu'elle est progressive ; un morceau de linge imbibé de déjection et desséché est impropre aux ensemencements. L'eau semble lui servir de véhicule plutôt que de milieu nutritif : Nicati et Rietsch l'ont vu se maintenir 20 jours dans l'eau du port de Marseille ; Koch a trouvé le bacille vivant pendant 81 jours dans la même eau et 30 jours dans l'eau de puits. De ces données découle la prophylaxie, c'est-à-dire nos moyens de défense contre le choléra.

(1) Le tableau ci-dessous nous donne la durée de chacune des épidémies cholériques à Toulon et la mortalité qu'elles ont fournie.

Celle de 1835 dura 103 jours (20 juin au 30 septembre) et fournit 36 décès pour 1.000 hab.

—	1849	—	62	—	(31 août au 31 octobre)	— 10,8 —
—	1854	—	76	—	(8 juillet au 21 septembre)	— 15 —
—	1855	—	65	—	(5 septemb. au 1er novembre)	— 5 —
—	1865	—	98	—	(7 août au 12 novembre)	— 17,8 —
—	1884	—	123	—	(20 juin au 13 octobre)	— 15.1 —
—	1885	—	61	—	(19 août au 19 octobre)	— 6,6 —

au-dessous de zéro n'en a pas empêché les progrès ; le froid était vif à Orenbourg en 1831, et à Prague, pendant l'épidemie de 1846 ; à Paris, le choléra, en 1884, a sévi pendant les mois de novembre et de décembre.

La gravité d'une épidémie cholérique, c'est-à-dire le rapport des décès à celui des cas observés, est variable, non seulement selon les époques, mais encore suivant la date d'observation dans le cours d'une même épidémie. Le chiffre des malades, comparé à celui des décès, donnerait des indications précieuses sur la sévérité d'une épidémie ; malheureusement, de tels documents sont impossibles à recueillir. Dans nos hôpitaux maritimes, les résultats ne sauraient être utilisés en raison de la seule catégorie à laquelle s'appliquent nos observations ; quant à l'hospice civil ou aux ambulances provisoires, les malades qui, dans la majorité des cas, les alimentent, appartenant aux classes peu fortunées en puissance de misère physiologique, présentent un taux mortuaire trop élevé pour servir à l'établissement d'une statistique applicable à la population tout entière. Ce qui est vrai, c'est qu'au début surtout, l'épidémie prélève exclusivement son tribut sur tous ceux qui ont une tare quelconque, surtout du côté des organes digestifs ; les autres cholériques, premières victimes, sont des cachectiques, des paludéens ou des tuberculeux. Aussi, les premiers cas sont le plus souvent mortels, parfois foudroyants et non précédés de diarrhée (1835).

Les doctrines contagionnistes longtemps combattues ont, à l'heure actuelle, réuni la majorité des suffrages ; la découverte de Koch paraît avoir dégagé l'inconnu, successivement appelé miasme, effluve, émanation ; le *comma-virgule* serait l'élément de contage, l'agent morbide dont l'introduction dans l'économie, par l'intermédiaire d'une des grandes voies d'absorption, la voie digestive surtout, détermine la maladie. L'homme est, par excellence, l'élément de transmission, par les matières de la diarrhée cholérique et par tout ce qui peut transporter ces matières, pourvu qu'il ne s'écoule pas un temps trop long après leur émission et que l'air n'ait pas opéré sur elles son action désinfectante. En ce qui concerne la diffusion de la maladie, il convient d'attribuer la plus grande part de responsabilité à l'eau, sur l'influence de laquelle tous les hygiénistes sont d'accord. A la doctrine de la contagion se rattache celle de l'importation, en vertu de laquelle le choléra ne saurait naître de toutes pièces.

Pour d'autres, le poison cholérique peut naître dans l'organisme placé dans des conditions particulières de débilité ou de malpropreté dues à la misère, à l'âge avancé, au mépris des lois de l'hygiène (Peter).

Quelque créance que l'on accorde à ces opinions, elle ne saurait infirmer les mesures prophylactiques à prendre pour prévenir le mal et en atténuer les conséquences. D'autant plus que le choléra paraît devoir s'acclimater en France et nous menacer de ses retours, comme il menaçait autrefois les populations de l'Inde. Actuellement, ce n'est pas seulement la frontière qu'il faut protéger contre de nouvelles attaques destinées à renforcer la puissance de l'ennemi déjà entré dans la place, mais il convient aussi de surveiller le territoire de notre propre pays, où l'organisme spécifique a trouvé des conditions favorables à un établissement définitif. Nous ne saurions, en effet, oublier les ébauches d'épidémies, sortes de réviviscences des épidémies antérieures, dont Paris a été le théâtre en 1892 et, plus récemment encore, la Bretagne et Toulon (1893).

Nous n'avons pas à faire l'exposé des mesures de protection internationale actuellement adoptées. La Conférence de Venise (janvier 1892) et dernièrement la Conférence

sanitaire tenue à Dresde (avril 1893) ont adopté des conclusions qui régleront désormais la marche à suivre au point
de vue du transit des voyageurs et des marchandises. Les
quarantaines terrestres sont supprimées et la désinfection.
scientifiquement exécutée, fait place aux mesures vexatoires
dont les épidémies de 1884 et 1885 nous ont légué le souvenir. Ce système sanitaire, que l'on peut qualifier de libé-
ral, par opposition au vieux régime des quarantaines, est
aujourd'hui généralement approuvé. Si quelques États,
comme la Turquie, l'Espagne et la Grèce, s'en tiennent
toujours à l'ancienne méthode, ils ne sont pour ainsi dire
que des exceptions, et on a l'avantage de voir l'Angleterre,
jusque-là hostile à toute convention internationale sanitaire, prendre rang parmi les puissances qui ont constitué
la ligue contre le choléra que la France rêva de fonder
dès 1851.

« Dans les ports, les navires infectés (navires ayant le
« choléra à bord ou ayant eu des cas de choléra depuis
« sept jours) seront soumis au régime suivant : les mala-
« des seront débarqués et isolés, les autres personnes
« seront débarquées, si cela est possible, et soumises à
« une observation qui ne pourra dépasser cinq jours, mais
« qui pourra être diminuée suivant la durée de la traver-
« sée et les conditions sanitaires générales du navire. Le
« linge sale et le navire (ou la partie du navire) contami-
« nés seront désinfectés, etc. (1). »

Les prophylaxies locale et individuelle sont les seules
qui soient du ressort d'une cité, ce sont les seules qui doivent nous intéresser.

Étant donnée l'influence étiologique que l'on s'accorde à

____

(1) Mesures à prendre dans les ports et adoptées par la Convention sanitaire internationale contre le choléra (Dresde, 15 avril 1893).

reconnaître à l'eau, dans la dissémination du choléra, la meilleure façon d'éviter la maladie est de consommer de l'eau de bonne qualité, saine, pure, à l'abri de toute souillure directe ou par infiltration. L'ébullition donne seule cette garantie. Car, nous l'avons déjà dit pour la fièvre typhoïde, quel que soit le filtre employé, on conservera toujours des doutes sur le résultat à atteindre; une trop longue durée dans la marche de l'appareil ou un excès de pression peuvent nuire à son bon fonctionnement. Comme le fait observer G. Pouchet : « Pour mieux peindre l'ap- « préhension qu'inspirent les filtres, à la suite des expé- « riences de laboratoire faites pour mesurer leur sécurité, « je dirai que l'on consentirait difficilement à boire une « eau souillée expérimentalement, au moyen de germes de « maladies infectieuses et épurée à l'aide du meilleur de « ces appareils. » Si donc, malgré les précautions dont on peut s'entourer dans un laboratoire, l'eau qu'on expéri- mente n'offre pas toutes les garanties absolues, à plus forte raison celle utilisée dans les ménages, où la conduite du filtre est confiée à la cuisinière. Ces appareils, quelle que soit leur composition (porcelaine, amiante, charbon), lors- qu'ils ne sont pas tenus proprement, arrivent même à don- ner une eau contenant plus de microbes que l'eau non filtrée. Ces conclusions sont également confirmées par les expériences de M. Lacour-Eymard : des cultures de *bac- terium coli*, de *micrococcus prodigiosus*, introduites dans des filtres Chamberland nettoyés et stérilisés, ont donné, dès le huitième jour, plusieurs colonies dont le nombre croissait chaque jour. Le nettoyage ou la stérilisation des bougies, pratiqués tous les trois jours au moins, et la li- mitation de la pression à l'atmosphère sont les conditions nécessaires d'une sécurité relative. En tout temps, mais surtout en période épidémique, la fabrication de la glace devra être surveillée ; car si une température au-dessous de zéro empêche le développement du bacille du choléra, elle n'entraîne pas sa destruction. D'ailleurs, les microbes pathogènes supportent presque tous des températures très basses ; le bacille de la fièvre typhoïde, en particulier, résiste avec une très grande énergie : on l'a trouvé vivant après 123 jours de congélation (Prudden). Les expériences de A. Girard, et celles, plus récentes, de Balland, paraissent écarter le danger que pouvait inspirer la confection du pain avec de l'eau de puits, presque toujours souillée d'infiltrations fécales (1).

Il n'y a aucun inconvénient à faire un usage modéré des fruits bien mûrs et de bonne qualité ; on doit toujours les peler et, mieux encore, les manger cuits. Cette dernière recommandation s'applique surtout aux légumes : les salades, les radis, les produits maraîchers pouvant, à la rigueur, contenir quelques germes dangereux répandus à la surface du sol, devront être bannis de l'alimentation. D'après Dunham, le bacille se maintient vivant sur les feuilles de laitue, choux, etc., pendant treize à quatorze jours.

Il conviendra de signaler les cas suspects, comme le prévoit la récente loi sur la déclaration des maladies (2). Dans ce cas, le malade sera isolé et on détruira par le sublimé ou le sulfate de cuivre les germes contenus dans

---

(1) De ces nouvelles recherches faites sur des pains et des galettes de poids et de forme variables, avec de la pâte levée ou non levée, il résulte que la température de la mie pendant la cuisson du pain, atteint de 100 à 102 degrés ; celle de la croûte dépasse de beaucoup ce chiffre.

(2) La loi sanitaire, dite encore « loi pour la protection de la santé publique, » rend obligatoire, pour le médecin, la déclaration des principales maladies infectieuses. Cette déclaration constitue le principe et la condition *sine qua non* de toute prophylaxie. Sous le régime de cette nouvelle loi, il est permis d'espérer que notre ville recueillera le bénéfice de voir réduit le lourd tribut que sa population paye aux maladies infectieuses.

les déjections ; quelle que soit l'issue de la maladie, on désinfectera le linge, les objets de literie et les locaux où a été soigné le malade (1).

On ne devra pas oublier que la désinfection sur place est illusoire. L'étuve à désinfection par la vapeur sous pression est indispensable.

La désinfection de la chambre comprend : la désinfection du lit, des meubles, de tous les objets suspects de souillure. Les taches sur le parquet, sur les matelas, seront lavées, à l'aide d'un chiffon, avec la solution bleue de couperose (2). Les matelas tachés ou souillés devront être humectés à l'aide d'un chiffon ou d'un tampon de ouate plongés dans la même solution étendue de cinq fois son volume d'eau. Ces différents objets devront être enlevés par des voitures spéciales pour être conduits à l'étuve. Deux fois par jour, dans les maisons où s'est produit un cas de choléra, on versera dans la cuvette des cabinets deux litres de liqueur bleue ou deux tasses à café de chlorure de chaux sec délayé dans deux litres d'eau.

Il est prudent d'envelopper les cadavres de cholériques à l'aide de linceuls plongés dans une solution de bichlorure de mercure, et les inhumations devront être pratiquées rapidement. Suivant l'opinion de plusieurs hygiénistes, la cré-

---

(1) Dans les laboratoires, on arrête le développement des cultures cholériques en ajoutant 1 pour 100,000 de sublimé : 1 pour 2,500 de sulfate de cuivre; tandis que pour atteindre le même résultat, il faut 1 pour 400 d'acide phénique. Ce qui revient à dire que l'acide phénique est 250 fois moins actif que le bichlorure et 6 fois moins que le sulfate de cuivre, lequel à son tour l'est 40 fois moins que le bichlorure. Il suffit aussi de quelques gouttes d'acide chlorhydrique à 1 pour 100 pour tuer les bacilles. C'est dans la fabrication naturelle de cet acide par l'estomac que l'organisme trouve, en cas d'invasion directe par la voie buccale, son principal élément de défense.

(2) La solution recommandée par le Comité consultatif d'hygiène est la suivante :

Sulfate de cuivre, 50 grammes; eau simple, 1 litre.

mation devrait être rendue obligatoire en temps d'épidémie.

Enfin, pour terminer la description un peu longue de mesures prophylactiques d'une si grande importance pour une ville qui fut le théâtre de sept épidémies, nous rappellerons que les personnes qui soignent les cholériques auront à prendre des précautions plus minutieuses. La durée des gardes ne devra pas dépasser douze heures ; les vêtements et les mains seront l'objet de soins spéciaux, on le conçoit aisément.

Mais on ne doit pas perdre de vue que, de toutes les maladies épidémiques, c'est du choléra qu'il est le plus facile de se garder. Comme le dit Brouardel : « Le germe « cholérique ne trouve pas partout un terrain favorable à « son développement. Il est de lui comme du blé : quand « l'agriculteur veut faire une bonne récolte, il sait que ce « n'est pas sur le roc qu'il doit projeter son grain, mais « dans la terre préparée, fumée, retournée. Il en est de « même quand le grain cholérique tombe dans une ville « sale, il s'y reproduit et fait d'affreux ravages. Les ma- « tières de décomposition lui sont un terrain de dévelop- « pement tout particulièrement favorable. »

Le choléra a donc une prédilection très marquée pour les habitations malpropres. Par l'aperçu que nous avons donné au début de notre travail, on a vu combien ces conditions étaient fréquemment réalisées ; aussi, dans toutes les épidémies cholériques que Toulon a subies, depuis la plus meurtrière, celle de 1835, jusqu'à la plus anodine, celle de 1855, ne doit-on pas s'étonner que la maladie ait recherché, chaque fois, les mêmes quartiers, les mêmes rues, les mêmes maisons (1).

---

(1) M. Dominique a fait le dépouillement des décès par maison et par rue pour chacune des épidémies ; nous avons complété ces recherches pour 1885.

Nous ne saurions méconnaître, cependant, que la question de l'habitat a perdu de son importance du jour où l'on a appris que la consommation d'eaux malsaines est le principal agent de propagation du choléra. Aussi, est-ce très vraisemblablement à l'alimentation par l'eau de puits, habitude généralement répandue dans la basse ville, que les habitants de certaines rues, de certaines maisons, doivent le lourd tribut qu'ils ont payé à chaque épidémie.

Bien plus, pour 1884 et 1885, les relevés statistiques nous ont permis de constater la coexistence d'une véritable épidémie de fièvre typhoïde, qui, pour ces deux époques, a fourni dans la population civile un total de 123 décès, total de beaucoup supérieur à la moyenne ordinaire de la saison. En ce qui concerne le personnel militaire, la fièvre typhoïde, en 1885, a fourni une mortalité qui a été rarement dépassée : 1,108 entrées donnant 175 décès, et, cela, malgré la dissémination des troupes, l'absence de l'escadre et de nombreux congés libéralement accordés. En ville, nous avons constaté, pour le choléra et la fièvre typhoïde, la même marche parallèle et aussi la même distribution géographique : ce sont les mêmes quartiers, les mêmes rues, qui ont fourni un taux mortuaire élevé à ces épidémies contemporaines ; cette particularité tend à démontrer, une fois de plus, l'identité de leur mode de propagation.

Pour conclure, nous dirons que c'est par une hygiène bien entendue, à l'abri de toute critique, que l'on pourra prétendre à se garder du fléau. « Il faut, dit Proust, ren-
« dre le terrain réfractaire à la pénétration et à l'éclosion
« des germes morbides. C'est de ce côté que doivent tendre

Avec lui, nous avons constaté que si les générations se succèdent, si les habitants changent, l'insalubrité immuable de certaines maisons, de certaines rues se traduit, pour toutes les épidémies cholériques, par une mortalité toujours très élevée chez ceux qui les habitent.

« tous les efforts, car la thérapeutique, hélas ! n'a pas
« su encore atténuer la sévérité de la maladie. Tel nous
« trouvons le choléra en 1893, tel il était en 1835, impla-
« cable et triomphant ; s'il a modifié son allure, c'est pour
« l'accélérer et rendre plus rapide la soudaineté de ses
« attaques, bénéficiant ainsi du progrès des communica-
« tions et mettant à profit les chemins de fer et les navires
« rapides. »

CHAPITRE V

De l'alcoolisme. — De la prostitution
dans ses rapports avec l'hygiène publique.

I

DE L'ALCOOLISME

La progression observée en France, dans la consommation de l'alcool, a également son retentissement dans notre premier port de guerre.

On a constaté que pour toute l'étendue du territoire français cette consommation avait triplé depuis trente ans ; à Toulon, elle a presque quadruplé pour une période d'un tiers plus courte (1). En 1872, on y dépensait 1,488 hecto-

---

(1) **RELEVÉ DES BOISSONS ALCOOLIQUES CONSOMMÉES A TOULON DEPUIS 1872**

NATURE des BOISSONS ALCOOLIQUES	1872	1877	1882	1887	1893
Vins en cercles et bouteilles	105,361h,47l	91,874h,43l	77,984h,37l	82,822h,27l	100,192h,28l
Bières	5,831h,21l	6,036h,69l	6,118h,60l	5,417h,35l	5,024h,13l
Eaux-de-vie, absinthes, esprit, liqueurs et fruits à l'eau-de-vie *.	1,488h,44l	2,018h,75l	2,687h,91l	3,654h,94l	5,310h,42l

* Les chiffres de consommation d'alcool sont relatifs à l'alcool pur, c'est-à-dire à 100°.

En 1892, la consommation d'alcool s'est élevée en France à 1,735,869 hectolitres d'alcool ; en 1893, le total a atteint 5.310. Or, il y a vingt ans, comme nous l'avons vu, la population s'élevait à 68,747 habitants, effectifs militaires compris ; il en résultait une consommation annuelle de 2 litres 16 centilitres par habitant ; si nous retranchons, de cette population, les enfants âgés de moins de 15 ans, environ 14,000 habitants (exactement 14,163), la quotité individuelle atteint 2 litres 70 centilitres. Appliquant ces résultats à l'époque actuelle, nous constatons les différences suivantes : la population, 77,759, s'est accrue d'un huitième, mais la consommation personnelle de l'alcool a suivi une progression autrement considérable : de 2 litres 16 centilitres, elle passe à 6 litres 83 centilitres ; en éliminant, comme nous l'avons fait, la population âgée de moins de 15 ans, soit encore 14,000 habitants (exactement 13,984), la quotité individuelle atteint alors 8 litres 33 centilitres, au lieu de 2 litres 70 centilitres. Le titre moyen des eaux-de-vie qu'on vend dans les débits étant de 37°50, il en résulte une consommation annuelle d'environ 19 litres 63 centilitres par habitant adulte.

Les boissons alcooliques, autres que les eaux-de-vie sous leurs multiples aspects, sont loin de jouir de la même faveur dans le public toulonnais. La bière, qui est hygiénique et salubre, quand elle est bien préparée, est en décroissance régulière ; sa consommation, il y a vingt ans, était de 8 litres 70 centilitres par habitant ; en 1893, elle n'est que de 6 litres (1). Le vin présente des variations

---

litres ; il faut remarquer que dans ces chiffres n'est pas compris ce que dérobe la fraude au fisc et ce que produit le privilège des bouilleurs de cru. Par notre consommation individuelle, $4^l,56^c$, nous disputons le premier rang aux pays qui en boivent le plus. Actuellement il n'y a que la Belgique qui passe avant nous, $4^l,91^c$; l'Allemagne marche à peu près de front avec $4^l,40^c$; la Russie consomme $3^l,07^c$; l'Angleterre, $2^l,70^c$ (sa consommation a baissé de moitié depuis vingt ans).

(1) Toulon entre dans la catégorie des villes où se consomme le moins de

marquées : en 1872, sa consommation atteignait 152 litres 40 centilitres par habitant ; dix ans après, probablement en raison du dommage causé par le phylloxéra, elle n'était plus que de 100 litres par habitant ; actuellement, la production vinicole, plus abondante, a élevé la consommation individuelle à 126 litres 30 centilitres. Si le vin ne subissait pas les falsifications, que les débitants appellent par euphémisme « travailler le vin », l'abus de cette boisson serait des plus inoffensifs. Malheureusement, le vinage, obtenu par l'adjonction des alcools de pommes de terre et de betteraves, a remplacé l'ivresse gaie et bon enfant que le vin procure par l'ivresse tapageuse et brutale qui mène, elle aussi, à l'alcoolisme (1). L'usage de ces alcools est déplorable pour l'hygiène, car tous sont toxiques et d'autant plus dangereux, qu'ils contiennent des produits inférieurs dont

---

bière ; les autres grandes villes qui lui sont inférieures sous ce rapport sont : Toulouse et Lyon (5 litres), Nantes et Angers (4 litres).

(1) Quand les vins sont naturellement d'un degré alcoolique trop faible pour la conservation et le transport, le meilleur traitement à leur faire suivre serait de *sucrer* les moûts dans la cuve ou de pratiquer le *vinage* avec d'autres vins naturels d'un titre alcoolique plus élevé ; malheureusement, le vinage se fait maintenant par l'alcool. Or, l'alcoolisation artificielle des vins ne peut être pratiquée sans danger qu'avec de l'eau-de-vie obtenue par une première distillation et versée dans la cuve avant que la fermentation du vin soit terminée ; c'est la seule manière d'obtenir la combinaison de l'alcool avec les principes normaux du vin et, notamment, avec le tannin, lesquels ont pour effet de rendre moins rapide l'absorption de l'alcool et d'amortir son action sur les organes. Tout autre mode d'alcoolisation par les alcools d'industrie, même rectifiés et débarrassés autant que possible des alcools amylique et butylique, les plus toxiques de tous, ne permet pas la combinaison de l'alcool et du vin. On n'obtient ainsi que des mélanges, des dilutions d'alcool dans le vin. « Les vins ainsi préparés, dit le Dr Lunier, déterminent l'alcoolisme « sinon avec la même rapidité, du moins de la même manière que les boissons « spiritueuses. » *(Du vinage et l'alcoolisation des vins.)*

L'honorable M. Guillemet, député de la Vendée, dans son discours sur la réforme du régime des boissons, fait remarquer que sur les 1,800,000 hectolitres d'alcool qui se consomment en France, il n'y en a que 38,000 d'alcool naturel.

ne pourraient les débarrasser que des distillations frac-
tionnées faites avec le plus grand soin et, par conséquent,
dispendieuses.

L'histoire des méfaits de l'alcool est trop connue pour que
nous soyons tenté de la faire. La statistique nous a appris
que la population française a cessé de s'accroître. Comment
s'empêcher de constater que cette décadence physiologique
coïncide avec le progrès que la même statistique accuse
dans la consommation de l'alcool ? On sait aussi que l'alcoolisme paye un lourd tribut à la folie. « Ce qui rend plus
« frappant encore l'augmentation des cas d'aliénation men-
« tale marchant de pair avec celle de l'alcool, ce sont, dit
« Brouardel, les diagrammes et les cartes composant l'at-
« las de statistique dressés par Victor Turquan, sous la
« direction du regretté sénateur Claude, des Vosges. Leur
« ensemble fournit le document le plus démonstratif du
« remarquable et consciencieux travail du rapporteur de
« la Commission d'enquête sur la consommation de l'alcool
« en France. Il résulte de ces recherches, que le total des
« aliénés alcooliques s'est élevé dans des proportions con-
« sidérables. Dans l'espace de vingt-cinq ans, le chiffre
« des admis dans les asiles d'aliénés, dont l'affection a été
« causée par l'abus des boissons alcooliques, est devenu
« six fois plus considérable. »

A ces aliénés, aliénés officiels pour ainsi dire, il convient
d'ajouter ceux qui restent dans leurs familles, et qui, par
conséquent, échappent au dénombrement.

De plus, dans un très grand nombre de maladies ner-
veuses, la paternité de l'alcool est irrécusable. Comme la
syphilis, l'alcoolisme est un Protée pathologique ; l'une et
l'autre sont des maladies à longue portée, et celui qui en
est atteint est poursuivi jusque dans sa descendance. Les
enfants de l'alcoolique portent l'empreinte de l'hérédité.

atténuée chez quelques-uns et ne se traduisant que par
une excitation nerveuse plus grande ; chez d'autres, ce sont
de véritables attaques d'épilepsie. « Les trois quarts des
« enfants atteints de cette maladie proviennent de parents
« alcooliques » (Charcot). Par contre, bon nombre d'alcooliques ne se perpétuent pas ; si le fait en lui-même n'est
pas très regrettable eu égard au produit de la conception
qui en résulterait, il n'en constitue pas moins une perte
sèche pour le pays dont nous savons les tendances si peu
prolifiques.

Quant aux accidents et aux maladies dont l'alcool est la
cause dans la classe ouvrière, d'après Rochard, on peut les
évaluer au dixième de la somme que coûte la maladie à la
France ; d'après lui, pour le pays tout entier, les frais de
traitement et de chômage à porter au compte de l'alcool
seraient de près de 70 millions. Appliquant ces résultats à
la population toulonnaise, on peut estimer à 160,000 francs
la perte économique annuelle imputable à l'alcool.

A Toulon, la mortalité considérable offerte par certains
quartiers, par certaines rues, relève des excès alcooliques
professionnels de leurs habitants. Le quartier du Chapeau-
Rouge présente, annuellement et dans son ensemble, 74 décès pour 1,000 habitants ; la rue Larmedieu, une proportion analogue, 73.8 °/₀₀ ; ce lourd tribut, payé à la mort, est
surtout fourni par les débitants de boissons, les cabaretiers
et leurs « inviteuses » dont l'ensemble constitue la majeure
partie de la population qui y réside (1).

Si nous examinons sur quelle catégorie du public l'alcool
étend ses ravages, nous voyons que c'est sur la classe

---

(1) Les 41 maisons de la rue Larmedieu habitées par 293 personnes offrent
29 débits ou cafés, soit un débit pour 14 habitants. Le quartier du Chapeau-
Rouge compte 291 habitants et 42 débits, soit 1 débit pour 7 habitants.

ouvrière. « L'alcool, dit Rochard, s'infiltre dans la société
« comme l'eau de pluie dans le sol, en suivant les lois de
« la pesanteur ; peu à peu il abandonne les couches les
« plus élevées pour se répandre dans les profondeurs. C'est
« parmi les ouvriers qu'il compte le plus de prosélytes, c'est
« pour eux qu'il développe toutes ses séductions. » Le
manouvrier croit souvent puiser dans l'alcool un surcroît
de force, il y recrute surtout cette irritabilité intolérante,
impulsive et batailleuse qui, en s'exagérant et en se transformant par l'abus, le rend violent, querelleur, indocile et
mauvais citoyen.

Mais si l'ouvrier devient alcoolique, il convient d'ajouter
que c'est surtout par suite des conditions précaires du
garni qui l'abrite ; nous ne doutons pas qu'à Toulon la
multiplicité des logements insalubres n'ait un douloureux
retentissement sur l'hygiène morale de leurs habitants. Au
cabaret, tout contraste avec ces tristes abris, « c'est la salle
« chaude et éclairée, bruyante du choc des verres, agré-
« mentée de la société des camarades ». (Du Mesnil.)

C'est surtout la pullulation des cabarets, qui est la cause
capitale de l'alcoolisme ; comme on l'a dit, c'est le débit
qui entraîne la ruine définitive des résolutions chancelan-
tes. Il y a vingt ans, le nombre de cabarets était, pour toute
la France de 348,000, Paris excepté ; il s'est élevé graduellement à 413,000, soit une augmentation du 18 %. Pour
notre cité, les progrès ont été bien autrement considérables :
en 1873, on comptait 226 débits, actuellement (1er janvier
1894), on en compte 820, soit, en vingt ans, une augmentation du 262 %. Cette prolifération locale résulte surtout
de l'affluence de marins et de soldats que nos armements
et nos conquêtes coloniales ont dirigés sur Toulon ; une
partie du personnel marin a appporté avec lui les habitudes d'alcoolisme que les conditions climatériques des ports

du Nord expliquent dans une certaine mesure (1). Mais l'augmentation générale, s'appliquant au pays tout entier, trouve son étiologie dans la législation actuellement suivie. En effet, le décret du 29 décembre 1851 exigeait du candidat à la profession de cabaretier des garanties sérieuses de moralité ; ce décret a été abrogé, en dépit des protestations unanimes des hygiénistes, par la loi du 17 juillet 1880 et, depuis, le nombre des débits a augmenté dans la proportion que nous savons (2).

Quand on recherche dans notre ville sur quelle classe d'établissements a porté l'augmentation, on constate que ce sont les cabarets de bas étage qui offrent les plus grands progrès ; nous le verrons dans un instant à propos de la prostitution : ces débits sont doublement attentatoires à la santé publique, car, malgré l'arrêté préfectoral du 13 septembre 1876, plusieurs fois rajeuni, interdisant d'employer des femmes pour servir les consommateurs, la syphilis et l'alcool s'y débitent de pair ; c'est là, surtout, que nos hommes sont infectés et deviennent sous les drapeaux des non-valeurs permanentes.

---

(1) Le relevé comparatif des débits de boissons dans les différents ports de guerre fournit les résultats suivants :

	Population totale	Nombre de débits (1er janvier 1894)	Soit 1 débit pour
Cherbourg	37,043	670	55 habitants.
Lorient	42,116	511	82 —
Brest	75,854	809	84 —
Rochefort	31,169	330	94 —
Toulon	77,747	820	95 —

La consommation d'alcool par an et par habitant est, pour Cherbourg, de 18ˡ,3ᶜ ; pour Brest, de 10ˡ,8ᶜ ; pour Lorient, de 10ˡ,4ᶜ.

(2) L'article 2 de la loi du 17 juillet 1880 est ainsi formulé :

« Toute personne qui voudra ouvrir un café, cabaret ou tout autre débit de boissons à consommer sur place, sera tenue de faire, quinze jours au moins « à l'avance et par écrit, une déclaration indiquant : 1° ses nom, prénoms, le « lieu de naissance, la profession et le domicile ; 2° la situation du débit, etc. » Il n'est plus question d'un certificat de bonnes vie et mœurs, attestation faite par le Commissaire du quartier et accompagnant la demande d'établissement adressée à l'autorité préfectorale.

Dans la Marine, pour quelques-uns, l'alcoolisme serait en décroissance. D'après les relevés fournis par nos hôpitaux militaires de Toulon et de Saint-Mandrier, il est certain que les entrées et les décès causés par l'ivresse aiguë ou l'alcoolisme chronique sont très rares ; en outre, la durée moindre du service militaire et, pour les anciens marins, l'élimination, par refus de rengagement, des hommes suspects ou dont le livret de punitions est trop chargé sont autant de circonstances faites pour donner quelque apparence d'exactitude à cette opinion ; nous la croyons erronée, car l'ivrognerie peut être plus rare dans la Marine, mais non, assurément, l'alcoolisme, surtout depuis que le bâtiment-usine a remplacé les anciens types de navires, le personnel recruté dans les grands centres ouvriers, devenu plus nombreux, offre moins ces habitudes de sobriété observées chez les hommes du littoral vivant de la pêche et habitués, dès leur plus jeune âge, à la vie de privations que nécessite le dur métier de la mer. Il est, d'ailleurs, facile de constater que nos équipages apportent un sérieux appoint à la clientèle des débits. De plus, nous accordons volontiers, à l'alcool et à son action prolongée sur l'organisme, une large part de responsabilité dans les manifestations tuberculeuses que présentent certains vieux sous-officiers de la Marine ; chez eux, l'alcoolisme favoriserait, au plus haut point, l'influence de l'encombrement, c'est-à-dire de l'agglomération d'un grand nombre de personnes, vivant dans un espace aussi restreint et insuffisamment aéré tel que l'est un navire.

Quel remède apporter à cet état de choses ? Le plus efficace consisterait dans l'application de la loi sur l'ivresse. La loi du 13 février 1873, tendant à réprimer l'ivresse tapageuse de la rue, se contente d'une amende de 1 à

5 francs ; peut-être serait-elle suffisante, malgré son indulgence, si on voulait en user avec vigueur. A Toulon, on ne compte qu'une moyenne de 2 à 300 contraventions pour ivresse manifeste et sur la voie publique (1) ; c'est le scandale qu'on poursuit encore avec une extrême mollesse ; quant aux cabaretiers, les articles qui les concernent ont toujours été lettre morte. Il est également très rare que l'autorité militaire défende l'accès d'un cabaret à la garnison ; cette mise en interdit est toujours provoquée par une grave scène de désordre et, de plus, exceptionnelle dans son application.

En outre, l'autorisation d'ouvrir un débit devrait être entourée de garanties sérieuses. Tous les hygiénistes sont d'accord pour reconnaître que la diminution du nombre de cabarets entraînerait un affaiblissement dans la consommation de l'alcool. C'est le procédé adopté aux États-Unis, où la permission de vendre des spiritueux n'est délivrée qu'aux prix de droits écrasants et que les Américains appellent le *Higt licence System*. Également en Russie, en Suède et en Suisse, la loi est des plus sévères en ce qui concerne la fermeture des débits et surtout les permis d'établissement. En Norwège, depuis que la production, la vente et le débit de l'alcool ont été limités, il y a de cela un demi-siècle, la consommation des spiritueux a constamment diminué : en 1847, il y avait un débit pour 152 habitants, en 1889, il n'y en avait plus qu'un pour 1,443 habitants ; la consommation individuelle a suivi la même marche rétrograde : de 16 litres qu'elle était en 1847, elle n'était plus que de 3 litres 10 centilitres en 1888 ; en même temps, dit Baër (de Berlin), les crimes et les suicides su-

____

(1) 304 condamnations ont été prononcées en 1893 ; les mois froids présentent le maximum.

bissaient une diminution parallèle. En France, il y a vingt ans, on comptait un débit sur 104 habitants : la proportion est actuellement d'un pour 86 habitants (1). L'exemple d'un pays où la population est poussée à l'abus de l'alcool par l'inclémence du climat est de nature à engager nos gouvernants à appliquer ces mêmes mesures. Malheureusement, la grande influence dont jouissent les débitants dans les luttes électorales détourne nos législateurs de leur imposer de lourdes charges et les met à l'abri de mesures vexatoires ; un Parlement ferait acte de haute et virile sagesse en frappant résolument d'un lourd et très onéreux impôt les licences des marchands de vin. « Il faut, dit L. « Say, avoir le courage de certaines mesures impopulaires, « car les lois démocratiques sont celles qui servent et non « celles qui plaisent à la démocratie. »

Quant à charger l'alcool de nouveaux droits tels que sa consommation en soit rendue impossible, c'est un leurre ; nous dirons même que c'est une aggravation du mal : en élevant le droit, on augmente le prix du litre, mais le débitant peut-il élever le prix de vente ou diminuer la capacité de son verre ? Nullement. Dans les débits populaires, le client à qui l'on sert un ou deux sous d'une boisson alcoolique est habitué à une certaine ration qu'au besoin il réclamerait si elle ne lui était pas accordée ; le marchand, pour parer au déficit, n'a qu'un moyen : acheter une marchandise inférieure en qualité qu'il payera moins cher et dont précisément le bon marché fait la nocuité (2).

---

(1) Déclaration ministérielle de M. Ch. Dupuy, sur la réforme partielle du régime des boissons.

(2) Les droits sur l'alcool rapportent, bon an, mal an, près de 300 millions au Trésor, et si la Chambre vote l'augmentation de ces droits, comme l'a proposé le Gouvernement, ils devront produire 500 millions. Certes, le fisc ne peut que se féliciter de voir croître la consommation de l'alcool. Plus le

Certains moyens prophylactiques, mais qui ne peuvent être que l'œuvre du temps, consistent dans la diffusion de l'instruction, destinée surtout à élever le niveau moral des masses. Du jour où chacun saura que l'alcool est un poison, que celui qui en use compromet sa santé et abrège sa vie, le nombre des candidats à la folie ou au crime sera considérablement réduit. C'est aussi en améliorant le sort des classes laborieuses que l'on pourra arriver à voir disparaître le chiffre des non-valeurs sociales que fait l'alcoolisme. Lorsque l'ouvrier pourra se procurer un logement salubre, propre, il oubliera le cabaret ; il apportera à sa famille le fruit de son travail. « Car l'intempérance, a dit « Baron, est la cause première de la misère ; devenue habi- « tude, elle transforme l'indigence momentanée en une « misère sans remède et sans fin (1). »

II

DE LA PROSTITUTION DANS SES RAPPORTS AVEC L'HYGIÈNE PUBLIQUE

La prostitution, par son progrès dans les grandes villes, constitue, on l'a souvent répété, un mal social grave. Toulon ne saurait échapper à ce danger : l'importance de son

---

contribuable boit, plus il paye et plus s'élèvent les recettes de l'État. Mais cette richesse du fisc ne doit pas faire illusion, s'en réjouir ce serait faire une politique à la Louis XV : « Tout ceci durera autant que moi ! » Cette apparente richesse est faite de la misère des citoyens ; et il ne s'agit pas seulement de la misère d'argent à laquelle tout buveur obstiné dans la classe des travailleurs est condamné fatalement et condamne les siens avec lui, il s'agit surtout de la misère physiologique et morale, de la ruine de l'âme et du corps, de l'épuisement à bref délai, par effet de l'alcoolisme, des forces vives de la nation et de sa puissance de production et de progrès (*Temps*, 7 avril 1894).

(1) BARON. *Le Paupérisme, ses causes et ses remèdes.*

port de guerre et, par suite, la grande agglomération de soldats et marins dans la force de l'âge, pour la plupart célibataires ou provisoirement dégagés des liens de la famille, n'a pu que contribuer à ce résultat.

Au point de vue hygiénique, la prostitution crée un véritable péril par les contages vénériens et surtout par la syphilis qu'elle contribue à disséminer dans la population. Cette dernière maladie, en effet, n'est pas ce que se la représentent bon nombre de gens du monde qui la considèrent comme une affection passagère ; c'est, au contraire, une maladie à longue portée, féconde en manifestations de tous genres, les unes légères, d'autres importantes, d'autres plus sérieuses. « La syphilis, dit Fournier, « est une diathèse qui s'empare de tout l'être, qui peut « l'affecter dans toutes ses parties, dans tous ses organes « et qui n'est réduite au silence que par un traitement « très prolongé, auquel ne s'astreignent que bien peu de « malades. En réalité, c'est une maladie désastreuse, né- « faste par les dangers multiples qu'elle comporte, dangers « individuels, dangers héréditaires et surtout dangers so- « ciaux. » Dans la population civile et surtout dans le personnel militaire, les maladies vénériennes et la syphilis sont en constants progrès.

Nous avons pu, grâce au bon vouloir de l'Administration des Hospices, qui nous a permis de puiser quelques renseignements dans ses archives, recueillir les indications suivantes que nous exposons dans le tableau ci-après :

RELEVÉ

DES MALADES VÉNÉRIENS SOIGNÉS A L'HÔPITAL CIVIL

(1885-1893)

ANNÉES	MALADES TRAITÉS	JOURNÉES de TRAITEMENT	DURÉE MOYENNE
1885	319	5.923	18
1886	223	3.093	13
1887	263	5.098	18
1888	226	4.666	14
Moyenne. . . .	256	4.695	16
1889	402	4.972	12
1890	443	4.142	13
1891	467	6.567	14
1892	391	4.849	12
1893	450	7.555	16
Moyenne. . . .	430	5.617	13

OBSERVATION. — On remarquera que l'affluence des malades impose, probablement en raison des exigences budgétaires, l'obligation de réduire la durée moyenne du traitement, excepté cependant pour le dernier exercice.

Comme on le voit, pour la dernière partie de la période qui a été l'objet de nos recherches, la progression moyenne des malades marque une augmentation du 68 °/₀ sur les quatre premières années.

Mais c'est surtout dans le personnel militaire que l'on constate de l'accroissement. Ne pouvant baser nos recherches sur les effectifs moyens du personnel présent aux différentes époques, nous avons eu recours, comme terme

de comparaison, au chiffre des entrées générales dans les
deux hôpitaux dont dispose la Marine.

RELEVÉ COMPARATIF

DES MALADIES GÉNÉRALES ET DES MALADIES VÉNÉRIENNES
DANS LES HÔPITAUX MARITIMES

(1885-1893)

ANNÉES	ENTRÉES GÉNÉRALES	ENTRÉES pour MALADIES VÉNÉRIENNES	Pour 1,000 entrées générales, nombre d'entrées pour maladies vénériennes.
1885	10.450	816	78
1886	12.297	791	65
1887	9.939	793	79
1888	9.077	988	109
1889	9.576	1.131	118
1890	9.439	1.198	127
1891	9.014	1.389	154
1892	8.001	1.261	158
1893	9.044	1.311	145

Ce tableau nous montre que, pour les neuf dernières
années, le nombre des entrées générales a atteint 86,837 et
celui des affections vénériennes 9.678 ; soit, environ,
1 vénérien pour 9 malades. Mais, pour l'époque actuelle,
cette proportion est plus élevée. En effet, si la morbidité
générale s'est amendée dans la population militaire, par
contre, en ce qui concerne les maladies vénériennes, leur
progression a pris une allure si rapidement croissante,
qu'on rencontre, actuellement, 1 vénérien sur 6 malades.
En 1885, cette proportion était de 1 vénérien sur 13 ; en
1886, de 1 sur 15 ; en 1887, de 1 sur 12 ; en 1888, de 1 sur
9 ; en 1889, de 1 sur 8 ; en 1890, de 1 sur 7 ; en 1891-92-93,
de 1 sur 6.

Pour l'année 1893, l'abaissement dans la proportion, 145 vénériens pour 1,000 entrées générales, semblerait indiquer une tendance à l'amélioration : nous allons voir dans un instant que cet amendement n'est qu'apparent, car la réduction ne porte que sur les maladies vénériennes traitables dans les infirmeries régimentaires et qui échappent, par conséquent, à la statistique hospitalière.

En effet, si, poursuivant nos recherches, nous nous enquérons de la nature des maladies de cette catégorie ayant motivé l'hospitalisation, nous constatons, par le tableau suivant, que la syphilis a fourni la progression la plus marquée :

NATURE DES MALADIES VÉNÉRIENNES

ANNÉES	TOTAL DES ENTRÉES VÉNÉRIENNES	SYPHILIS	AUTRES MALADIES VÉNÉRIENNES	POUR 1.000 ENTRÉES VÉNÉRIENNES	SYPHILIS	AUTRES MALADIES VÉNÉRIENNES
1885	816	117	699	1.000	143	857
1886	791	161	630	»	203	797
1887	793	161	632	»	203	797
1888	988	219	769	»	222	778
1889	1.139	230	909	»	202	798
1890	1.198	195	1.003	»	163	837
1891	1.389	320	1.069	»	230	770
1892	1.261	376	885	»	298	702
1893	1.311	436	875	»	332	668

Ce tableau démontre l'extension de la syphilis depuis neuf ans ; on rencontre actuellement 1 syphilitique sur 3 vénériens, alors qu'autrefois il fallait 7 vénériens pour y trouver 1 syphilitique. Aussi, cette affection, par son accroissement, est-elle de nature à légitimer les craintes les plus vives pour la santé de nos marins et de nos soldats.

Déjà, en 1890, le Dr Barthélemy, directeur du service de santé, écrivait dans son rapport annuel : « Hélas ! chaque « année, nous poussons le même cri d'alarme, la syphilis « et les maladies vénériennes augmentent, et nous restons « impuissants à en arrêter les progrès. »

En escadre, également, malgré les mutations fréquentes du personnel, on a pu se rendre compte du progrès incessant des maladies vénériennes. En 1891, le Dr Talairach, médecin en chef, signalait le fait dans son rapport annuel et ajoutait : « Il faut espérer, sans y compter absolument, « que les mesures énergiques prises depuis quelque temps « par la Municipalité de Toulon, contre la prostitution « clandestine, contribueront à diminuer, en escadre, le « chiffre des invalidations dues à cette cause. » Malheureusement, l'avenir ne réalisait pas ses espérances. En 1892, le Dr Guès, son successeur, constatait que ce mal, loin de décroître, avait fait de nouveaux progrès : « Pour l'année « entière, dit-il, je trouve le nombre de 617 affections vé- « nériennes inscrit dans les relevés statistiques des mala- « dies observées à bord ; sur un personnel qui n'a pas dé- « passé 6,350 hommes, cette proportion constitue presque « un dixième de la morbidité générale. »

Nous estimons que, dans la grande majorité des cas, ces affections sont locales ; elles reconnaissent notre cité comme lieu d'origine.

En ce qui concerne l'escadre, on ne saurait prétendre que son état sanitaire relève de ses déplacements, de son accès en pays étrangers où les hommes iraient drainer les affections syphilitiques les plus graves. Les déplacements lointains sont rares, et chacun sait avec quelle parcimonie, en raison de désordres possibles, sont accordées les permissions de terre en pays étranger.

Nous sommes loin de méconnaître, cependant, que plusieurs affections syphilitiques observées dans nos hôpitaux relèvent d'une origine exotique. « Lorsqu'on cherche, dit « encore le Dr Barthélemy, à quelle cause rapporter une « proportion de syphilitiques aussi considérable dans les « hôpitaux de la Marine, on remarque que l'influence étio- « logique a deux sources : d'une part, les arrivages de « l'Extrême-Orient ; d'autre part, les affections contractées « à Toulon. » Nous ajouterons, comme corollaire à cette première étiologie, que le virus syphilitique métropolitain, comme atténué par des cultures successives, est rajeuni, vivifié par cet apport de syphilis coloniale, dont la haute gravité, comme on le sait, s'affirme par des désordres et des accidents qui mettent quelquefois en péril la vie elle-même du malade.

Il conviendra donc, pour se rapprocher davantage du total des infections locales, d'en déduire celui des malades rapatriés atteints d'affections vénériennes. Pour 1890, il atteint 200 ; en 1891, 100 à peine ; en 1892, il est de 52 ; enfin, en 1893, il est négligeable.

Dans les maladies vénériennes, indépendamment des suites fâcheuses pour le malade, devenant, au moins le syphilitique, une valeur sociale négative, il faut considérer le chiffre des dommages considérables que ces affections, évitables entre toutes, causent au Département de la Marine. Sans compter les journées de travail perdues pour l'État et l'instruction de l'homme, si nous n'envisageons que le côté purement financier, nous serons frappés du résultat. En prenant la moyenne annuelle de 37,000 journées fournies par les vénériens pendant les dernières années ; d'autre part, étant donné le prix de la journée d'hôpital, 3 fr. 64, chiffre qui nous a été fourni par la Sous-Direction du service de santé, les malades de cette catégorie coûtent au budget de la Marine, pour le seul port de Toulon, le chiffre rond de 134,000 francs par an. Ceux de la population civile grèvent le budget des hospices de la dépense annuelle de 19,779 francs.

Certes, nous sommes loin de méconnaître les efforts qui ont été faits pour atténuer cette situation ; cependant, tout n'est pas pour le mieux ; nous allons énoncer les quelques réformes ou innovations qu'il nous semble utile d'introduire dans le système actuel de prophylaxie.

A notre avis, c'est surtout par des mesures de surveillance médicale rendues plus étroites, et aussi par des moyens de répression administrative, qu'il sera permis de voir survenir un amendement à la situation présente.

Aux yeux de beaucoup d'hygiénistes et de syphiliographes, les visites sanitaires ne sont pas suffisantes pour offrir toutes les garanties qu'on est en droit d'attendre d'une pareille mesure. Ricord pense que les filles soumises devraient être astreintes à la visite au moins tous les trois jours ; pour Lancereaux, tous les deux jours ; Langlebert professe la même opinion. On ne compte, à Toulon, qu'une moyenne d'environ 300 filles inscrites, soumises à la visite hebdomadaire ; Martineau donne un chiffre de 30 examens à l'heure ; en faisant les visites deux fois plus fréquentes, il s'agirait de demander aux deux médecins chargés du dispensaire dix heures par semaine, ce qui n'a rien d'excessif.

De plus, les filles soumises reconnues atteintes de syphilis ou de maladies vénériennes sont dirigées sur l'hôpital, où elles doivent rester en traitement jusqu'à la guérison de tout accident contagieux ; mais, une fois les lésions externes cicatrisées, elles sont renvoyées et réintègrent leur domicile, reprenant leur genre de vie habituel, sans avoir à subir une surveillance plus étroite que si elles n'avaient

jamais été infectées. « Est-ce là, dit Mireur (1), une prati-
« que raisonnable en rapport avec l'état de la science et
« surtout les lois si bien connues de la contagion syphi-
« litique ? » Non, assurément. « Laisseriez-vous, dit encore
« Fournier (2), libre d'elle-même, pendant des périodes
« d'une semaine ou même de trois ou quatre jours, cette
« femme, dont l'organisme porte actuellement le germe
« de nouvelles manifestations syphilitiques, qui, d'un mo-
« ment à l'autre et à son insu, sont susceptibles de se pro-
« duire et de transmettre la plus grave des contagions,
« la plus désastreuse de toutes celles qui peuvent affecter
« l'espèce humaine ? Cela n'est pas possible, cela révolte à
« la fois la science et la raison. » Auprès des syphilitiques,
même ne présentant pas de *manifestation* extérieure, le
danger de l'infection est constant, surtout chez les filles
publiques, car l'abus de la cigarette et leurs excès alcooliques viennent favoriser chez elles les poussées successives
d'accidents secondaires essentiellement contagieux (3). Si
l'examen est hebdomadaire, comme cela a lieu, et si les
lésions se développent peu après cet examen, on conviendra
que les chances de propagation de la maladie pourront
s'adresser à un très grand nombre (4).

---

(1) *Syphilis et prostitution*. — Mireur (de Marseille).

(2) *De la contagion syphilitique*. — Fournier.

(3) L'alcoolisme, dit Reuss, est une conséquence fatale de la prostitution.
C'est à l'alcool que ces malheureuses demandent l'énergie qui leur fait défaut :
c'est lui qui les réchauffe quand elles sont glacées par leurs longues stations
nocturnes ; c'est à lui qu'elles ont recours quand elles veulent s'étourdir et
oublier. Toutes les prostituées boivent, mais la qualité des alcools qu'elles
absorbent répond à la catégorie à laquelle elles appartiennent. Plus cette catégorie est inférieure, plus les alcools sont impurs et frelatés.

(4) Basant nos calculs sur une moyenne de huit rapports par jour, cette
femme pourra ainsi contagionner une soixantaine d'individus. En supposant
que la moitié seule soit infectée, ce qui n'a rien d'excessif, on nous accordera
que, parmi ces trente personnes, une vingtaine est justiciable de l'hospitali-

Une mesure qui, à notre avis, ne serait pas sans offrir certains avantages, et qui a reçu son application dans les *Syphilocomii* italiens, consiste dans le traitement de la femme en puissance de syphilis, au moment de la visite. Les injections mercurielles rempliraient parfaitement le programme; cette médication administrée périodiquement, avec une fréquence basée sur la gravité des accidents du début, mettrait en réserve, dans l'économie, une provision de mercure destinée à prévenir l'éventualité d'une nouvelle poussée. Bien entendu, ces injections n'auraient lieu qu'avec l'assentiment du sujet, assentiment que la crainte d'une hospitalisation possible contribuerait facilement à obtenir. L'Administration municipale y trouverait son avantage par l'abaissement du nombre de malades de cette catégorie qu'elle fait soigner à l'hospice civil (1). C'est là un moyen de prophylaxie qui, croyons-nous, mérite l'attention des hommes chargés de la direction administrative de la santé publique. Il est plus facilement réalisable que celui conseillé par Fournier, qui consiste à prolonger, au delà de la période moyenne, la durée du traitement. Nous nous heurterions à des questions budgétaires, les frais occasionnés par ce système étant au-dessus des allocations financières d'un hôpital.

Quant aux femmes se livrant à la prostitution clandestine, c'est sur elles que la surveillance de la police devra surtout s'exercer. Car, pour les neuf dernières années, la

---

sation dans les établissements de la marine : la durée moyenne du traitement y étant de 33 jours et le prix de revient de la journée de 3 fr. 64, nous en déduirons, comme conclusion, que cette femme coûtera au Département, au seul point de vue financier, 2,042 francs.

(1) La Ville verse à l'Administration des Hospices une allocation de 1 fr. 25 par journée de femme vénérienne. Le total de cette subvention s'est élevé à 51,711 francs pour les neuf dernières années.

proportion de malades offerte par cette catégorie est d'environ un tiers, avec variations cependant, car, en 1886, elle a atteint jusqu'au 56 %, soit plus d'une femme malade pour deux arrêtées (1). Nos recherches statistiques nous ont également appris que la moyenne des syphilitiques est plus forte chez elles que chez les filles soumises, et aussi que cette affection est d'une gravité qu'on ne remarque jamais chez le commun des filles publiques ; cette dernière observation résulte de la durée comparative du traitement dans chacune des catégories (2). Comme le dit Parent-Duchatelet : « Les filles assujetties à la police n'ont que « des bobos, en comparaison de la gravité des maux que « présentent les insoumises ; comme les faveurs de ces « malheureuses ne coûtent que quelques sous, et que la « détresse où elles se trouvent les met souvent dans la « nécessité de les accorder pour un morceau de pain, c'est « par douzaines qu'elles reçoivent par jour les soldats « et tous ceux qu'elles rencontrent dans leurs courses ; « qu'on juge, d'après cela, du mal que font ces femmes « partout où elles se trouvent, et si c'est avec raison que « l'Administration les recherche et tâche de les assujettir « à une surveillance régulière. »

Ici, nous le savons, se pose la question de la liberté individuelle à laquelle il est dangereux de porter atteinte et qui rend la solution du problème difficile.

Quelques auteurs, au nom de cette liberté, s'élèvent contre toute réglementation de police qui la restreindrait, même

---

(1) Pour Sauger (de Breslau), toute femme se livrant à la prostitution serait nécessairement contaminée au bout de quelques mois. Pour Moeller, membre de l'Académie de médecine de Belgique, le délai serait un peu plus long, il varierait de deux à trois ans.

(2) *Des maladies vénériennes à Toulon*, par A. CARTIER. Arch. de Médecine navale, p. 19, LXIe vol.

dans un but louable. La prostituée, disent-ils, est un être
humain comme une autre femme ; elle trafique de son corps
pour un prix débattu d'avance, c'est affaire à elle. Si elle
se permet de faire du scandale sur la voie publique, elle
sera traitée comme toute autre personne qui aurait troublé
la paix de la rue.

Mais, objectent les partisans de la répression, la prostituée peut donner et donne la syphilis ; or, il est de toute
évidence que la société ne peut permettre à quelques-uns
de ses membres de la contaminer librement et qu'elle doit
prendre des mesures énergiques pour enrayer et, si faire se
peut, pour éteindre une maladie aussi redoutable par ses
conséquences immédiates et éloignées. Comme le fait
remarquer avec beaucoup de justesse le Dr Servier (1), si
la prostituée est femme, elle est aussi marchandise : si,
comme femme, elle peut réclamer le bénéfice de la liberté
individuelle, comme marchandise, elle doit être soumise à
la surveillance de l'Administration. « Nous, État, dit-il,
« nous avons délégué des inspecteurs pour surveiller toutes
« les choses de notre consommation, viande, pain, fruits,
« légumes et boissons. Ce que l'Administration fait pour les
« denrées d'alimentation habituelle, n'a-t-elle pas le devoir
« de le faire pour les autres denrées dont s'accommode
« la vie animale, sinon la vie organique ? Il est d'une utilité
« flagrante de constater l'état de cette marchandise d'un
« ordre particulier. A cet effet, nous nommons des inspec-
« teurs chez lesquels nous employons des connaissances
« techniques, nécessaires pour distinguer la prostitution
« saine de la prostitution avariée. La femme qui s'y livre
« devient justiciable des ordonnances de police qui régle-
« mentent le débit des objets de consommation. »

____

(1) *Gazette hebdomadaire*, n° 1, 1893.

En Angleterre, la suspension des *contagious diseases acts*
a eu pour effet une recrudescence formidable de la syphilis.

Sous le ministère Crispi, l'Italie, cédant à son tour à
certaines idées humanitaires dont les Anglais s'étaient
faits les promoteurs, a tenté sur elle-même, pendant trois
ans, une expérience où les autres États peuvent trouver une
leçon. Sous l'influence de cette émancipation, la syphilis
augmenta dans des proportions considérables (Bertarelli,
de Milan). Le professeur Tarnowsky, de Pétersbourg, rapporte, dans quelques pages du plus haut intérêt, quel a
été le triste résultat de la suppression de toute surveillance
chez les prostituées. Les idées abolitionnistes, mises en
pratique, ont amené dans toutes les classes une augmentation énorme de syphilis et de maladies vénériennes. Si
bien que l'autorité militaire, effrayée par cet accroissement
rapide dans l'armée (62 % la première année), contribua,
par un rapport plein d'une scrupuleuse vérité, à la pro-
mulgation du décret du ministre Nicotera, rétablissant
l'intervention médicale et administrative dans la prostitution. L'expérience était faite, concluante, mais terrible
par ses conséquences. « Il fallait, dit l'auteur, amener la
« contagion dans des milliers de familles, détruire un
« nombre considérable de vies dès l'aurore, ou les débiliter
« pour toujours par la maladie; il fallait accabler de cha-
« grins, de souffrances, de désespoir, un nombre incom-
« mensurable de gens innocents, pour pouvoir démontrer
« clairement, au nom de la vraie liberté et de la vraie
« humanité, qu'une femme, atteinte d'un mal dont elle a
« conscience ou non, ne doit pas avoir le droit de semer
« volontairement ce mal, partout, sans obstacle, et que
« c'est favoriser ce mal que de ne point le combattre. »
Enfin, pour terminer cette digression, peut-être un peu
longue, nous dirons que lorsqu'il s'agit de prévenir le

développement d'une maladie qui intéresse la généralité. l'individualité doit disparaître, et l'on ne doit pas s'arrêter devant les mesures les plus propres à tarir les sources de la contagion. Car la syphilis est une ennemie que la société a le devoir de combattre incessamment et partout ; elle entre dans les familles, elle y cause d'effroyables désordres ; chez un peuple déjà peu prolifique comme le nôtre, elle travaille sourdement, lentement, mais sûrement, à la dégénérescence de la race. Aussi, ne faut-il pas qu'un excès de sentimentalisme nous conduise à un excès d'imprévoyance et que, sous le couvert d'une grande idée, le respect de la liberté individuelle, soient proclamées la liberté du vice et celle de l'empoisonnement.

Il n'existe, à Toulon, pour opérer un service de surveillance, qu'un personnel trop peu nombreux : cinq agents et un inspecteur (1). Nous ajouterons que souvent le dévouement et l'intelligence se mesurent au chiffre des émoluments, et que certaines fonctions ne sauraient être convenablement remplies par des employés que la médiocrité de la solde met aux prises avec les nécessités de la vie (2).

---

(1) Ce chiffre a été augmenté d'un agent dans le courant de 1894 ; il est payé sur une partie de la subvention de 4,000 francs que le département de la Marine alloue à la ville de Toulon à partir du 1er janvier 1894 *pour réorganiser le service des mœurs et augmenter le nombre de lits du dispensaire* (dépêche ministérielle du 21 août 1893). C'est le rétablissement d'un vieil usage qui a été aboli le 1er juillet 1858 ; jusqu'à cette époque, l'Administration de la Marine payait une allocation de 6,000 francs, qui a été supprimée par décision ministérielle du 8 juin de la même année. Une somme affectée au même but est également versée à Brest (3,000 fr.) et à Rochefort (2,000 fr.)

La solde mensuelle du personnel de police est ainsi fixée : inspecteur à 130 fr. 50 ; 2 agents de 1re classe à 100 fr. : 3 agents de 2e classe à 92 fr.

(2) On ne saurait invoquer des raisons budgétaires pour ne pas augmenter ce personnel et son traitement. Le total des taxes des visites sanitaires que perçoit l'Administration municipale est considérable :

En 1886	il a atteint	16,980f 50		En 1890	il a atteint	16,921f »
En 1887	id.	16,437 »		En 1891	id.	17,683 50
En 1888	id.	16,523 »		En 1892	id.	17,942 »
En 1889	id.	17,241 50		En 1893	id.	16,906 50

Il conviendra aussi d'assigner aux filles soumises la portion de la ville qui leur est dévolue par l'usage (1), en les expulsant surtout du voisinage des casernes écartées, circonstance qui rend l'action de la police moins efficace. Dans certains quartiers excentriques, bon nombre de débits se sont convertis en véritables maisons de tolérance (quartier Bon-Rencontre.) On a constaté que les petites villes, toutes proportions gardées, sont moins infectées de maladies vénériennes que les grandes ; cela se conçoit aisément, car la police des filles publiques y est très facile ; si l'infection se multiplie dans quelques grands centres, c'est, sans doute, à cause des obstacles qu'y rencontre cette surveillance.

Une grande quantité de marins et de soldats sont empoisonnés de syphilis contractée surtout dans les débits. On compte à Toulon environ quatre-vingts de ces établissements suspects et admirablement organisés pour dépister la surveillance. Tous, dit un rapport de police, sont munis de plusieurs issues et ont à leur disposition des sonneries électriques qui permettent au personnel féminin de disparaître à la première alerte. De plus, certains débitants donnent volontiers asile à des filles, insoumises ou non, non seulement en raison de la dépense qu'elles font par elles-mêmes, mais, principalement, par les marins ou autres, que leur présence y attire.

Enfin, il est nécessaire que la Municipalité fasse quelques sacrifices, en augmentant les ressources consacrées au service des femmes vénériennes : que le nombre de lits corresponde à tous les besoins et qu'on ne soit pas amené,

---

(1) Arrêté municipal du 7 août 1891 :

Art. 1er. — Il est interdit aux filles publiques d'habiter aucune autre partie de la ville que celle où elles sont tolérées par l'Administration municipale (quartier réservé dit Chapeau-Rouge).

faute de place, à renvoyer trop tôt les femmes qui y sont soignées (1). Car, on reconnaîtra que ces sorties prématurées annihilent totalement l'effet bienfaisant des visites sanitaires.

L'importance de ces mesures prophylactiques découle de l'étroite solidarité qui unit la caserne à la cité ; elle impose à celle-ci l'obligation de défendre celle-là. Quand il s'agit de l'avenir d'un pays, rien de ce qui peut concourir à le défendre ne saurait être négligé. Le soldat fait l'armée ! Le syphilitique est une non-valeur ; frappé dans sa descendance, la patrie ne saurait désormais plus compter sur lui ni pour le présent, ni pour l'avenir.

---

(1) A l'Hospice civil, la salle 14 affectée aux femmes vénériennes compte 31 lits ; étant donnée son exiguïté, ce chiffre ne saurait être dépassé ; il conviendrait donc d'affecter une autre salle à ce même service.

CHAPITRE VI

—

Les Hospices civils. — L'Hôpital principal de la Marine. — L'Asile de nuit. — Les Fourneaux économiques. — Le Laboratoire municipal.

———

Ces données sur la ville de Toulon, au point de vue de sa situation hygiénique et de ses conditions générales et particulières de salubrité, demandent à être complétées par une description de ses services hospitaliers et de ses établissements de bienfaisance en rapport immédiat avec l'hygiène.

I

LES HOSPICES CIVILS

Les Hospices civils comprennent l'Hôtel-Dieu et la maison de la Charité (1). Ces établissements sont restés de longues années éloignés de toute habitation ; il a fallu

—————

(1) L'*Hôpital de la Charité*, fondé par Jean de Gauthier, prieur de la Valette, pour recevoir les vieillards pauvres, fut inauguré le 1ᵉʳ mai 1679. Ses proportions en furent d'abord très modestes, car il ne pouvait recevoir que trente vieillards. La sollicitude de Mˢʳ de Chalucet pour cette œuvre de philanthropie permit, peu d'années après (1694), d'en augmenter l'importance. Depuis, de nombreuses améliorations ont été successivement apportées à cet établis-

le dernier agrandissement de la ville pour les comprendre dans la nouvelle enceinte fortifiée; actuellement, les Hospices civils sont à la limite des constructions de la nouvelle ville.

Leur exposition est favorable; peut-être, en hiver, les grands arbres du jardin public y procurent-ils un peu d'humidité; dans tous les cas, cet inconvénient est pallié par les avantages que les malades retirent de ce voisinage pendant la saison chaude. Les vents d'Ouest dominants assurent également leur aération d'une façon satisfaisante.

L'emplacement occupé présente la forme d'un triangle, dont la base, exposée au midi, correspond au jardin public, et dont le sommet est formé par la jonction du chemin militaire et de la rue Chalucet. Cette dernière limite les Hospices à l'est, et les immeubles qui la bordent d'un seul côté n'en sont séparés que par sa seule largeur; mais, du côté de l'ouest, des terrains vagues assurent l'isolement de ces établissements d'une façon presque absolue.

La Charité et l'Hôtel-Dieu sont constitués par trois corps de bâtiments parallèles courant Est et Ouest et mis en communication par des constructions intermédiaires qui les réunissent au centre et à chacune de leurs extrémités. Tous les services sont groupés dans ces locaux; malheureusement, pour quelques-uns, leur aménagement

---

sement qui, en 1854, absorba tous les services hospitaliers de la ville, par le fait de la démolition de l'ancien *Hôpital du Saint-Esprit* qui était construit sur les terrains aujourd'hui occupés par la place Victor-Hugo. Le dernier agrandissement date d'une vingtaine d'années : il résulte de l'acquisition d'une partie du *Jardin du Roi* qui confinait aux Hospices dans l'est.

La contenance actuelle de ces immeubles est de 12,111 mètres carrés, se dédoublant ainsi :

Hospice de la Charité. . . . . 4,430 mètres carrés
Hôtel-Dieu. 7,319   —
Terrain domanial (adjugé le 25 août 1863)   362   —

et la disposition des corridors et des issues sont telles qu'il est difficile d'y accéder sans avoir à traverser une ou deux cours.

La population assistée ou malade peut s'élever au total de 774 individus, se décomposant ainsi :

La Charité : 392 lits, répartis de la façon que voici :

Hommes	78	Femmes	78
Garçons	59	Filles	103

On compte en outre :

Lits pour nourrices	21	Pensionnaires des deux sexes	16
Berceaux	22	Divers	15

L'Hôtel-Dieu : 379 lits, ayant reçu les affectations suivantes :

Hommes fiévreux	82	Femmes fiévreuses	50
— blessés	72	Enfants fiévreux	6
— vénériens ou atteints de maladies cutanées	59	Femmes et enfants blessés	36
		— vénériennes	31
		— atteintes de maladies cutanées	14

De plus, 29 lits sont destinés au personnel hospitalier, médecins, pharmaciens, sœurs.

On a estimé à 50 mètres carrés par malade ou assisté le minimum de superficie qui doit être accordé ; ce chiffre, qu'il faut autant que possible chercher à dépasser, doit s'accroître non pas proportionnellement, mais progressivement avec le nombre de malades ; en prenant les évaluations du professeur Lefort, les 800 malades ou assistés devraient disposer d'environ 90,000 mètres carrés. Les Hospices civils ont donc une superficie huit fois inférieure à ce qu'elle devrait être.

Terminons ces considérations générales par la répartition du service médical. On distingue quatre divisions :

1re Division : Blessés des deux sexes et Maternité.
2me — Fiévreux — et maladies contagieuses.
3me — Vénériens — et maladies cutanées.
4me — Infirmerie de la Charité, aliénés et crèche.

A chacune est affecté un médecin, chef de service ; la division des fiévreux compte, en outre, un médecin adjoint et celle des blessés en compte deux ; un interne en médecine et un interne en pharmacie sont attachés à chaque service ; enfin, une maîtresse sage-femme est préposée à la Maternité. Les naissances, en progression constante, présentent une moyenne annuelle de 113 (trois dernières années), en augmentation du 67 % sur la moyenne constatée il y a dix ans. Le nombre moyen des malades hospitalisés s'élève annuellement à 3,750, fournissant 342 décès, soit le 9 % (trois dernières années).

Après avoir laissé, en entrant, à gauche, le logement du concierge et, à droite, celui de l'interne de garde, on trouve une cour grillée sur deux de ses côtés ; la grille du fond constitue la séparation entre l'Hôtel-Dieu et la Charité que complète l'avancée de la chapelle ; à droite, sont placés la pharmacie, les bureaux de l'Administration et l'escalier conduisant aux femmes blessées. Un passage voûté donne accès à une première cour où se trouvent la cuisine et ses dépendances. La cuisine ne prête à aucune considération particulière ; à signaler, cependant, un tuyautage ingénieux qui permet l'utilisation des fourneaux au chauffage des bains établis à peu de distance.

A proximité, est installée la buanderie ; cette importante et indispensable annexe de tout service hospitalier, classée, comme on le sait, parmi les établissements insalubres, ne saurait se comprendre au centre même d'un hôpital ; elle

devrait être isolée, d'autant plus que son organisation est
très primitive : le linge est mis dans de grands cuviers
en bois, reposant sur dés en maçonnerie, et un conduit verse
la solution alcaline; comme on le devine, ce procédé, au
point de vue économique, entraîne une grande déperdition
de calorique; en outre, on ne saurait contester que la production de buées, rendues ainsi plus abondantes, ne vienne
exagérer, pour le personnel ouvrier, l'insalubrité de la profession. En ce qui concerne l'opération elle-même, on sait
aujourd'hui qu'elle n'est que suffisante pour les vêtements
et le linge servant à l'homme valide, mais qu'elle doit être
plus complète quand on a affaire à des vêtements des services hospitaliers : c'est pour eux surtout qu'il conviendrait
de généraliser l'emploi de l'étuve à vapeur sous pression.

Parallèlement à ce deuxième corps de bâtiment dont il
est éloigné de quelques mètres, coule le béal ; cette disposition n'est pas une des moindres causes d'insalubrité des
Hospices civils; nous savons que les eaux de ce canal con-
densent, sur son parcours, toutes les impuretés que le
lavage du linge leur a abandonnées; il est incontestable
qu'ainsi souillées, ces eaux renferment des milliers de bactéries dont beaucoup ne sont pas inoffensives ; le danger
est grossi, en été, du fait de la température et de la réduction du débit, qui met à nu les vases savonneuses dont le
lit de ce canal est encombré (1). Pour la ville, dont les ruisseaux des rues sont alimentés par le béal, ce passage à
travers l'hôpital vient multiplier les chances d'infection du
sous-sol, car le trop-plein des fosses mobiles de la salle des
fiévreux s'écoule dans le béal et vient exagérer encore la
souillure de ses eaux.

---

(1) Le débit en hiver est d'environ 100 litres par seconde (novembre 1893);
il est presque nul en été (juillet 1894).

A peu de distance, est construit le quartier affecté aux aliénés, placés temporairement en dépôt avant d'être dirigés sur Pierrefeu. Deux petites constructions, séparées par une cour, leur sont réservées ; l'une comprend trois cellules destinées aux femmes, l'autre, cinq cellules affectées aux hommes ; un lit, une chaise et, dans un angle, un trou percé à la turque constituent, pour les aliénés calmes, les seuls aménagements prévus ; une cellule spéciale, munie de boucles scellées au mur, est réservée aux agités.

Quelques marches à gravir et on aboutit à un enclos qui contient une *étuve à désinfection à vapeur sous pression*, construite par Geneste et Herscher, et livrée à l'usage depuis le 1er octobre 1892. Comme le comporte la distribution ordinaire, le bâtiment qui l'abrite est divisé en deux pièces absolument indépendantes et séparées par l'étuve proprement dite ; le sol est cimenté, disposition qui favorise son lavage par des liquides désinfectants ; nous n'avons pas constaté l'existence de lavabos ni celle d'un pulvérisateur, permettant aux agents qui ont été en contact avec des objets contaminés, de changer leurs vêtements de travail contre des vêtements stérilisés, avant de sortir de l'établissement ; cette disposition est adoptée dans certaines grandes villes. Un règlement établit les rapports entre l'Administration et les particuliers et fixe les redevances, mais la gratuité est acquise aux indigents. Enfin, une voiture spéciale est attachée au service de la désinfection : sa caisse est en métal et complètement étanche, elle est munie d'un couvercle fermant hermétiquement ; nous reprocherons à cette voiture son exiguïté, car un sommier ne saurait y trouver accès. L'utilité de la désinfection n'est plus à démontrer ; depuis plusieurs années, les hygiénistes et les Sociétés médicales n'ont cessé d'appeler l'attention sur son importance dans la prophylaxie des maladies transmissibles ;

cependant, soit que les moyens d'information aient été peu
développés ; soit, ce qui est plus probable, la crainte de voir
les frais de la maladie grossis par de nouvelles dépenses,
son usage n'est point encore entré dans les mœurs de la population. Car, malgré la fréquence des maladies contagieuses, on ne compte qu'une moyenne de 8 opérations par mois
pour la population civile ; cependant, nous devons reconnaître qu'en juillet 1893, les menaces de choléra en ont déterminé 18. Aussi, ne devons-nous pas désespérer de voir
cette mesure prophylactique appréciée du public. En 1889,
quand furent installées, à Paris, les premières étuves, on
compta 78 désinfections pour le premier exercice et, quatre
ans après, le total annuel dépassait 18,000.

Latrines. — A l'Hôtel-Dieu et à la Charité, leur aménagement est, de tous les services généraux, celui qui laisse
le plus à désirer ; c'est là, cependant, étant données nos
connaissances actuelles, une des questions les plus importantes dans un hôpital, où les conditions d'infection sont
très aisément réalisables, surtout lorsque dans le voisinage se trouvent réunis un grand nombre d'enfants dont
on sait l'extrême réceptivité.

Le système en usage est celui des fosses mobiles ; mais,
dans leurs dispositions accessoires, on relève bien des
défectuosités : souvent les niches, où sont placés les récipients, sont sales, mal entretenues, révélant au loin leur
présence ; presque partout, les trous à la turque rendent
seule possible la défécation accroupie ; enfin, l'aération s'y
effectue seulement par la porte ; c'est dire assez qu'aucune
de ces latrines ne remplit les conditions hygiéniques résu-
mées dans ces trois mots : propreté, sécheresse et ventilation. Nous citerons, par exemple, le dortoir des garçons où
couchent 48 enfants de 8 à 11 ans ; les cabinets sont sans
eau, privés d'air et séparés du local où couchent ces en-

fants par une porte fermant mal. Ailleurs, dans l'infirmerie des femmes assistées, pour la plupart âgées, il n'existe pas de latrines ; pendant la nuit, c'est la salle elle-même qui est affectée à cet usage.

Lavabos. — Il y a deux ans, les enfants, groupés au nombre d'environ 15 à 20, autour d'une baille remplie d'eau, procédaient à leurs ablutions matinales ; cette communauté contraire à tous les principes hygiéniques n'existe plus : la baille a fait place à des lavabos formés d'une augette en tôle émaillée ; mais l'eau continue à être très parcimonieusement accordée ; on compte, en effet, un robinet pour 20 enfants.

Réfectoires. — Nous reprocherons aux réfectoires d'être mal aérés, celui des filles surtout ; les garçons sont mieux partagés à ce point de vue. Mais, pour tous, la substitution de la vaisselle en faïence à la vulgaire assiette en fer étamé, actuellement en usage, marquerait la réalisation d'un progrès ; la première mise de fonds serait un peu coûteuse, mais l'hygiène en tirerait grand profit.

Dortoirs. — Les dortoirs sont d'une trop grande étendue ; c'est une cause d'insalubrité que cette agglomération, dans un même local, soit de vieillards, soit de femmes infirmes, soit d'enfants, pour la plupart en état de misère physiologique. Le dortoir des vieillards contient 73 lits ; contiguë, se trouve l'infirmerie avec 25 lits ; le dortoir des femmes atteint le chiffre de 90 lits, celui des filles, 80. Il est incontestable, malgré le réel dévouement dont tout le personnel hospitalier fait preuve, qu'il ne saurait pallier les inconvénients créés pour l'hygiène par cet encombrement. Ils sont surtout exagérés par les mauvaises conditions accessoires ; or on sait qu'en matière d'hygiène l'accessoire devient souvent l'essentiel.

Les Hospices civils sont alimentés par l'eau de la Compagnie ; l'allocation quotidienne est de 250 mètres cubes ; elle n'est pas suffisante, car certaines parties de l'établissement, bien que munies d'une canalisation, sont quelquefois totalement privées d'eau.

Dans la partie Ouest des bâtiments, dont l'ensemble constitue les Hospices civils, se trouvent plus spécialement placés les services hospitaliers. Les défectuosités que nous avons signalées pour la Charité persistent là encore ; c'est le même encombrement, la même promiscuité, qui rendent le séjour à l'hôpital redoutable pour le malade. Les dimensions des salles sont variables, mais toutes sont trop exiguës pour le nombre de lits qu'elles comportent. De plus, l'isolement, désirable dans les maladies contagieuses, ne saurait être réalisé ; une porte et un étroit palier séparent ce service d'une salle de fiévreux. Le service de chirurgie, qui devrait être *absolument* isolé, ne l'est pas plus que la Maternité, toujours par défaut de place. On ne doit pas perdre de vue que tout malade atteint d'une lésion chirurgicale est suspect d'infection et qu'il peut devenir source de danger non seulement pour ses voisins, mais encore pour les malades des autres services. Deux salles d'opérations annexées à chacun des services des blessés, hommes et femmes, ont été récemment aménagées ; nous n'y avons pas rencontré un matériel aussi complet que celui de certains hôpitaux de province ; néanmoins, les conditions d'asepsie y sont telles qu'elles permettent l'exécution de certaines grandes opérations abdominales et leur plein succès.

II

L'HÔPITAL PRINCIPAL DE LA MARINE

L'établissement connu sous le nom d'*Hôpital principal de la Marine* a été commencé en 1687, sous le ministère de Seignelay. Il fut conçu pour servir d'école à 300 jeunes gens, futurs officiers des vaisseaux du roi, et aussi de séminaire aux élèves aumôniers qui devaient embarquer sur les mêmes bâtiments. La direction de cette école fut confiée aux jésuites.

Cette destination resta telle jusqu'en 1762. Les jésuites ayant été expulsés par arrêt du Parlement de Paris, et les gardes-marines logés dans l'intérieur de l'arsenal, en vertu d'une nouvelle organisation, le ministère de Castries donna l'ordre de convertir l'ancien logement des jésuites en hôpital, après lui avoir fait subir les transformations rendues nécessaires par sa nouvelle affectation (1785).

Étant donné ce court historique, il est facile de prévoir que cet établissement est loin de convenir à la situation qui lui est faite. En outre de sa position au centre de la ville, au milieu d'une des rues les plus populeuses, il n'offre aucun des aménagements que réclament les progrès actuels et, malgré les efforts tentés, les restaurations entreprises n'ont pu le mettre à la hauteur des exigences de l'hygiène hospitalière. Les salles y sont disposées d'une manière défectueuse, celles d'un même étage sont sous la même dépendance les unes des autres; c'est cette communication directe qui rend tout isolement impossible à réaliser. Il y a quelques années, en 1885, alors que l'établissement de

Saint-Mandrier n'avait point encore absorbé la presque totalité du service hospitalier, les conditions défavorables de cet hôpital s'affirmèrent une fois de plus, car on observa, coup sur coup, sur le personnel résidant, plusieurs cas de choléra qui déterminèrent l'évacuation des malades en traitement. Depuis cette époque, pour satisfaire aux réclamations, d'ailleurs fondées, des habitants de la ville, on s'est décidé à réduire, de plus en plus, l'importance de cet établissement ; car ses conditions de salubrité, à peine suffisantes en période normale, peuvent y créer, en cas d'épidémie, un véritable foyer infectieux susceptible d'exagérer encore les mauvaises dispositions hygiéniques de notre cité.

On compte, pour ces dernières années, une moyenne journalière de 100 malades, environ, au lieu de 339, effectif que comptait autrefois le local ; la moyenne annuelle des entrants, pour les trois derniers exercices, est de 1,738 fournissant, par an, un total de 6,731 journées et environ 54 décès, soit le 4 °/₀.

La surface de terrain que l'hôpital et ses dépendances recouvrent est d'environ un hectare (exactement 9,752^{m2}) ; soit, pour l'effectif moyen du personnel actuellement hospitalisé, 97 mètres carrés par malade ; elle a la forme d'un trapèze. L'hôpital est limité, au nord, par un mur de clôture qui le sépare du boulevard de Strasbourg ; à l'ouest, par la rue Traverse Denfert-Rochereau ; au sud, par la rue Nationale, où se trouve l'entrée principale ; la disposition de ces deux dernières rues, étroites et bordées de maisons très populeuses, aggrave, pour leurs habitants, le danger de ce voisinage ; enfin, la rue de l'Intendance, plus large, marque sa limite à l'est, incomplètement, cependant, car, à la partie inférieure de la rue un passage voûté réunit ce bâtiment à un autre établissement maritime.

Les mauvaises conditions hygiéniques de cet hôpital ayant réduit son importance, nous serons très bref sur les dispositions intérieures des salles et sur leurs dépendances.

La voûte d'entrée mène à une grande cour, où se trouve, à droite, la direction du Service de santé ; à gauche, sont installés les bureaux de l'administration et la sous-direction ; au fond, un passage conduit à l'escalier d'honneur ; le couloir qui précède aboutit, à droite, aux bains ; à gauche, à la cuisine et à ses dépendances ; la pharmacie centrale d'approvisionnements est dans le voisinage, de plain pied avec une cour intérieure qui est bordée par des locaux où se trouvent le matériel hospitalier devant servir en cas de mobilisation, la pharmacie de détail, etc.

Au premier étage, sont les malades dont les affections relèvent de la clinique interne. Probablement dans le but de bénéficier d'un éclairage beaucoup plus favorable, le service chirurgical a été placé au deuxième étage ; c'est là que sont transportés et recueillis les blessés victimes des grands traumatismes qu'entraîne malheureusement, à sa suite, l'importance de nos constructions navales. L'aération des salles s'effectue naturellement par les portes et les fenêtres, elle est suffisante pour l'effectif hospitalisé.

On compte trois fosses fixes dans cet établissement, leur trop-plein s'écoule dans une quatrième par un égout d'une hauteur de deux mètres environ ; deux de ces fosses sont creusées dans le sol ; celle qui dessert le casernement des infirmiers, anciennes salles 7 et 8, fait exception : elle est construite en maçonnerie au-dessus du sol et sa vidange ne peut s'opérer qu'en forant la cloison qui forme sa paroi.

Quelques tinettes Rizzo ou à système diviseur sont, en outre, réparties dans l'établissement ; les liquides qui s'en écoulent sont recueillis dans une conduite qui, parcourant la rue Denfert-Rochereau, vient aboutir à l'égout Chalucet. Les eaux d'amphithéâtre suivent la même destination.

Ainsi, à part l'encombrement moindre que dans les Hospices civils (97 mètres carrés par malade au lieu de 15 mètres carrés), les conditions d'hygiène de l'hôpital de la Marine sont aussi défectueuses ; ces deux établissements, pour être mis à la hauteur des exigences de l'hygiène hospitalière, auraient besoin de subir une transformation radicale ; car toute restauration ne sera qu'un palliatif insuffisant.

C'est ce qu'on semblait avoir compris, il y a quelques années, en ce qui concerne l'hôpital principal de la Marine. Une loi d'août 1884 ouvrit un crédit de cent mille francs pour l'achat d'un terrain sur les premières pentes du Faron où devait être créé un nouvel hôpital. Malheureusement, à cette seule dépense s'est arrêtée la transformation attendue. Depuis, certaines améliorations apportées à l'hôpital Saint-Mandrier et l'achat de nouveaux terrains, en vue de son agrandissement, paraissent avoir définitivement écarté ce projet de construction. Si, par certains côtés, l'évacuation des malades au delà de la rade réduit, pour Toulon, les dangers d'infection, il peut ne pas être indifférent à ceux-ci de faire la traversée, par tous les temps, à des heures déterminées à l'avance. De plus, si l'on envisage les conditions de guerre, cet éloignement du centre hospitalier, distant de plusieurs milles en mer, fournit matière à bien des réflexions.

Pour conclure, nous dirons qu'en raison de ses mauvaises conditions hygiéniques, l'hôpital principal devrait être progressivement abandonné ; il est, actuellement, le siège de la Direction du service de santé du 5e arrondissement maritime, le centre administratif des hôpitaux, de leurs magasins d'approvisionnements et de mobilisation ;

mais ces modifications n'ont pu avoir lieu qu'au détriment de l'espace ; on a empiété sur les cours, en construisant des bâtiments nouveaux ; certaines salles ont été converties en caserne pour les infirmiers ; enfin, l'ancien local qu'ils habitaient a été transformé en magasin pour recueillir ce matériel disparate, détenu, jusqu'alors, par la Direction des constructions navales et que des circulaires ministérielles ont affecté au service hospitalier dans le louable but d'unifier sa direction. Aussi, telles quelles sont, les ressources d'hospitalisation ne laissent pas que d'être fort aléatoires à Toulon ; leur insuffisance sera surtout manifeste en temps de guerre, c'est-à-dire au moment où les circonstances imposeront la douloureuse nécessité de disposer de vastes locaux, parfaitement aménagés et d'accès toujours facile. Elles consisteront, d'une part, en un hôpital encombré de matériel, trop exigu pour y recevoir des blessés, pouvant à peine servir d'ambulance ; d'autre part, en un deuxième établissement, seule ressource d'hospitalisation, dans les conditions ordinaires, mais trop excentrique, trop « en l'air », pour ne pas être voué à l'évacuation dès l'ouverture des hostilités.

III

ASILE DE NUIT

Il existe à Toulon un refuge de nuit.

Comme on le sait, le but de ces créations est d'offrir, *sans enquête préalable*, une hospitalité temporaire à ceux qui, sans ressources pécuniaires et sans asile, allaient autrefois chercher un refuge passager dans des maisons en construction, sous des portes cochères ou des voûtes de pont, dans des conditions d'abri les plus mauvaises.

Le service intérieur de l'asile de nuit est soumis à la réglementation suivante, élaborée par la Commission du Bureau de Bienfaisance, dans sa réunion du 2 février 1891 :

ARTICLE PREMIER. — Le séjour à l'asile de nuit est fixé à deux nuits consécutives renouvelables par trimestre.

ART. 2. — Par autorisation spéciale de l'un des administrateurs et sur une demande justifiée, le séjour pourra être prolongé au gré de l'administrateur.

ART. 3. — L'asile de nuit est ouvert aux indigents à 5 h. 1/2, du 1er octobre au 1er mars, et à 6 h. 1/2, du 1er mars au 1er octobre.

ART. 4. — Le réveil se fera au coup de canon de l'Arsenal, la sortie sera exigée une demi-heure après.

ART. 5. — Tout indigent en état d'ébriété sera rigoureusement exclu.

ART. 6. — En cas d'indisposition grave de l'un des pensionnaires, on s'adresserait à un médecin désigné par l'Administration.

ART. 7. — L'asile de nuit sera ouvert aux indigents jusqu'à 9 h. ; par mesure exceptionnelle et sur la présentation d'un agent de la sûreté, tout indigent sera admis d'urgence à toute heure de la nuit.

Les assistés sont accueillis directement ou bien en passant par le Bureau de Bienfaisance de la rue Hoche qui leur délivre un bon de pain d'une valeur de 500 grammes et deux rations du fourneau économique. Ils sont inscrits, à leur entrée, par le brigadier de police, qui marque, pour chacun, le numéro d'admission, les noms, l'âge, la profession, le lieu de naissance, la provenance et la destination. Pendant l'année 1892, l'asile a fourni 8,245 admissions ; dans ce nombre il faut compter environ 150 femmes ; en 1893, le total a dépassé 10,000.

L'établissement comprend un rez-de-chaussée et un seul étage ; au rez-de-chaussée, se trouvent le bureau d'inscrip-

tion et un local où se tient le sous-brigadier chargé de la
surveillance. La porte d'entrée donne accès sur une cour de
quelques mètres carrés, dans laquelle coule une fontaine
où le très petit nombre procède à un lavage, que le défaut
d'eau chaude et de savon rend très sommaire. Au premier
étage, sont les dortoirs, au nombre de quatre, communi-
quant entre eux pour rendre la surveillance plus facile,
mais pouvant être isolés par la fermeture de portes vitrées ;
un lit de camp borde chacun des dortoirs ; sur les planches
sont disposées une paillasse et une couverture de laine ;
les couvertures sont lessivées deux fois par an, la paille est
changée tous les mois. Un brasero établi dans la cour
constitue le seul mode de chauffage. Le surveillant attaché
à l'établissement et qui sert d'auxiliaire au brigadier,
assure la propreté des dortoirs par un lavage opéré tous
les matins. Les latrines, séparées des locaux habités, sont
constituées par des fosses mobiles.

Enfin, la Bourse du Travail, établie à l'étage au-dessus,
complète le but humanitaire de cette création.

Nous ne croyons pas nécessaire d'insister sur la bienfaisante utilité d'une telle œuvre au point de vue social ;
au point de vue hygiénique, elle permet de recueillir, pour
quelques jours au moins, des êtres pour la plupart débili-
tés par la misère et la souffrance et, aussi, de les soustraire
provisoirement à de nombreuses causes de maladies ; combien de fois, en effet, l'entrée à l'hôpital pour une affection
grave n'a-t-elle pas succédé à une nuit passée sans abri !
Cet asile de nuit fait donc grand honneur à la Municipalité
qui l'a conçu ; mais son organisation, faite avec trop de
simplicité, appelle quelques légères améliorations. La plus
importante consisterait dans la délivrance *provisoire* de
vêtements de rechange pour faciliter la désinfection des
vêtements et des hardes des voyageurs indigents ; un sys-

tème de bains-douches serait aussi à établir, il permettrait le nettoyage au savon noir du nouvel arrivant. On a, en effet, remarqué, au cours des plus récentes épidémies et, surtout, à propos du typhus exanthématique, que de nombreux cas s'étaient déclarés dans ces asiles temporaires, et que ces institutions charitables avaient pu devenir dangereuses par les facilités qu'elles offrent à la communication et à la dissémination des germes morbides. Une circulaire du Ministre de l'Intérieur, adressée aux Préfets, indique même les mesures à prendre dans les asiles de nuit, en vue de prévenir la propagation des maladies contagieuses (1).

IV

FOURNEAUX ÉCONOMIQUES

Au point de vue hygiénique, on sait l'importance de ces établissements d'alimentation à bon marché. Quelques économistes ont même voulu en faire le spécifique contre l'alcoolisme (2).

Depuis longtemps, en France, les fourneaux économiques ont reçu la consécration d'une expérience en grand. Mais cette institution n'a fait sa première apparition à Toulon qu'en 1863 ; actuellement, on compte quatre fourneaux : trois relèvent du département de la Marine et ne fonction-

---

(1) Circulaire ministérielle du 25 juin 1894.

(2) Yves Guyot aurait montré, dans une enquête faite en Suisse, que la consommation d'alcool, dans les cantons, était en raison inverse de la consommation de la viande.

Plusieurs physiologistes, avec Labry, ont prétendu qu'il est exceptionnel qu'un homme bien nourri devienne un buveur d'eau-de-vie.

nent que pendant les mois d'hiver, au moment où la briéveté du jour impose au personnel ouvrier l'obligation de prendre le repas de midi dans les établissements maritimes ; le quatrième dépend de l'autorité municipale, son fonctionnement est permanent.

Les différents fourneaux de la Marine délivrent, pendant les six mois de leur exercice, environ 400,000 rations (1). Le fourneau municipal a fourni, pendant l'exercice 1892, 100,408 rations, dont 19,054 ont été délivrées sur bons du Bureau de Bienfaisance.

V

LABORATOIRE MUNICIPAL

Une délibération du Conseil municipal du 8 août 1888 a décidé la création d'un Laboratoire destiné à assurer l'analyse des boissons et denrées de toute espèce, dont la suspicion est de nature à intéresser la santé publique. Son fonctionnement date du 1er mai 1889.

Un arrêté du maire prescrit, en outre, aux commissaires

---

(1) Nous donnons, à titre de document, la nomenclature des denrées et les quantités délivrées dans les fourneaux économiques de la Marine moyennant la rétribution de 10 centimes.

Portion de bœuf	70 gram.	Portion de bouillon . . . . . . 50 centil.
— petit-salé . . . . . . 50 —		— vermicelles . . . . . . 50 —
— fromage . . . . . . 50 —		— macaroni . . . . 25 —
— morue . . . . 90 —		— haricots en soupe . . . 25 —
— saucisson . . . . . . 25 —		— — en ragoût. . . 25 —
— pain. . . . . . . 250 —		— — en salade . . . 25 —
— fruits 300		— — de mouton et pe- tit-salé . . . 25 —
		— pommes de terre en ragoût 50 —
		— — en salade 25 —

de police, l'inspection, dans leurs quartiers, des magasins
et des marchés pour y prélever des échantillons des denrées suspectes qui seront soumises à l'analyse ; les cabarets et cafés interlopes sont l'objet d'une mention spéciale.
Ces prélèvements doivent être opérés, dit l'arrêté, dans
ces établissements, qu'ils aient ou non été l'objet de la
plainte des consommateurs, et parmi les denrées ou boissons en cours de consommation ou de vente ; ils seront
espacés, suivant un roulement régulier, de façon à ne livrer
au Laboratoire que deux produits par semaine et par com-
missariat. Les échantillons ainsi recueillis, ayant été éti-
quetés (sans nom du détenteur), timbrés et cachetés, le
nom du commerçant est inscrit sur un carnet spécial,
avec le nom de la substance en regard ; un agent, muni de
ce carnet, porte l'échantillon à la Mairie, où il sera enre-
gistré et transcrit aussi sur le carnet du commerçant, afin
de permettre la constatation de l'identité de l'échantillon
avec le bulletin de l'analyse que le bureau de police rece-
vra ensuite du Laboratoire.

Outre ces analyses, le Laboratoire pratique, contre paie-
ment, celles des produits déposés par le public.

Pendant l'année 1893, le Laboratoire a été appelé à donner son avis sur 475 échantillons de produits alimentaires :
204 ont été trouvés bons, 167 passables et 104 mauvais.
Ce qui donne, pour 100, la proportion suivante : bons :
43 °/₀ ; passables : 35 °/₀ ; mauvais : 22 °/₀ (1).

Si l'on recherche la proportion, pour 100, des échantillons reconnus mauvais, on trouve que les vins ont fourni
le 9.18 °/₀ ; les vinaigres, le 40 °/₀ ; les poivres, le 25,8 %
et les safrans, le 44,4 % ; quant aux eaux, la moitié,
environ, était impropre à servir à l'alimentation, elles

____

(1) Communication du Directeur du Laboratoire.

provenaient, pour la plupart, de puits contaminés par des infiltrations de matières fécales (1).

Pour que cette institution produisît un résultat vraiment utile, il faudrait que les prélèvements officiels fussent exécutés discrètement par un personnel inconnu du débitant ; car celui-ci, à la vue de l'agent-contrôleur, a toujours soin de délivrer l'échantillon d'une denrée ordinairement impeccable, mais qui n'est pas celle couramment vendue à la masse des consommateurs. En outre, il serait désirable que la plus grande publicité fut donnée aux condamnations prononcées contre les fournisseurs de denrées falsifiées.

---

(1) Relevé total des opérations pour 1893 :

	Examinés	Bons	Passables	Mauvais
Vins rouges et blancs	185	110	58	17
Eaux	49	18	6	25
Laits	61	24	18	19
Liqueurs (absinthes, amers, etc.)	30	7	21	2
Vinaigres	5	2	1	2
Huiles d'olive	8	3	2	3
Pains et farines	16	2	5	9
Cafés	17	4	9	4
Safrans	18	2	8	8
Poivres	31	11	12	8
Produits divers : graisse, beurre, chicorée, champignons, sel, tapioca, sirop, saucisson, etc.	55	21	27	7

CHAPITRE VII

—

Les Écoles communales.

La démographie nous a enseigné qu'un des caractères de la population toulonnaise est la pénurie d'enfants, ceux-ci n'entrant que pour le 19 % de l'effectif, alors qu'ils atteignent le 27 % de la population pour le pays tout entier. A Toulon, le quart des enfants succombe avant l'âge de cinq ans ; de plus, dans la construction de la pyramide démographique (1) classant la population municipale par âge, nous avons vu que la tranche correspondant à la période de 5 à 10 ans, marquée d'un retrait prononcé sur celle qui lui sert de base, témoigne à son tour qu'une mortalité élevée se prolonge au delà des premières années ; par la suite, de 10 à 15 ans, cette particularité, quoique moins accusée, s'observe également.

Pour les enfants du premier âge, on sait que le grand péril réside dans les fonctions mal ordonnées du tube digestif, troubles surtout provoqués par une alimentation vicieuse. Au delà de 2 ans, l'enfant est moins menacé de ce côté, mais, cessant d'être isolé, vivant avec les autres enfants, il est exposé aux germes contagieux mis en commun dans le nouveau milieu où il est appelé à

____

(1) Voir page 35.

vivre. Suivant les conditions, il peut ainsi devenir la proie facile de la tuberculose, de la fièvre typhoïde, de la diphtérie et, surtout, des fièvres éruptives.

A ce point de vue, de nombreux exemples démontrent le rôle désastreux que l'école est appelée à jouer comme foyer de concentration et de diffusion des maladies contagieuses. Dans notre ville, la plupart des écoles sont de véritables logements insalubres ; disposées dans de vieux bâtiments de construction vicieuse, leur exiguïté entraine l'impossibilité de modifications avantageuses, aussi leur remplacement par des constructions neuves s'impose et viendrait collaborer à l'œuvre d'assainissement vers laquelle doivent converger toutes les bonnes volontés.

On sait que les conditions du milieu agissent plus fortement sur les enfants que sur les adultes et les hommes faits ; par suite, tout agent nuisible est éminemment plus funeste aux premiers qu'aux seconds ; cette considération doit servir de principe à l'hygiène scolaire.

Dans une école, en effet, l'enfant est exposé à tous les produits gazeux délétères, aux poussières, aux germes infectieux, qui peuvent provenir de l'extérieur ou prendre naissance sur place ; si le cubage est insuffisant, l'action prolongée du milieu confiné marquera l'écolier d'un cachet de déchéance qui favorisera sa réceptivité vis-à-vis des maladies infectieuses, en même temps qu'elle provoquera l'évolution d'affections essentiellement caractéristiques d'une constitution misérable. Pour réaliser les conditions hygiéniques indispensables à l'enfance, on doit donc s'inspirer des dangers que leur absence fait courir à la population des écoles.

A Toulon, les 84 % des salles ou préaux destinés à recevoir les enfants n'ont ni la capacité (5 mètres cubes par enfant), ni la superficie (150 décimètres carrés), réclamées par les règlements scolaires du 17 juin 1880. Le cubage, pour quelques classes, descend jusqu'au 29,3 °/o, et la surface minimum atteint le 33 °/o des dimensions prescrites. Les conditions d'aération, du renouvellement de l'air sont, pour la plupart, vicieuses ou insuffisantes ; nulle part, nous n'avons rencontré le moindre appareil de ventilation artificielle permettant, pendant la classe, les fenêtres closes, le rejet au dehors des produits de l'exhalation cutanée et de l'expiration. Or, l'influence de la ventilation est toute puissante ; là où elle est libéralement assurée, le nombre des organismes microscopiques est réduit au quart (expériences de Tassinari). De plus, Brown Séquard et d'Arsonval ont mis en lumière le poison pulmonaire provenant de la respiration : l'air suffisamment vicié tue les animaux après un temps déterminé ; le même air, chargé de son acide carbonique seulement et dépourvu du poison pulmonaire, ne les tue pas ; c'est donc cet élément toxique qui joue le rôle essentiellement pernicieux ; c'est lui qui produirait aussi cette anémie, spéciale aux grandes agglomérations, désignée par G. Sée, dans son ouvrage sur les anémies, sous la dénomination d'anémie des apnéiques. Ajoutons que, pendant l'hiver, le poêle en fonte, seul moyen de chauffage, par l'oxyde de carbone qu'il dégage, fournit, au milieu, une nouvelle cause de viciation. Il est regrettable que, malgré leurs inconvénients depuis longtemps signalés, ces poêles continuent à conserver les faveurs de l'Administration ; leur maintien justifie l'appréciation de ce savant étranger les appelant « appareils de chauffage réservés seulement à l'usage des corps de garde et des écoles françaises ».

Le chiffre de 40 à 50, fixant le nombre d'élèves par classe, que les hygiénistes qui se sont occupés de l'éducation physique des enfants tendent à admettre comme un maximum, est souvent dépassé ; dans plusieurs écoles. les classes exiguës, de 200^{m3}, contiennent plus de 100 enfants. On conviendra que, si quelques-uns. robustes. peuvent supporter un air ainsi altéré sans grand inconvénient, on ne saurait attacher trop de prix à sa pureté pour les plus petits et les plus débiles ; ce sont, malheureusement, les plus nombreux et, pour ceux-ci, l'école vient prolonger, voire même aggraver, l'influence nocive du milieu insalubre où ils vivent habituellement.

Presque partout, les conditions d'éclairage sont défectueuses. Dans la totalité des écoles maternelles et dans la plupart de celles qui sont destinées à recueillir les enfants d'un âge plus avancé, les qualités de la lumière réclamées pour l'hygiène de la vue. par tous ceux qui travaillent, ne paraissent pas réalisées. Souvent, au lieu d'un jour constant, régulier et calme, la lumière est répandue. d'une façon aussi inégale que possible, dans toutes les parties de la classe ; on sait, cependant, combien cette question de l'éclairage est liée à la manifestation et au développement de la myopie chez les écoliers.

La disposition des cabinets d'aisances laisse surtout à désirer. Dans le plus grand nombre des écoles, les cabinets sont mal éclairés. peu ventilés, et l'absence générale d'eau fait que la propreté y est difficile à maintenir. L'appareil récepteur est ordinairement un trou à la turque auquel fait suite directement un tuyau de chute, de longueur variable, aboutissant à des fosses mobiles ; dans ces conditions, les enfants sont obligés de conserver la position accroupie, circonstance seule qui suffit pour compromettre la cause de l'hygiène ; la propreté sèche, à tous les points de vue recommandable, ne saurait être de la sorte réalisée. Enfin, pendant la saison chaude, les gaz qui s'échappent des orifices en libre communication avec les fosses mobiles constituent, pour le voisinage, une réelle incommodité, voire même une source de dangers. Les hygiénistes, en effet, sont d'accord pour reconnaître que l'influence du gaz des latrines, sur les jeunes organismes, détermine, à la longue, une sorte de méphitisme chronique qui les rend singulièrement aptes à subir l'effet des germes contagieux pouvant, à un moment donné, émaner des fosses d'aisances ; il serait désirable que, dans aucun cas, les cabinets ne pussent communiquer avec les classes et qu'ils fussent isolés de la fosse sous-jacente par un appareil obturateur.

Le nettoyage du sol, dont l'importance est considérable, est sujet à bien des critiques ; le balayage offre le grand inconvénient de soulever beaucoup de poussières, qui peuvent mêler à l'air des germes infectieux ; un seul enfant malade, tuberculeux par exemple, peut devenir une source de dangers pour tous les autres élèves d'une classe ; le lavage à l'eau, avec une solution désinfectante, serait bien préférable.

Quant au mobilier, nous le citons pour mémoire, car son importance hygiénique ne saurait être comparable à celle de l'encombrement et de l'aération ; c'est le vieux mobilier, composé d'une table à places plus ou moins nombreuses, d'un banc sans dossier, qui est le plus souvent fixe et dont l'écartement est variable. Tout le monde est d'accord pour reconnaître que les attitudes vicieuses, sur lesquelles bon nombre d'hygiénistes ont attiré l'attention, sont la conséquence de ces défectuosités.

Comme on le voit par l'exposé des conditions hygiéniques faites aux jeunes enfants fréquentant les écoles, on peut affirmer l'insalubrité du milieu relevant d'une étiologie multiple ; cette insalubrité crée l'obligation d'une surveillance médicale effective ; à Toulon, l'inspection sanitaire n'existe que de nom, elle est à organiser de toutes pièces. Il est indispensable que cette surveillance médicale s'exerce, à la fois, sur les écoles communales et sur les écoles privées ; en cas d'infection épidémique, si le licenciement d'une école primaire communale devient nécessaire, cette mesure n'a son utilité effective que si les enfants licenciés ne trouvent pas asile dans les écoles privées, où ils peuvent, à leur tour, propager la maladie. Les Directeurs adressent tous les mois, à la Sous-Préfecture, un état donnant le relevé des différentes affections contagieuses observées dans leurs écoles, le nombre de décès survenus, etc. Ces renseignements, s'ils étaient exacts, seraient très précieux et permettraient, dans une certaine mesure, de comparer l'insalubrité des différents locaux ; malheureusement, leur authenticité est illusoire, la plupart des parents négligent de motiver l'éloignement de leurs enfants, et aux démarches tentées par le Directeur ou la Directrice de l'école, ils ne répondent souvent que par des renseignements erronés ou sciemment inexacts.

Nous croyons devoir faire suivre ces considérations générales d'une description sommaire des principaux établissements scolaires communaux.

I

ÉCOLES DE L'ANCIEN COLLÈGE

Elles sont groupées dans un vieux bâtiment, plusieurs fois séculaire, ancien évêché, affecté à l'enseignement depuis le 21 février 1811 et collège communal jusqu'à l'inauguration du lycée de Toulon (16 octobre 1867) ; elles contiennent actuellement près de 1.400 enfants des deux sexes ainsi répartis :

A. *École primaire :* 854 garçons de 6 à 11 ans.

B. *École primaire supérieure :* 113 filles de 11 à 17 ans.

C. *École primaire :* 250 filles de 6 à 11 ans.

D. *École maternelle :* 160 enfants des deux sexes de 2 à 6 ans.

A. *École primaire des garçons, encore appelée École de la rue des Prêcheurs.* — Le local qui la constitue est complètement séparé des autres écoles, et l'ensemble de ses conditions hygiéniques est relativement favorable. Mais l'encombrement y est manifeste ; la population scolaire est répartie en 12 classes, fournissant par élève une superficie moyenne de 68^{d2}, et un cubage moyen de $2^{m3},7$; les dimensions des classes 10, 11 et 12, affectées aux plus jeunes enfants, sont encore plus exiguës, elles descendent jusqu'à 52^{d2} et $2^{m3},08$ par élève ; une cour, plantée d'arbres, offrant une surface de 442^{m2} est affectée à ces 854 enfants ; les latrines y sont disposées dans l'angle le plus éloigné et sont complètement séparées des locaux scolaires.

B. *École primaire supérieure des filles.* — Elle compte environ 113 jeunes filles de 11 à 17 ans, réparties en quatre classes fournissant une superficie totale de 118^{m2} (au lieu de 169^{m2} comme l'exige le règlement), soit 104^{d2} par élève ; le cubage est de 383^{m3} (au lieu de 565^{m3}), soit 3^{m3} pour chacune.

C. *École primaire des filles.* — Elle contient 250 enfants de 6 à 11 ans réparties en sept classes, offrant une superficie de 267^{m2} (au lieu de 375^{m2}), soit 107^{d2} par élève ; le cubage est de 870^{m3} (au lieu de 1.250^{m3}), soit $3^{m3},4$ pour chacune.

Pour ces deux établissements, les conditions d'éclairage sont très défectueuses : 5 classes sur 11 reçoivent la lumière par une cour entourée de bâtiments élevés et très obscure.

D. *École maternelle, encore appelée Asile de la place Cathédrale.* — Située au rez-de-chaussée du bâtiment affecté aux écoles B et C, elle comprend environ 160 enfants ; la classe et le préau offrent une surface de 146^{m2} (au lieu de 240^{m2}), soit 91^{d2} par enfant ; le cubage donne 541^{m3} (au lieu de 800^{m3}), soit 3^{m3},4 pour chacun. Les conditions d'éclairage sont particulièrement mauvaises, la lumière y accède par la cour des écoles B et C, diminuée encore par la disposition de l'asile placé au rez-de-chaussée. Une cour de 84^{m2} est affectée aux jeux de ces 160 enfants.

Les latrines desservant ces trois écoles sont groupées dans le même local ; elles sont construites dans la cour dont l'exiguïté maintient au voisinage des classes les émanations que les fosses dégagent ; des tinettes mobiles ont dernièrement remplacé une vaste fosse fixe, elles sont disposées dans un réduit cimenté, creusé dans le sol, où le trop-plein des matières reste très souvent accumulé.

II

ÉTABLISSEMENT SCOLAIRE DE LA PLACE LOUIS-BLANC

Vieil immeuble, devenu, il y a peu d'années, propriété communale, cette école contient 624 enfants. Au rez-de-chaussée, se trouve établie une école maternelle d'environ 195 enfants répartis en deux classes et un préau, offrant, dans leur ensemble, pour chaque enfant, une surface de 100^{d2} et un cubage de 4^{m3}.

Aux étages supérieurs, se trouve une école primaire de filles recevant 429 enfants de 6 à 11 ans, réparties en 9 classes, donnant une moyenne de 1^{m2} de surface et un cubage de $2^{m3},8$ pour chaque élève. Il n'existe pas de cour, les récréations ont lieu dans l'escalier et dans les classes. Les latrines sont placées à l'étage le plus élevé, sous les toits; l'aération en est, par ce fait, très suffisante et les émanations de voisinage ne sont pas à craindre, mais l'immeuble étant dépourvu d'une conduite de distribution d'eau, celle-ci doit être transportée à bras, disposition très préjudiciable à la propreté des latrines.

III

ÉCOLE MATERNELLE DE LA PLACE D'ARMES

Ce local, appartenant à la Marine, reçoit environ une centaine d'enfants de 2 à 6 ans; la superficie est de 154^{m2} et le cubage de 435^{m3}; ces dimensions seraient à peu près suffisantes, mais les conditions d'aération et d'éclairage y sont spécialement défectueuses; de plus, l'humidité y est telle, en hiver, que la vapeur d'eau se condense en fines gouttelettes sur le soubassement goudronné de la muraille. Les latrines, obscures et mal ventilées, sont attenantes au local et séparées du préau par une simple porte. Une canalisation amène les matières de vidanges dans un égout aboutissant dans l'Arsenal.

IV

ÉCOLE PRIMAIRE DE LA RUE MIRABEAU

Elle occupe le rez-de-chaussée d'un immeuble loué par la Ville et contient 169 filles de 6 à 14 ans, réparties en trois classes offrant une superficie de 143^{m2} (au lieu de 253^{m2}), soit, pour chaque élève, 66^{d2} ; le cubage est de 395^{m3} (au lieu de 845^{m3}), soit 2^{m3},3 pour chacun. Nous signalerons, comme fait aggravant encore l'encombrement, la disposition des latrines qui ont accès dans une des classes.

V

ÉCOLE MATERNELLE DE LA RUE GIMELLI

Elle est établie dans un local provisoire, récemment acheté par la Ville ainsi que le terrain adjacent, dans le but d'établir un groupe scolaire. Les conditions d'exposition et d'aération y sont très favorables ; ouverte depuis le mois d'octobre 1893, cette école est fréquentée par 90 enfants, répartis en deux classes et un préau, offrant une superficie totale de 156^{m2} ; le cubage donne 580^{m3}, soit 6^{m3},5 par enfant. Pour la première fois, nous voyons réalisées les conditions de superficie et de cubage réglementaires. En ce qui concerne les latrines, il est regrettable que leur installation ne témoigne pas du même progrès ; elles sont, il est vrai, disposées dans le hall couvert servant de préau et dans

la partie la plus éloignée des classes, mais elles offrent le
même dispositif que nous avons retrouvé ailleurs : trou à
la turque en libre communication avec la tinette mobile.

VI

ÉCOLES COMMUNALES DU FAUBOURG SAINT-JEAN-DU-VAR

Le groupe scolaire comprend la réunion de trois écoles.

A. *École maternelle.* — Elle occupe le rez-de-chaussée
d'un ancien bâtiment ; 150 enfants la fréquentent, ils sont
répartis en deux salles cubant ensemble 405^{m3} (au lieu de
750^{m3}), soit un cubage individuel de 2^{m3},6 ; leur superficie
est de 135^{m2} (au lieu de 225^{m2}), soit, pour chaque enfant, 90^{d2}.
Les conditions d'exposition y seraient satisfaisantes, néanmoins l'éclairage est insuffisant. Les latrines sont dans
une cour, en dehors du bâtiment ; mais l'enlèvement des
tinettes ne peut s'opérer qu'en traversant l'une des classes.

B. *École des garçons.* — Elle reçoit environ 200 enfants,
répartis en cinq classes, toutes disposées au rez-de-chaussée ; leur superficie totale est de 232^{m2}, soit 116^{d2} par élève ;
leur cubage atteint 1.005^{m3}, soit 5^{m3} pour chacun. L'éclairage est défectueux pour deux classes. Une cour de 80^{m2}
est annexée à cette école, les latrines y sont établies, mais
à trop grande proximité des locaux scolaires ; une classe,
en particulier, pour s'abriter des émanations, est dans
l'obligation de maintenir closes ses fenêtres. L'évacuation
des matières de vidanges présente la même disposition
vicieuse que pour l'école maternelle.

c. *École des filles.* — Elle est fréquentée par 200 enfants, réparties en cinq classes, toutes situées au premier étage d'un ancien bâtiment ; leur superficie totale est de 943^{m2}, soit 470^{d2} par élève ; le cubage est de 2.829^{m3} soit 14^{m3} par enfant. Les latrines sont dans des conditions meilleures que celles vues précédemment.

Aucune des écoles de ce groupe n'est pourvue d'une canalisation permettant de disposer d'une certaine quantité d'eau.

VII

ÉCOLE MATERNELLE DU QUARTIER DE L'ABATTOIR

Cette école reçoit environ 45 enfants. Les conditions de cubage et de superficie sont manifestement insuffisantes, malgré ce petit nombre ; en outre, les latrines, à fosse fixe, sont disposées dans le préau et n'en sont séparées que par une simple porte.

VIII

ÉCOLES COMMUNALES DU MOURILLON

École des garçons. — Elle occupe le rez-de-chaussée et le premier étage d'une maison aménagée à cet effet ; 350 enfants la fréquentent, répartis en six classes, offrant une superficie totale de 308^{m2} (au lieu de 525^{m2}), soit 88^{d2} par enfant ; le cubage est de 1,058^{m3} (au lieu de 1.750^{m3}), soit 3^{m3} pour chacun. Les classes sont ainsi disposées : deux au rez-de-chaussée, quatre au premier étage; les premières, placées en contre-bas du terrain avoisinant, sont particulièrement humides et froides en hiver; les conditions d'exposition des autres sont plus favorables; l'éclairage est suffisant. Une cour de 80^{m2} précède l'entrée du bâtiment; les latrines y sont établies, le système Chabannel a remplacé depuis un an une vaste fosse fixe.

École des filles. — Elle reçoit 320 enfants, réparties en six classes, donnant 204^{m2} de surface totale (au lieu de 480^{m2}), soit 64^{d2} par élève; leur cubage est 577^{m3} (au lieu de $1,600^{m3}$), soit $1^{m3},8$ pour chaque élève. Deux classes sont installées au rez-de-chaussée, quatre au premier étage. Les premières présentent le même inconvénient que celui signalé pour l'école des garçons, elles sont en contre-bas du sol; les eaux pluviales, dérivant de la hauteur au pied de laquelle a été bâtie l'école, viennent baigner les murailles, menaçant d'envahir les classes elles-mêmes. Les latrines, à fosse mobile, sont disposées dans une petite construction, trop rapprochée du bâtiment pour ne pas constituer une véritable gêne, sinon un danger pour les enfants d'au moins deux classes.

Ces deux écoles, entourées de terrains vagues, seraient dans des conditions suffisantes d'aération et d'isolement, n'étaient les ordures et les débris de toutes sortes dont ces terrains sont toujours encombrés.

École maternelle. — Cette école est fréquentée par une centaine d'enfants ; sa surface est de 113^{m2} et son cubage de 383^{m3} ; bien que ces dimensions soient inférieures à celles qui sont exigées par les règlements, cette école est dans des conditions plus favorables que les autres, surtout en ce qui concerne l'éclairage et l'aération. Les latrines, suffisamment éloignées des locaux, sont à fosse mobile et disposées dans un jardin d'une superficie de 133^{m2}.

IX

ÉCOLES COMMUNALES DU PONT-DU-LAS

Les locaux affectés à l'école des garçons et à celle des filles appartiennent à la Ville ; c'est l'ancienne église paroissiale de ce populeux faubourg qui a reçu cette affectation.

École des garçons. — Elle comprend 420 garçons répartis en sept classes. d'une surface totale de 308^{m2} (au lieu de 630^{m2}), soit, pour chaque élève. 70^{d2}, et d'un cubage de 889^{m3} (au lieu de 2,100^{m3}). soit 2^{m3} pour chacun. Comme on le voit, les conditions d'habitat sont ici particulièrement défavorables au point de vue de l'encombrement. L'aération est suffisante, au moins pour les classes des étages supérieurs ; quant à celles du rez-de-chaussée. séparées du sol par un simple carrelage. elles sont humides et très froides en hiver. L'exiguïté de cette école a nécessité la construction des latrines dans l'extrême voisinage des classes ; enfin, c'est la rue qui remplace la cour absente.

École des filles. — Elle est contiguë à la précédente et reçoit environ 350 élèves, distribuées en six classes, dont la superficie totale est de 259^{m2} (au lieu de 525^{m2}), soit 74^{d2} par enfant ; leur cubage est de 753^{m3} (au lieu de 1,750^{m3}), donnant un cubage individuel de 2^{m3}.1. Les classes présentent la même répartition que celles des garçons et aussi

les mêmes inconvénients. L'analogie se poursuit encore
pour la disposition des latrines trop à portée des classes
pour ne pas créer un réel danger.

École maternelle. — Cette école ne le cède en rien à
l'insalubrité du groupe précédent : elle est fréquentée par
305 enfants répartis sur une superficie de 221^{m2} (au lieu de
457^{m2}), soit, pour chacun, 72^{d2} ; son cubage est de 823^{m3} (au
lieu de $1,525^{m3}$, soit $2^{m3},7$. L'humidité y est considérable ;
elle résulte de la disposition des classes en contre-bas de
la chaussée d'environ 60 centimètres. Une cour peu spa-
cieuse, 46^{m2}, donne accès aux latrines pourvues de tinettes
dont la vidange ne peut s'opérer qu'en passant par le
préau ; cette cour est, en outre, traversée par une canalisation à claire-voie servant d'égout aux maisons voisines ;
enfin, à côté, se trouve un puits dont l'eau, certainement
polluée par les infiltrations de cet égout, sert à l'alimentation des maîtresses et des enfants. Toutes les causes d'insalubrité semblent réunies, comme à plaisir, dans cet asile.

Comme on le voit, ces trois écoles sont dans des conditions hygiéniques particulièrement défavorables, que vient
exagérer encore l'insalubrité spéciale à ce populeux faubourg ; c'est lui, en effet, qui possède le triste privilège
de compter des rues telles que la rue Fabrègue, la rue
Zoé, la rue Navarin, qui fournissent annuellement une
mortalité atteignant jusqu'au 89 °/₀₀ de leurs habitants.

X

ÉCOLES COMMUNALES DE SAINT-ROCH

École maternelle et école des garçons. — Elles sont
réunies toutes les deux dans le même immeuble ; la première en occupe le rez-de-chaussée.

L'école maternelle comprend 91 enfants ; les locaux présentent une superficie de 140^{m2}, soit, pour chacun, 1^{m2},5 ;
le cubage atteint 427^{m3}, accordant à chaque enfant 4^{m3},7 ;
ces conditions sont suffisantes, mais l'éclairage de la classe
proprement dite laisse fort à désirer.

L'école des garçons sera prochainement désaffectée et
remplacée par un local en construction, qui paraît devoir
être parfaitement aménagé ; l'école actuelle compte 180 élèves, répartis en quatre classes, offrant une superficie totale
de 266^{m2}, soit, pour chaque enfant, 1^{m2},48 ; leur cubage est
de 698^{m3}, donnant 3^{m3},8 par individu. Elles sont réparties
aux deux étages de l'immeuble. Les latrines de ces écoles
offrent la même disposition : extérieures au bâtiment, elles
sont étagées, le même tuyau de chute vient aboutir à des
fosses mobiles dont le trop-plein, s'écoulant dans le béal,
ajoute une nouvelle cause de souillure aux eaux de ce canal.

École des filles. — Elle est disposée dans une maison
de campagne, aménagée pour sa nouvelle affectation ; les
conditions générales d'exposition y seraient favorables,
n'était le voisinage d'un dépôt de chiffons, séparé de la
cour des élèves par un simple mur de clôture ; le triage de
ces drilles, dont le stock est souvent considérable s'opère

généralement sur la voie publique. Cette école comprend 145 élèves, réparties en quatre classes, dont la surface est de 142^{m2} (au lieu de 217^{m2}), soit 1^{m2} par élève ; le cubage total atteint 451^{m3} (au lieu de 725^{m3}), donnant 3^{m3},1 à chaque personne. Ces dimensions sont inférieures à ce qu'elles devraient être ; néanmoins, nous devons reconnaître que cette habitation, servant d'école, isolée, en pleine campagne, se trouve dans des conditions d'indépendance qui viennent atténuer, dans une certaine mesure, l'exiguïté des locaux. Les latrines sont suffisamment éloignées, les tinettes ont remplacé récemment une fosse fixe.

En résumé, et pour clore cet aperçu déjà bien long sur les principaux locaux scolaires à Toulon, dans leurs rapports avec l'hygiène, nous croyons avoir démontré que, dans la très grande majorité des cas, telle qu'elle est :

1° L'école peut devenir, pour l'enfant sain, une occasion de maladie ;

2° Que pour l'enfant débile, les conditions qui lui sont faites sont de nature à aggraver ses prédispositions morbides ;

3° Enfin, qu'en cas de maladie, l'absence de surveillance médicale peut favoriser, par l'enfant malade, la propagation et la transmission du mal dont il est atteint.

CHAPITRE VIII

—

Les Casernes.

Nous avons mis en lumière, dans le Chapitre III ayant
trait à l'hygiène générale de la ville, quelles étaient ses
principales causes d'insalubrité. Nous avons vu, qu'en
dépit des conditions climatériques favorables, la caractéristique de la localité étant une sécheresse extrême pendant près de six mois de l'année, les maladies à caractère
épidémique s'y trouvent cependant favorisées, au point de
vue de la conservation, de la culture et de la virulence des
germes, par le défaut absolu d'égouts, par l'insuffisance
des fosses d'aisances, enfin par l'infection du sous-sol que
polluent des déjections accumulées depuis des siècles.
Comme corollaire, nous avons également constaté que
l'eau d'alimentation, en usage sur certains points de la
ville, est franchement mauvaise, empruntée qu'elle est
aux puits creusés dans le sous-sol, puits dont la suppression s'imposerait dans l'intérêt général. Quant aux sources
livrées à la consommation, l'une d'elles, celle de Saint-
Antoine, par deux fois étudiée, au point de vue bactériologique, doit être tenue en légitime suspicion, car elle procède d'une origine analogue à celle des puits; comme eux,
elle résulte d'un mélange d'eaux de fond et d'eaux de sur-

face recueillies sur le sol pollué à dessein par l'épandage
des matières fécales nécessaires à l'agriculture.

De cette multiple étiologie dérivent l'endémicité, la propagation du contage des maladies zymotiques, surtout
de la fièvre typhoïde dans toutes les classes de la population.

Étant données ces causes générales, il est aisé de comprendre que les conditions de développement des maladies
infectieuses seront, au plus haut point, favorisées par la
nature du milieu militaire où des influences particulières
viennent s'ajouter à celles que subit la population civile.
Mais, avant d'étudier ces affections dans la garnison, nous
croyons devoir consacrer quelques pages à l'étude résu-
mée des casernements, car l'habitat joue un rôle capital
dans la vie du soldat; c'est de lui, surtout, que dépendent
ses chances de mortalité en temps de paix, mortalité que
les hygiénistes militaires fixent à un taux plus élevé que
celui de la population civile du même sexe et du même
âge (1).

I

CASERNE DU 4ᵉ RÉGIMENT D'INFANTERIE DE MARINE

La caserne de ce régiment est située au Mourillon; elle
est bordée, dans la plus grande partie de son périmètre,
par le boulevard de l'Eygoutier, qui constitue sa limite à
l'ouest et au nord et par la rue Masséna à l'est; la surface

____

(1) Marvaud, dans *Les Maladies du Soldat*, fixe le taux mortuaire offert
par l'armée au 11 °/₀₀, alors que celui de la population civile correspondante
atteint seulement le 8 °/₀₀. L'excès de mortalité occasionné, en temps de paix,
par la profession militaire serait donc représenté par 3 décès pour 1,000 soldats.

qu'elle recouvre a la forme d'un quadrilatère et toute
velléité d'agrandissement ne peut s'opérer que par l'achat
des terrains qui lui servent de bordure au sud. Elle a été
construite en 1844 pour servir de logement à 2,408 soldats
et 216 sous-officiers (1); mais ce chiffre a été fréquemment dépassé, il a même atteint jusqu'à 3,000 hommes.
Les deux bâtiments affectés aux troupes comprennent trois
étages avec combles, ces derniers ne sont habités que d'une
façon intermittente, au moment de l'appel des réservistes (2);
ils l'étaient d'une façon permanente avant l'occupation de
Missiessy. Les chambres des étages ont dû subir une transformation il y a peu d'années : afin de disposer d'un plus
grand nombre de chambres de sous-officiers, on a cru devoir
couper, par un corridor longitudinal ouvert à sa partie supérieure, toutes les chambres de soldats; de ce fait, les conditions de ventilation ont été naturellement modifiées, on y
a suppléé en plaçant des vasistas au-dessus de chacune des
ouvertures, portes ou fenêtres; ces logements, ainsi réduits,
cubent 606^{m3} et prévoient 37 hommes, soit, pour chacun
d'eux, 16^{m3}; mais, dans la pratique, ils ne reçoivent que
30 hommes. Le carré d'aération est de 44^{cm2}, ce qui assure
une moyenne d'aération de 18^{m3} environ (Casanova). Au rez-
de-chaussée sont logées deux compagnies, les réfectoires y
sont installés, ainsi que quelques magasins, la bibliothèque
des officiers et la salle d'escrime (ancienne infirmerie).

Le défaut capital de la caserne du Mourillon est de se
prêter trop aisément à une trop grande agglomération de personnel ; en hygiène militaire, on ne doit pas perdre de vue
que l'homme est un danger pour son voisin, et que chacun

---

(1) *La fièvre typhoïde au 1ᵉ de marine* par Casanova ; thèse inaugurale,
Montpellier 1891.

(2) Les combles du bâtiment ont été habités pendant toute l'année 1891.

joue, vis-à-vis de son semblable. le rôle d'un agent producteur d'insalubrité, aussi bien en lui disputant la ration atmosphérique indispensable à l'entretien de la chaleur et par suite de la vie, qu'en répandant dans cette atmosphère des produits gazeux ou solides qui contribuent à la vicier. Ce principe explique comment les casernes sont d'autant plus salubres qu'elles renferment moins de soldats. Au Mourillon, l'effectif qui, au moment de l'arrivée des réservistes ou des recrues, atteignait jusqu'à 3.000 hommes. a été fortement réduit (1er janvier 1894 : 1,484 hommes). par le fait du dédoublement du régiment (1er avril 1891), et aussi par l'utilisation d'autres locaux militaires ; c'est ainsi qu'on a affecté deux forts de l'ancienne ligne de défense. celui du Cap-Brun et celui de Sainte-Catherine, au logement d'une portion de l'effectif du régiment. Le premier ne serait passible d'aucune critique, sous le rapport hygiénique. ce serait, de l'avis de plusieurs médecins-majors. le plus sain ; le second serait moins favorisé au point de vue de l'aération, les fenêtres sont trop élevées et trop étroites ; en un mot, les conditions d'encombrement y sont très faciles à réaliser, d'autant plus que certains ouvrages de défense viennent complètement masquer une partie du bâtiment. A signaler enfin, comme annexe au 4e de Marine. le transport le *Tarn*, qui a remplacé la *Creuse* et qui est affecté au logementd'une compagnie ; ce casernement est défectueux sous plusieurs rapports, il est surtout insuffisamment aéré ; on a essayé de pallier cet inconvénient par l'établissement de manches à vent et par l'ouverture de deux panneaux qui assurent l'aération de la batterie basse. Les médecins-majors du 4e ont tous exprimé le désir qu'en outre de ces modifications, on agrandit les sabords. opération qui, en augmentant le carré d'aération, réduirait d'autant les chances de confinement.

Latrines. — Avant 1890, le système en usage au Mourillon consistait en une fosse fixe unique, contiguë aux bâtiments militaires, dont la vidange, très irrégulière, s'opérait à bras avec des seaux, jusqu'en 1874, et à l'aide d'une machine à vapeur depuis cette époque ; les émanations qui s'échappaient de cette fosse par les trous à la turque, directement en communication avec elle, rendaient presque inhabitables les chambres situées dans son voisinage. Il y a trois ans, cette fosse a été remplacée par des tinettes système Rizzo, avec tuyau de chute muni d'un siphon ; cette disposition est beaucoup plus satisfaisante, mais pour donner tout son effet elle exige une grande surveillance : car, tantôt le tuyau principal s'engorge par la projection de corps étrangers, tantôt les chasses d'eau ne fonctionnent pas régulièrement. Cependant, malgré ces inconvénients, les rapports des médecins sont unanimes à reconnaître que cette transformation a collaboré puissamment à l'assainissement de cette caserne.

Égouts. — Le terrain sur lequel sont construits les bâtiments est sillonné par plusieurs égouts destinés à recueillir les eaux ménagères ou pluviales ; trois d'entre eux, provenant des cuisines, traversent la cour centrale, passent sous l'aile droite du casernement et vont aboutir à l'égout collecteur du Mourillon. Nous avons vu, à propos du paragraphe consacré aux égouts, que cette canalisation parcourt le boulevard de l'Eygoutier, longe la façade principale de la caserne et forme un coude juste en face de sa porte d'entrée, pour continuer sa route jusqu'à la mer.

Eaux. — Jusqu'au 1er avril 1888, l'eau qui servait à l'infanterie de Marine casernée au Mourillon était refoulée par une machine à vapeur (pompe de la Majorité), et provenait de la source du Champ-de-bataille, en plein centre de la ville, c'est-à-dire du milieu d'un sol fécalien. Actuellement, c'est l'eau de la Compagnie qui sert à l'alimentation (1).

Locaux disciplinaires. — Les locaux disciplinaires laissent à désirer, à cause de l'extrême humidité qui persiste, malgré un cimentage récent. De plus, leurs conditions d'aération sont insuffisantes, car les ouvertures de la salle de police et surtout des cellules sont trop exiguës; enfin, la présence des baquets, affectés aux hommes punis, vient encore aggraver l'insalubrité des locaux.

Cuisines. — Obscures, encombrées de buées, qui s'écoulent difficilement par les ouvertures dont la voûte est percée, les cuisines sont établies dans le bâtiment Sud, à côté de la cantine et des locaux disciplinaires; elles comprennent une trentaine de marmites en fonte, système *Choumara*, d'une capacité moyenne de 50 litres; ce système n'est plus à la hauteur du progrès industriel: outre la dépense considérable en combustible, les dimensions et la forme du récipient ne se prêtent guère qu'à la confection de la soupe et du ragoût. L'absence de fours impose l'obligation d'avoir recours aux boulangers du faubourg, pour la confection des rôtis qui sont distribués aux compagnies une fois par semaine. La distribution du café et du thé est assurée par trois percolateurs de 250 litres chacun.

Infirmerie. — L'infirmerie du 4e régiment d'infanterie de Marine est d'installation toute récente (Dépêche ministérielle du 2 septembre 1891). Donnant enfin satisfaction aux vœux depuis longtemps formulés par les médecins-majors qui se sont succédé au régiment, on a affecté à cet usage un bâtiment spécial, relativement isolé des autres locaux militaires. On y accède par une cour qu'une grille en fer avec portail sépare de celle de la caserne.

---

(1) Nous verrons plus loin, à propos de la fièvre typhoïde, quel fut le bénéfice de cette amélioration.

L'infirmerie comprend un rez-de-chaussée et deux étages.
Au rez-de-chaussée, se trouvent : le réfectoire pour les malades, la salle de visite, la pharmacie, un cabinet pour le médecin-major, une chambre de dépôt pour le matériel de mobilisation, une tisanerie ; enfin, un local pourvu de lavabos et
muni d'un appareil à douches, sous lequel les hommes du
régiment passent une fois par semaine. Au premier étage,
sont disposées deux salles : l'une pour les blessés, l'autre
pour les fiévreux, avec un cabinet d'isolement ; comme
annexes : une chambre pour le sergent d'infirmerie, et deux,
plus petites, destinées à recueillir les effets des malades. La
salle des blessés présente une capacité de 395^{m3}, donnant,
pour chacun de ses 12 lits, environ 33^{m3}. La salle des fiévreux, plus petite, a créé l'obligation de réduire le nombre
des lits ; on en compte 9, avec le même cubage individuel.
Au deuxième étage sont logés les convalescents et les sous-
officiers malades ; une salle est aussi affectée aux vénériens.
L'aération est partout suffisante et s'effectue naturellement,
à l'aide de fenêtres munies d'impostes, symétriquement op-
posées. Le matériel de literie en usage est le même que celui
des chambres de soldats ; plusieurs fois, les médecins-majors ont exprimé le désir de voir la paillasse supprimée et
remplacée par un sommier, système Wohl, ou, mieux, par
le sommier Wyss ; ce vœu est d'autant plus légitime que les
nouvelles organisations du service des infirmeries régimentaires prévoient le maintien au corps de plusieurs catégories
de malades autrefois dirigés sur l'hôpital. Le chauffage des
salles, en hiver, s'effectue à l'aide de poêles alimentés au
bois. Enfin, depuis deux ans, l'application du règlement de
la Guerre aux infirmeries des troupes de la Marine a permis
l'établissement d'une masse d'infirmerie, avec laquelle le
médecin-major peut fournir un régime spécial aux malades
et aux convalescents soignés au corps.

Cet exposé des conditions hygiéniques actuelles de ce casernement démontre la réalisation de véritables progrès dont la caractéristique est une diminution énorme dans le taux mortuaire prélevé annuellement par la fièvre typhoïde. « En 1893, dit un rapport du médecin-major Infernet, les « 2,200 hommes qui constituent l'effectif moyen du régi- « ment n'ont présenté que 35 cas de fièvre typhoïde suivis « de 2 décès. » Quel chemin parcouru ! Quels progrès réali- sés depuis cette époque, dont notre collègue Casanova s'est fait l'historien, où, dans une année, année normale, la fièvre typhoïde tuait 23 hommes sur 1.000, et où une pous- sée épidémique de trois mois faisait monter le taux de la morbidité à 172 cas pour 1,000 et la mortalité à 26,4 !!...

II

CASERNE DU 8ᵉ RÉGIMENT D'INFANTERIE DE MARINE

Ce régiment n'a que quatre ans de date, il a été constitué administrativement le 1ᵉʳ avril 1890, par le dédoublement du 4ᵉ d'infanterie de Marine. Il est établi sur les terrains de Missiessy, dans l'Ouest de Toulon, sur un sol alluvion- naire et imperméable, partant, favorable au paludisme. Les locaux habités par le régiment se composent de trois anciens vaisseaux mouillés dans la darse de Missiessy et de bara- ques de construction récente. Ces vaisseaux sont le *Mars*, ex-*Masséna*, la *Ville-de-Paris* et le *Castiglione*, tous navi- res en bois, derniers vestiges de la marine à voiles (1) ; ils

____

(1) *Masséna*, commencé en septembre 1835, mis à l'eau en . . . . 1860.
    Castiglione,   —   octobre   1835,   —   juillet 1860.
    Ville-de-Paris,   —   juillet   1857,   —   mai   1858.

sont utilisés comme casernement depuis une quinzaine d'années, car, avant la création du régiment, ils recevaient la plus grande partie des recrues du 4e d'infanterie de Marine, afin de les soustraire aux mauvaises conditions hygiéniques de la caserne du Mourillon. De même, pour prévenir l'encombrement de Missiessy, depuis un an, une compagnie a été logée au fort Malbousquet, placé dans le voisinage, et une seconde, au fort Saint-Antoine, l'un des ouvrages militaires qui dominent Toulon dans le Nord-Ouest.

Le *Mars* loge environ 245 hommes, répartis dans ses deux batteries qui offrent un cubage de 4.904^{m3}; soit, 20^{m3} pour chacun.

La *Ville de Paris*, vaisseau à trois ponts, fournit logement à 305 hommes; le cubage de ses trois batteries est de 6,103^{m3}; soit, 20^{m3} par homme.

Le *Castiglione* présente le plus faible effectif; ses deux batteries abritent 209 hommes : elles ont un cubage total de 4,174^{m3}; soit, 20^{m3} pour chacun.

Les vaisseaux n'ont été, au début, que des casernements d'attente; par la suite, les circonstances ont voulu que ce provisoire devint définitif. Mais, malgré les conditions d'aération favorisées par les sabords de batteries et, aussi, un cubage d'environ 20^{m3} par homme, on ne saurait arguer de cette double considération pour conclure à la salubrité de ce casernement. « On a comparé, dit le médecin-major Rit, « un navire armé à un grand organisme vivant, mais les « années qui s'accumulent y introduisent aussi les germes « d'une désorganisation fatale, préjudiciable à ceux à qui « il prête abri. »

Jusqu'en janvier 1889, le mode de couchage uniformément adopté sur les vaisseaux était le hamac; à cette date, le lit en fer fut essayé sur la *Ville de Paris*, mais le mince bénéfice d'invalidations moindres qu'on y observa pendant une expérience de neuf mois (1.123 journées d'indisponibilité au lieu de 1,213, observées sur les autres bâtiments), ne fut pas trouvé suffisant pour généraliser l'emploi des lits sur les autres vaisseaux (1).

Enfin, les hommes mangent sur le pont, à l'abri, sous une charpente en bois, formant toiture, circonstance qui permet d'entretenir une propreté plus complète dans les batteries.

Le restant du personnel est disséminé dans huit baraques datant de 1883 et construites en maçonnerie; elles offrent toutes les mêmes dimensions : longueur 54 mètres, largeur 7^m50; leur capacité est de 1.400^{m3}, et leur surface d'aération, assurée par 2 portes et 17 fenêtres, est de 30^{m2}; elles reçoivent chacune 62 hommes; de plus, à trois de leurs angles, est disposée une chambre de sous-officier; ces baraques sont orientées, pour la plupart, Est et Ouest, afin d'offrir la plus petite surface d'exposition au mistral, dont la violence n'est atténuée par aucun obstacle dans cette partie de la banlieue; aussi, leur aération intérieure, favorisée par ses 19 ouvertures, est-elle toujours suffisante; mais, établis directement sur le sol, les planchers sont humides et froids en hiver, malgré les moyens de chauffage employés; de plus, le terrain sur lequel ces bâtiments sont construits

---

(1) Après l'expérience qui fut tentée, avec autorisation ministérielle, les conclusions furent celles-ci :

1° Dans les mois froids et à température variable, le mode de couchage avec lits donne une légère supériorité, au point de vue hygiénique, sur le mode de couchage avec hamacs; tandis que dans les mois chauds, cette légère supériorité disparaît, pour faire place à une infériorité à peine sensible.

2° Que la moyenne des mois chauds et des mois froids est en somme favorable au mode de couchage avec lits.

3° Que la fièvre typhoïde n'est pas plus fréquente avec un mode de couchage qu'avec l'autre.

4° Que par suite, le mode de couchage avec lits peut être généralisé aux deux autres vaisseaux. (Rapport du médecin-major Dr Moursou, 2 avril 1889.)

est traversé par des égouts à bouches ouvertes ; enfin, l'absence d'une vérandah, qui, pendant plusieurs mois de l'année, pourrait servir de réfectoire, crée l'obligation, pour les hommes, de manger dans les baraques, au grand détriment de l'hygiène.

Ajoutons, pour terminer cette question du logement, qu'au moment de l'appel des réservistes, vaisseaux et baraques étant insuffisants, une partie de l'effectif loge alors sous des tentes dressées dans la cour.

Cuisines. — Les cuisines forment un bâtiment à part. Comme pour le 4ᵉ d'infanterie de Marine, la cuisson des aliments se fait dans des marmites à la *Choumara*. Un local attenant abrite deux fours, permettant la distribution de viandes rôties deux fois par semaine. Le sol des cuisines est pavé ; une canalisation destinée à l'évacuation des eaux grasses serait à établir, elle remplacerait avantageusement les bailles qui les recueillent.

Latrines. — Elles sont installées à terre et isolées des locaux habités par la troupe ; il y a un an à peine que la canalisation des vidanges venait aboutir à proximité du *Castiglione* et du *Mars*, d'où une source d'infection pour le personnel qu'abritaient ces vaisseaux, danger que le service médical avait plusieurs fois signalé. « Car, dit le « Dʳ Rit, si le *Tout à l'égout* est le projet souhaitable en « matière de vidanges, c'est à la condition expresse que les « matières usées seront transportées au loin et en dehors « de toute agglomération ; ici, tel n'est pas le cas, et nul « doute que pendant les calmes des journées chaudes, ces « émanations ne soient nuisibles aux hommes. » Depuis le mois d'octobre 1893, une canalisation sous-marine vient déverser les matières de vidanges à environ une cinquantaine de mètres dans l'Est du casernement.

Infirmerie. — Elle est située dans un pavillon qui,

jusqu'à l'année dernière, abritait également la cantine, la bibliothèque des officiers et dont une partie servait de salle à manger aux adjudants. A la suite de l'inspection générale de 1891, la totalité du bâtiment a été affectée à l'infirmerie. Ses dispositions principales comprennent actuellement : une salle pour fiévreux avec 18 lits et une autre affectée aux blessés et aux vénériens avec 14 lits ; ce total suffit pour les besoins courants ; le cubage individuel est de 20^{m3}. Comme annexes, nous citerons la pharmacie et la salle de visite, la tisanerie et une salle de bains avec lavabos. On a affecté aux convalescents la salle à manger des adjudants, rendue disponible par la construction d'une nouvelle baraque, spécialement affectée aux sous-officiers. Enfin, de même que pour le 4e régiment, une masse d'entretien a été constituée et, après entente avec l'un des cantiniers du régiment, on a pu obtenir, pour les convalescents en traitement, une alimentation spéciale en vue de diminuer le chiffre des entrées à l'hôpital, tout en ne nuisant en rien au bien-être des malades. Les *latrines* attenantes mériteraient d'être mieux aménagées ; pendant l'été, les gaz qui s'en dégagent, par les ouvertures à la turque, constituent une véritable gêne, sinon un danger, pour les malades. Parmi les désiderata exprimés, il convient de mentionner un local destiné à servir d'étuve à désinfection, où seraient traités les vêtements des hommes atteints d'affections psoriques, disposition qui fait absolument défaut.

Bains, lavabos. — La propreté corporelle des hommes est assurée par des bains pris périodiquement dans une salle affectée à ce service et pourvue d'une piscine avec appareil de douches ; une chaufferie attenante permet, à la fois, le bain-douche et le bain par imbibition, qui vaut mieux encore. De ce côté, de grands progrès ont été réali-

sés. Il serait à souhaiter que, pendant l'été, les bains de
mer ne servent pas de prétexte à la suppression de l'eau
douce. L'eau salée n'a, en effet, aucune action sur la matière
sébacée qui recouvre la peau ; de plus, les sels qu'elle
contient fournissent une cause d'irritation qui se révèle par
des poussées de bourbouilles fort gênantes. Indépendamment des bains-douches, deux lavabos à vingt robinets et
sous hangar ont été disposés au milieu du casernement ;
en été, ils sont certainement d'une grande utilité, mais
pendant l'hiver un abri plus complet serait nécessaire, car,
tels qu'ils sont, ils peuvent constituer, pour les hommes
qui y ont recours, une cause de danger.

Lavoirs. — Deux lavoirs sont installés à portée des
casernements ; l'eau s'y renouvelle aussi souvent que possible. Mais, depuis que le blanchiment du matériel de
couchage a été mis en adjudication, l'importance de ce
service annexe a été heureusement réduit ; c'est, au point
de vue hygiénique, un réel progrès, car la manipulation
d'une grande quantité de linges souillés pouvait devenir
très dangereuse dans cette agglomération et multiplier les
chances de contagion en cas de maladie infectieuse.

Locaux disciplinaires. — Ils ne sont pas humides et
leurs conditions d'aération ont été récemment améliorées ;
un réduit spécial contient les baquets de propreté.

Eaux. — Depuis trois ans environ, c'est l'eau de la Compagnie qui est distribuée dans ce casernement ; elle est
mise à la disposition des hommes, par un certain nombre
de bornes-fontaines. En 1890, l'eau du puits Peyret servait
encore à l'alimentation, et c'est à son usage que le Dr For-
toul, alors médecin-major du régiment, attribua l'épidémie
de fièvre typhoïde qui sévit d'août à octobre. Le réseau de
distribution a été, de plus, l'objet d'une réfection complète
depuis un an, et, actuellement, le 8e régiment d'infanterie

de Marine se trouve, à ce point de vue, dans les conditions communes à celles des autres corps.

Pour ce régiment, les conditions d'habitat, plus défectueuses que celles de son congénère, le 4ᵉ d'infanterie de Marine, se traduisent par une morbidité et une mortalité générales beaucoup plus élevées. Si nous nous en tenons à la fièvre typhoïde, le réactif par excellence en matière d'hygiène militaire, le 8ᵉ d'infanterie de Marine a toujours fourni une proportion de malades et de morts plus considérable que celle du 4ᵉ. Les statistiques des trois dernières années se traduisent par les totaux suivants :

8ᵉ de Marine : 245 cas de fièvre typhoïde, fournissant 34 décès
4ᵉ   —   133   —   —   14 —

Pour ces deux régiments, le mode de recrutement, les effectifs qui les constituent, les exercices auxquels les hommes sont soumis sont à peu près identiques : seules, diffèrent les conditions d'habitat ; c'est à elles, à elles seules qu'il faut attribuer la mortalité typhoïdique plus élevée offerte par le 8ᵉ d'infanterie de Marine.

III

CASERNE DU 5ᵉ DÉPOT

C'est en 1873 que le 5ᵉ Dépôt, connu autrefois sous le nom de Division des Équipages de la flotte, quitta l'ancien établissement du Parti, où les marins étaient casernés, pour venir s'établir sur les terrains vagues de Missiessy. Les vieux vaisseaux servant de casernes furent déplacés, et l'on utilisa, à terre, les abris déjà anciens qu'on y trouva ; longtemps ils demeurèrent tels, considérés comme ne devant être que provisoires et ne mériter aucune réparation coûteuse. Ce provisoire devait durer de longues années.

En 1879 seulement, quelques travaux furent commencés pour modifier la nature du sol, en partie recouvert de marais et réunissant les conditions voulues pour le développement d'affections palustres. « Ces conditions, disait « le Dr Fabre (1), nous les trouvons réalisées du côté des « terrains vagues situés entre l'infirmerie et le château de « Missiessy ; là, sont de véritables marais ; nous les voyons « également au sud de l'infirmerie, près de l'*Alexandre ;* « sur cette partie du rivage, les eaux de la mer, mélangées « aux eaux savonneuses des lavoirs, y croupissent et « constituent ainsi un nouveau marais à bords envasés et « infects, si bien que, lorsque les vents d'Est ou de Nord- « Est passent sur ces eaux tranquilles, apparaissent chez « les hommes des accès intermittents ou des fièvres remit- « tentes. » Mais ce ne fut que sept ans après que le terrain de ce casernement subit de profondes modifications ; c'est alors seulement que l'on vit, grâce aux travaux de terrassement et de canalisation, disparaître les cloaques de ces terrains vagues qui, à plusieurs reprises, avaient fourni matière à réclamations de la part du service médical. Un dragage à 2^{m}50 fut exécuté, des quais furent construits du côté de l'infirmerie, faisant ainsi disparaître ces plages inclinées où s'accumulaient, à portée des vaisseaux servant de casernement, des détritus de toutes sortes. Malheureusement, si ces améliorations s'exécutaient du côté du sol, les locaux servant d'abri restaient en dehors de la zone bienfaisante du progrès. Nous lisons, en effet, dans un

---

(1) Rapport du Dr Fabre, médecin-major, 1er trimestre 1879.

rapport du 2ᵉ trimestre 1886, que l'état de détérioration de la toiture de l'infirmerie créait, pour les malades, l'obligation de déplacer les lits les jours de pluie et de s'abriter à une extrémité moins détériorée du bâtiment.

Enfin, les années suivantes, les progrès s'accentuèrent d'une façon plus rapide, pour aboutir à une situation dont le médecin principal Boulain nous trace ainsi la description avantageuse : « Je doute, dit-il dans son rapport du 2ᵉ tri-
« mestre 1890, qu'une agglomération humaine, comme
« celle de la Division, puisse se trouver dans des conditions
« plus favorables. Prenons, par exemple, la fièvre typhoïde
« qui, naguère encore, était le fléau de notre armée et de
« notre marine : en compulsant les registres de statistique
« médicale, je ne trouve que quatre cas de fièvre typhoïde ;
« sur ces quatre, il en est trois qui ont été traités à l'infir-
« merie, ce qui indique qu'un seul cas a été grave. Nous
« sommes loin, comme on le voit, des nombres que l'on
« enregistrait, il y a quelques années. Ce fait n'a rien qui
« doive nous étonner, si l'on considère l'habitat des Équi-
« pages de la flotte. Ici, les causes principales de la fièvre
« typhoïde n'existent pas : l'eau qui sert à l'alimentation
« est de bonne qualité et les hommes vivent surtout en
« plein air ; les vaisseaux où ils couchent sont constam-
« ment vides le jour, et l'air qu'ils y respirent, la nuit, n'a
« pas les propriétés nocives qu'il pourrait acquérir par la
« présence continuelle d'un grand nombre d'hommes en-
« tassés dans les batteries. Enfin, les terrains de la Division
« n'ont rien qui ressemble à une cour de caserne ; c'est
« plutôt un parc où la végétation est un peu maigre. etc. »

Ce rapport, empreint peut-être d'un certain degré d'opti-misme, témoigne, dans tous les cas, de l'accomplissement de grands progrès dont nous allons donner la mesure en faisant la description de l'état actuel des lieux.

Casernement. — Les hommes sont logés à bord de quatre anciens vaisseaux en bois, le *Souverain*, l'*Eylau*, l'*Alexandre* et le *Jupiter* (1), orientés Est et Ouest, dont les batteries, spacieuses et aérées, sont disposées pour recevoir les 1,000 à 1,200 marins qui constituent l'effectif moyen du casernement. Les hommes couchent dans des hamacs, circonstance de nature à réduire encore les conditions d'encombrement; dans la journée, les hamacs sont démontés et logés dans une partie de la batterie qui devient libre et ne cesse de l'être qu'au moment des repas, car les hommes mangent à bord sur des tables et des bancs dressés à cet effet. L'aération des batteries est assurée par les sabords; les batteries communiquent entre elles par de larges panneaux, et la batterie haute avec le pont qui est abrité de bout en bout par une toiture en bois. Les cales de ces vieux navires n'étant pas étanches, au moins à bord du *Jupiter* et du *Souverain*, pour éviter l'influence du marais nautique, on a isolé les cales du poste de couchage, en établissant des panneaux pleins qui ne sont déplacés que lorsque les caliers vont vérifier l'état des fonds; de plus, pour s'opposer au confinement de cette partie du bâtiment, l'aération s'y effectue à l'aide de manches à vent qui plongent dans les cales, traversent les batteries et vont aboutir au-dessus des toitures.

Cuisines. — Elles sont à terre dans un baraquement isolé mais à portée des vaisseaux : un fourneau en fonte occupe le milieu du local, il est percé de huit ouvertures dans lesquelles sont enclavées un même nombre de marmites d'une capacité totale de 500 litres; quatre fours à rôtir sont égale-

____

(1) *Souverain* commencé en . . . . mis à l'eau en août 1819.
Eylau — août 1835 — 15 mai 1856.
Alexandre — 30 mai 1848 — 27 mars 1857.
Jupiter — 19 août 1853 — 15 septembre 1856.

ment disposés aux extrémités du massif ; en outre, deux autres fourneaux fonctionnent au moment où les réservistes viennent renforcer les effectifs. Sur le pourtour de la cuisine, des percolateurs de capacité différente (trois de 1.000 rations, deux de 500, un de 800) sont successivement utilisés pour les besoins du service. De plus, deux bassins en pierre, desservis par une canalisation spéciale, sont affectés au lavage des légumes et du matériel de cuisine, et les eaux grasses sont évacuées au dehors par une canalisation souterraine qui aboutit entre l'*Eylau* et le *Souverain*. Enfin, deux caisses à eau, chacune d'une contenance de 500 litres, servent de réservoir à l'eau bouillie qui, seule, entre dans l'alimentation des hommes, lorsque les conditions sanitaires locales laissent à désirer.

L'initiative du commandement a permis d'apporter, au régime alimentaire du matelot disponible à l'embarquement, les plus heureuses modifications. Une dépêche ministérielle du 20 octobre 1885 a prescrit de procéder à l'essai « d'un système mixte de délivrance en nature et de prestations en deniers. » Ces prestations servent, soit à l'achat de vivres en ville, soit au remboursement de la valeur des denrées que le 5ᵉ Dépôt peut demander en cession au service des Subsistances ; grâce au zèle des capitaines de compagnie, le régime varié, jusqu'alors appliqué aux petites unités militaires, a pu être généralisé et une sorte d'émulation s'est établie qui a permis de réaliser les programmes culinaires les plus inattendus.

Locaux disciplinaires. — Ils sont isolés du reste des établissements militaires. Au rez-de-chaussée, sont construites neuf cellules dont l'aération s'effectue par des ouvertures, munies d'impostes mobiles et par la porte percée d'un judas ; toutes s'ouvrent sur un couloir qui aboutit à la salle de police. Au premier étage, se trouvent deux salles

qui ont la même affectation ; dans les conditions normales,
la plus petite des deux est affectée au logement des hommes
de garde. Les latrines laissent à désirer : dans les cellules,
un simple seau en bois, sans couvercle, occupe le même
réduit que le détenu ; cette disposition contraire à l'hygiène
mériterait une transformation ; dans le préau, deux bailles, sans abri, sont affectées au personnel puni.

Lavabos. — La seule installation prise à l'égard de la
propreté individuelle consiste dans l'établissement de lavabos situés au milieu de la cour. Cette organisation est
trop vicieuse pour qu'il soit nécessaire d'insister sur le
danger qu'elle fait courir aux hommes exposés au froid
et à l'extrême ventilation qu'offre le casernement, certains
jours de mistral. Ces lavabos sont au nombre de cinq ;
leurs robinets sont appliqués contre la muraille des latrines, l'eau coule dans une auge demi-cylindrique établie
sur toute la longueur du mur ; un caniveau fait suite, qui
aboutit à la mer.

Latrines. — En même nombre que celui des lavabos,
les latrines sont établies à terre, ce sont des fosses mobiles,
à système diviseur ; les liquides, mélangés à l'eau des lavabos, s'écoulent à la mer par une rigole, à ciel ouvert,
qui aboutit à une trop courte distance des vaisseaux pour
ne pas être une gêne, sinon un danger, pour le personnel.

Infirmerie. — Construite il y a environ six ans, l'infirmerie se trouve installée dans des conditions plus favorables que celles qu'on a l'habitude de rencontrer dans les
casernes. Plus que celle des autres corps, elle est à même
de pouvoir réaliser ce principe, à l'étude dans l'armée, qui
est de ne pas éloigner le malade du corps qui le fournit,
et de l'y traiter dans les infirmeries régimentaires avec les
moyens dont on dispose.

L'infirmerie du 5e Dépôt, complètement isolée des autres

bâtiments, est placée avec son jardin dans le Nord-Ouest du casernement, elle est orientée Est et Ouest : elle comprend un rez-de-chaussée et un étage. Au rez-de-chaussée se trouve la salle de visite, occupant toute la largeur du bâtiment et qui est pourvue de trois fenêtres sur chaque façade ; les ouvertures étant symétriques, l'aération par courant d'air y est facile ; cette pièce sert aussi de réfectoire pour les malades en traitement ; à gauche, on rencontre la cuisine et une salle pouvant contenir 20 lits, affectés aux vénériens ; deux chambres voisines sont destinées : l'une, au médecin de garde, l'autre, à l'infirmier de veille ; à droite, enfin, se trouvent le cabinet de visite du médecin principal, la pharmacie avec fourneau à gaz et, à l'extrémité du bâtiment, une salle de 4 lits pour les malades à isoler. Le premier étage est divisé en deux salles, l'une de 21 lits destinés aux blessés et aux convalescents, l'autre de 22 lits, réservée aux fiévreux ; le cubage moyen est de 27^{m3} par lit, l'aération naturelle s'opère par treize fenêtres symétriquement placées. Une paillasse en varech, un matelas, un traversin et une ou deux couvertures de laine constituent les fournitures de literie, les sous-officiers ont seuls des sommiers. Deux locaux adjacents servent l'un de cambuse, l'autre de magasin aux sacs. Des cabinets d'aisances, attenant à chacune des salles d'infirmerie, marquent un réel progrès que nous aurions voulu voir réalisé dans les infirmeries régimentaires : ils sont suffisamment aérés et surtout éclairés et l'absence de chemise de bois autour de la cuvette conique oblige l'homme à renoncer à la défécation accroupie ; la cuvette est munie d'un petit réservoir de chasse à tirage, enfin, l'occlusion hydraulique, au moyen d'un siphon, oppose une barrière complète au passage des gaz venant du tuyau de chute ; à côté, séparés par une cloison, se trouvent deux urinoirs à bassin, avec effet

d'eau intermittent ; enfin, un vidoir spécial est, en outre,
affecté à chacun de ces cabinets.

A certaine distance, un vieux bâtiment sert à recevoir les
galeux : il contient une chambre où s'opère la désinfection,
par l'acide sulfureux, des sacs et des objets de couchage ;
une salle de bains y est également installée avec quatre
baignoires ; cette organisation, quoique moins confortable,
est cependant suffisante.

Lavoir. — Un lavoir couvert est affecté au seul lavage
du linge appartenant aux hommes, car le détail des Approvisionnements assure le blanchiment des objets de literie.
Les bassins sont nettoyés et remplis tous les jours.

Jardin potager. — Un terrain, offrant une superficie
d'environ un hectare, sert à la culture maraîchère et à
l'élevage d'un certain nombre de porcs et de lapins, destinés à améliorer l'ordinaire des hommes. Cette accumulation d'engrais et de détritus de toute sorte n'est pas indifférente à l'hygiène ; on a déjà rendu ce voisinage respon-
sable d'une épidémie de dysenterie qui se montra particulièrement sévère pour les casernements de Missiessy ; de
plus, pendant l'été, il a fourni matière à des réclamations
justifiées de la part du 8e de Marine dont le casernement,
plus exigu, n'est séparé de ce jardin que par un mur de
clôture.

La pathologie des marins du 5e Dépôt, grâce aux améliorations introduites dans leurs conditions sanitaires, s'est
parallèlement amendée. La fièvre typhoïde y est moins fréquente (en 1892 : 42 cas fournissant 6 décès ; en 1893 :
24 cas avec 3 décès ; au lieu de 86 cas avec 15 décès,
moyenne des dix dernières années).

La phtisie pulmonaire, par contre, ne cesse d'étendre
ses ravages ; malgré l'extrême attention apportée à l'examen

des hommes au moment de leur engagement (1) et l'éloignement systématique de tout candidat à la tuberculose, les
réformes motivées par cette maladie ne cessent d'être nombreuses ; actuellement la phtisie constitue, pour ce personnel, la plus importante cause de mortalité ; les conditions
de ventilation excessives ne seraient pas étrangères, au
dire de plusieurs médecins-majors, à l'origine de ces bronchites, que l'agglomération vient ensuite féconder et rendre
tuberculeuses.

IV

QUARTIERS DES BATTERIES D'ARTILLERIE DE MARINE

L'exiguïté de la caserne du Polygone spécialement affectée aux batteries d'artillerie de Marine impose l'obligation
d'avoir recours à des logements de fortune, surtout au moment de l'arrivée des réservistes ou des recrues ; dans ces
conditions anormales, mais assez longues pour durer plusieurs mois de l'année, le personnel des batteries est alors
réparti dans trois quartiers différents :

Au Polygone, sont les 20ᵉ, 21ᵉ et 22ᵉ batteries d'artillerie ;
c'est le groupe le plus important ;

A la Grosse-Tour, est casernée la 19ᵉ batterie ;

Enfin, Missiessy reçoit la 18ᵉ batterie.

---

(1) Une dépêche ministérielle du 28 octobre 1889 prescrit la plus grande
vigilance dans l'acceptation des hommes. Cette dépêche a été plusieurs fois
rappelée, dans ces derniers temps surtout. (Dépêches ministérielles du 2 juillet 1891, 13 août 1892, 1ᵉʳ octobre 1892, 16 février 1893, 8 mai 1893). En ce qui
concerne les hommes déjà au service, une dépêche du 13 avril 1893 décide
qu'aucun homme *suspect* de tuberculose ne devra être désigné pour les em-
barquements hors de France.

QUARTIER DU POLYGONE

Bâtis en amphithéâtre sur le versant Nord d'un coteau schisteux, les trois bâtiments affectés à l'artillerie de Marine ne sont séparés de ceux du 4e régiment d'infanterie de Marine que par les bureaux de la 4e brigade ; trois cours correspondent à ces logements, elles sont comme étagées et, procédant du sommet à la base, elles portent les appellations de cour n° 1, n° 2 et n° 3. La plupart des médecins qui sont restés attachés aux batteries d'artillerie s'accordent à reconnaître, comme principale défectuosité des logements, leur défaut d'aération et, en ce qui concerne surtout les constructions bâties au pied de la hauteur, leur extrême humidité. « Dans une pièce affectée aux sous-officiers, nous « avons souvent constaté la présence de moisissures sur « les bottes bien qu'elles fussent placées sur une étagère « éloignée du sol. » (Dr Bonnefoy. Rapport de 1893.)

Latrines. — Elles sont isolées dans l'Est des bâtiments occupés par la troupe ; celles placées dans la cour n° 2, affectées au personnel des bâtiments 1 et 2, récemment construites, sont munies d'une chasse automatique fonctionnant toutes les dix minutes ; les matières usées sont amenées, par une canalisation spéciale, dans l'égout du Mourillon ; les latrines de la cour n° 3 ont été l'objet de nombreuses réclamations, elles sont placées dans la partie la plus basse du casernement et le défaut de pente n'a pas permis le même mode d'évacuation ; des fosses mobiles y suppléent, mais leur vidange serait très irrégulière ; si bien que le trop-plein s'écoulerait souvent jusqu'au boulevard de l'Eygoutier, semant l'infection dans tout le voisinage.

Dans la cour n° 3 sont le *lavoir et les lavabos ;* pour ceux-ci les conditions d'abri sont tout à fait insuffisantes.

L'infirmerie y est aussi installée dans une vieille construction qui abrite également la sellerie (janvier 1894); les salles pour malades et la salle de visite sont au premier étage; les pièces du deuxième servent de chambres aux sous-officiers.

Dans la cour n° 2 est établie la cuisine, indépendante des bâtiments militaires; ses conditions d'aération sont suffisantes; enclavées dans le fourneau en maçonnerie, sont rangées, deux par deux, un certain nombre de marmites *Choumara;* deux percolateurs complètent l'aménagement. Les eaux grasses sont recueillies dans des barriques et vidées par les soins d'un entrepreneur; trop rapprochées des bâtiments occupés par la troupe, elles ont motivé de nombreuses réclamations de la part du service médical.

Les locaux disciplinaires laissent à désirer, surtout au point de vue de l'aération, les cellules en particulier, plus encore que les salles de police, car elles sont obscures, humides et ne reçoivent de l'air que par une ouverture très étroite et, de plus, grillagée; les dispositions vicieuses de ce bâtiment ont, depuis longtemps, fixé l'attention du commandement.

Salle de douches. — L'appareil employé réalise, comme type de bain par aspersion, un réel progrès hygiénique, il mérite d'être vulgarisé dans les casernements qui, après avoir été pourvus d'eau de meilleure qualité que celle jusqu'alors en usage, seront certainement appelés à se pourvoir d'un système de douches; les détails de l'appareil comporteraient de trop longs développements pour être examinés ici, mais un des points particuliers du système réside dans la disposition des robinets d'arrivée de l'eau chaude et de l'eau froide, dont l'écoulement est indiqué par un cercle gradué qui marque, pour chaque position, leur degré d'ouverture. Dans ces conditions, il est facile de

réaliser, dans la boîte de mélange, une température quelconque, l'indication étant fournie par des thermomètres
placés dans les tuyaux d'amenée. De plus, son fonctionnement rapide et sa faible dépense en combûstible recomman-
dent cet appareil à l'attention des chefs de corps. C'est
ainsi qu'on aurait pu donner 350 douches à une tempéra_
ture de 35° à 45° dans un délai de 3 heures avec une
consommation de 15 kilos de charbon. Le mode de procéder est le suivant : les hommes arrivent par escouades de
12 à 15 ; débarrassés de leurs vêtements laissés au vestiaire
attenant à la salle de bains, ils se rangent devant l'appareil ; le doucheur leur envoie successivement, sur le dos et
la poitrine pendant 10 à 15 secondes, un jet d'eau à 35° ;
aussitôt mouillés, les hommes se savonnent ; ils reçoivent
ensuite un nouveau jet à la même température destiné à les
débarrasser de la mousse du savon, un troisième jet à 40°
leur est aussi lancé sur les jambes, enfin un quatrième à
45° sur les pieds. Le tout dure cinq minutes (1).

QUARTIER DE LA GROSSE-TOUR

Ce sont les poudrières de cette vieille construction (2)
qui servent de logement ; ces locaux ont toujours fourni
matière à réclamations de la part des différents médecins
qui se sont succédé à l'artillerie de Marine ; ils sont très
humides, mal aérés et leurs dépendances sont très défectueuses.

QUARTIER DE MISSIESSY

Ce casernement, de construction récente, est affecté à la
18e batterie et à la compagnie d'ouvriers d'artillerie, il est

---

(1) Génie civil, 27 août 1892.
(2) Commencée sous le règne de Louis XII, en 1514.

placé dans l'Ouest de la ville, au voisinage du 5e Dépôt et du 8e régiment d'infanterie de Marine. Deux corps de bâtiment, A et B, similaires, sont affectés au logement des hommes, leurs conditions d'aération et d'exposition ne laissent rien à désirer ; ils sont d'autant plus salubres que le personnel qui les habite, au moins le bâtiment B, est employé, pendant le jour, sur les différents chantiers de la Direction d'artillerie et ne réintègre le logement que le soir.

Bâtiment A. — Au rez-de-chaussée, sont deux *chambres* de soldats, inhabitées et servant de réfectoire ; au premier étage, trois *chambres* pour sous-officiers et quatre pour les hommes, celles-ci contiennent chacune de 20 à 24 lits ; le deuxième étage offre la même division.

Bâtiment B. — Il est affecté à la 18e batterie ; les services annexes (tailleur, cordonnier, magasins d'équipement, etc.), occupent une partie du rez-de-chaussée. Au premier étage, se trouve l'*infirmerie :* elle comprend un cabinet de visite, la tisanerie et deux salles, l'une de 4 lits, l'autre de 8 lits, plus particulièrement réservée aux convalescents ; le cubage est de 27^{m3} par lit. Les latrines sont établies sur une galerie extérieure et isolées du bâtiment par une porte vitrée ; le tuyau de chute aboutit, au rez-de-chaussée, dans une fosse mobile. Au deuxième étage, sont quatre chambres pour soldats et trois chambres pour sous-officiers.

Les cuisines sont groupées dans le même bâtiment construit dans la cour, à égale distance des casernements ; elles sont affectées aux sous-officiers, aux hommes de la batterie et à ceux de la compagnie d'artillerie ; pour chacune des trois, même uniformité, marmites à la *Choumara* et même absence de four ; pour la confection des rôtis, on a recours à un boulanger du faubourg le plus proche.

Lavoir et lavabos. — Ces derniers sont disposés dans

la cour, recouverts d'une simple toiture en tôle zinguée; il
aurait été désirable que la construction récente de ce casernement eût réalisé de ce côté un progrès; par exemple,
leur établissement dans une galerie abritée où les hommes,
en hiver, auraient été moins exposés aux influences atmosphériques.

Des *latrines* également placées dans la cour sont annexées à chacun des logements occupés par la troupe; elles
en sont suffisamment éloignées ainsi que les urinoirs à
effet d'eau qui leur sont annexés.

Locaux disciplinaires et corps de garde. — Ils sont
constitués par trois cellules, une salle de police et une
prison pour sous-officiers; ces locaux sont aérés et n'offrent
aucune trace d'humidité, mais le baquet de nécessité occupe
le même réduit que l'homme puni.

V

CASERNE GOUVION SAINT-CYR

Cette caserne est affectée au 111e régiment de ligne; elle
est située entre la rue Denfert-Rochereau et la partie Ouest
du boulevard de Strasbourg; son exposition est Nord; elle
est formée par trois principaux bâtiments, A, B, D, où
sont logés les hommes, dans des conditions très variables
sous le rapport hygiénique.

Bâtiment A. — C'est une vieille construction à trois
étages, ayant servi d'hôpital jusqu'en 1866; la seule compagnie qui l'habite occupe le deuxième. Les dispositions
de ce local laissent à désirer; le rez-de-chaussée et les
deux autres étages abritent la cantine, les magasins d'ha-

billement, l'atelier des cordonniers, la section hors-rang et la musique.

Bâtiment B. — Autrefois appelé caserne du Jeu-de-Paume, ce bâtiment présente un rez-de-chaussée et deux étages ; chacun d'eux s'ouvre sur une galerie, disposition qui réduit l'accès de l'air et de la lumière dans les chambres et vient, de ce fait, grossir encore les défectuosités inhérentes à ce local, construit à une époque où les notions de l'hygiène du soldat restaient toutes entières à acquérir. Au rez-de-chaussée sont les magasins de harnachement, la salle d'escrime, la bibliothèque des officiers, la salle d'honneur ; aux étages sont logées deux compagnies.

Bâtiment D. — Ce bâtiment constitue la caserne Gouvion Saint-Cyr à proprement parler ; c'est une grande construction de récente date, à trois étages, qui sert de logement à trois compagnies ; les conditions hygiéniques y sont satisfaisantes.

Dans chacun de ces logements, une chambre sert spécialement de *réfectoire*.

Bâtiment C. — Cette construction abrite la cuisine qui est isolée et bâtie entre les casernements B et D ; deux fourneaux *François-Vaillant* à quatre marmites chacun y sont contenues et, sur toute sa longueur, sont disposées des tables, recouvertes de zinc, pour la distribution des gamelles ; le sol est cimenté et les eaux du lavage viennent aboutir, par une canalisation spéciale, à l'égout Chalucet ; les eaux grasses sont recueillies dans des récipients en métal, munis de couvercles ; les dispositions avantageuses de cette cuisine n'ont d'égales que celles du 5ᵉ Dépôt.

Des *lavabos* sont établis dans chacun des casernements ; les hommes peuvent se livrer à leurs ablutions matinales dans des conditions d'abri satisfaisantes.

Deux *lavoirs* sont construits à chacune des extrémités de la cour.

Les *latrines,* également au nombre de deux, forment chacune un local isolé composé de plusieurs compartiments clos par une demi-porte qui assure l'aération ; les ouvertures sont en pierre, à la turque, mais dépourvues de clapets et aboutissant, par de courts tuyaux rectilignes, dans des tinettes vidangées chaque jour.

Locaux disciplinaires. — Une salle de police est construite, à côté du casernier, dans des conditions d'aération très satisfaisantes ; le baquet de propreté est dans un réduit séparé des hommes punis. Mais les locaux disciplinaires proprement dits sont établis dans l'angle Ouest du casernement. Les cellules viennent s'ouvrir dans un préau, leurs conditions d'aération sont défectueuses ; elles sont, en outre, humides, obscures et le baquet de propreté n'y est pas isolé. La salle de police, quoique dans des dispositions moins précaires que celles des cellules, laisse encore à désirer sous le rapport de l'aération ; elle a, cependant, l'avantage de posséder un réduit isolant le baquet à ordures. Les locaux disciplinaires pour les sous-officiers sont dans le bâtiment D, au rez-de-chaussée.

L'infirmerie est écartée des casernements de toute la largeur de la cour ; construite il y a peu d'années, sa distribution intérieure est satisfaisante ; le rez-de-chaussée est réservé au matériel ; au premier étage sont les salles pour malades et la salle de visite.

A droite de ce bâtiment, se trouvent les magasins du corps.

VI

CASERNE DUGOMMIER (FORT LAMALGUE)

Cette caserne est affectée au logement d'une compagnie du 111e de ligne qui assure, pour une période de trois mois, le service de garde de la prison militaire. Les hommes occupent des casemates qui bordent la cour sur deux côtés; elles sont humides, celles de droite surtout, car elles s'ouvrent au Nord; leur aération ne s'opère que par la porte et par une cheminée d'appel qui permet l'évacuation de l'air vicié; le cubage est de 132^{m3}, soit, pour chacun des 11 hommes qui y sont logés, un espace cubique de 12^{m3}. La *cuisine,* avec fourneau à la *Choumara,* est placée dans une casemate; le sol en est cimenté et les eaux de lavage s'écoulent dans la cour par un caniveau. Les *latrines,* très éloignées des locaux habités, sont établies sur le mur d'enceinte; leur tuyau de chute vient aboutir à des tinettes placées dans le fossé du fort. L'*eau* livrée à la consommation est celle de la Compagnie générale.

En résumé, les dispositions de ce casernement, en tant qu'habitat, bien que défectueuses, sont rachetées par ses conditions d'isolement qui soustraient ses habitants aux causes générales d'insalubrité créées par un centre populeux.

VII

CASERNE LAMER

Construite en 1884, cette caserne est affectée à l'artillerie de terre; elle reçoit la deuxième compagnie d'ouvriers

d'artillerie et un détachement du 38e régiment d'artillerie ;
un seul bâtiment est affecté à ce personnel d'une centaine
d'hommes à peine. Les *chambres* placées au rez-de-chaussée
et au premier étage sont dans des conditions d'aération
satisfaisantes, car, outre les portes et les fenêtres, on a
ménagé des cheminées d'aérage, permettant l'évacuation de
l'air vicié et favorisant ainsi l'arrivée de l'air extérieur.
Des lavabos abrités ont été construits au rez-de-chaussée
à côté des chambres.

Dans la cour sont établis les bâtiments accessoires :
1° le *lavoir*; il est regrettable que l'allocation en eau ne
permette pas le nettoiement plus fréquent des bassins ;
2° les *écuries*, la *forge,* etc. ; 3° les *latrines* placées à côté
du mur d'enceinte : ce sont des fosses mobiles, système
Goux, vidées tous les jours par les soins d'un entrepreneur ; 4° dans la *cuisine*, établie à droite de la porte d'entrée, le fourneau *François-Vaillant* remplace les marmites
à la *Choumara*.

VIII

CASERNE GARDANNE OU BLINDÉE

Placé dans le voisinage du précédent, le bâtiment qui la
constitue est affecté à deux batteries du 13e bataillon d'artillerie à pied. Au rez-de-chaussée se trouvent les *lavabos,*
les *réfectoires* et les *magasins ;* au premier étage, des
chambres, au nombre de quatre, pouvant contenir chacune
32 hommes ; même disposition au deuxième étage. Ces
chambres sont insuffisamment aérées, car elles ne reçoivent l'air extérieur que par une seule fenêtre.

De chaque côté du bâtiment principal, on a installé les

dépendances de ce casernement ; à gauche, réunis dans la même construction se trouvent le *poste de garde*. la *salle de visite* et la *salle de douches ;* à droite, la *cantine*, les *cuisines* où, encore, les marmites à la *Choumara* ont été remplacées par le fourneau *François-Vaillant ;* un four y est annexé pour permettre de préparer la viande rôtie.

Les *latrines*, pourvues de tinettes système Goux, sont installées dans la cour, éloignées du casernement, mais trop près de la cantine.

L'*eau* de la Compagnie est fournie à ces deux casernes.

IX

CASERNE LAVALETTE OU DES MINIMES

Ce casernement, établi dans l'ancien couvent des Minimes, est placé dans un des quartiers les plus insalubres. Il sert à loger la 3ᵉ batterie du 13ᵉ bataillon d'artillerie à pied. Les hommes occupent une vieille construction à deux étages, exposée au midi et située entre deux cours. On trouve au rez-de-chaussée les *magasins* et les *bureaux ;* aux étages, les *chambres :* celles du premier, particulièrement défectueuses, ont les plafonds très bas, à deux mètres à peine au-dessus du sol ; les chambres du second sont plus spacieuses ; le personnel est à peu près également réparti entre ces deux étages.

Dans la cour Sud, ombragée par de grands platanes, on a placé : 1° les *latrines*, à fosse mobile, système Goux, et suffisamment éloignées du casernement ; 2° les *écuries*, bâtiment de peu d'étendue ; 3° enfin. la *cuisine*. qui comprend quatre marmites à la *Choumara*.

Dans la cour Nord sont répartis d'autres annexes : 1° les *locaux disciplinaires*, dont les cellules ont leurs baquets de propreté isolés dans un réduit; 2° la *salle de douches* avec *lavabos;* 3° la *cantine ;* 4° enfin la *salle à manger* des sous-officiers. Le *lavoir* est placé dans cette cour, contre le mur d'enceinte; la quantité d'eau allouée à ce casernement est de 7^{m3} par jour.

On ne saurait méconnaître que l'emplacement de ce quartier et son aménagement offrent des défectuosités trop grandes pour pouvoir être palliées, même par une propreté soutenue et une application constante des principes généraux de l'hygiène. Aussi, exprimons-nous le vœu de voir appliquer à ce casernement la mesure radicale dont a été l'objet, il y a quelques années, la caserne dite du Grand-Couvent, établie dans l'ancien logement des Frères Prêcheurs, et plus récemment aussi la caserne dite des Capucins.

CHAPITRE IX

—

Les principales maladies infectieuses dans la population militaire

—

I

DE LA FIÈVRE TYPHOÏDE

Quelqu'un a dit cette parole énergique : « Le cadavre d'une victime de la fièvre typhoïde fait presque l'effet d'un meurtre. » C'est chose navrante, en effet, de voir descendre dans la tombe, en plein épanouissement de vie, un jeune homme que la sélection des Conseils de revision a démontré constituer un organisme dont tous les appareils fonctionnent dans la perfection, donnant ainsi la promesse d'une longue existence.

A Toulon, depuis vingt ans, la fièvre typhoïde a enlevé au pays 2,551 marins ou soldats !!!

Si, à cette perte définitive de vingt à vingt-cinq ans qu'il a fallu pour faire un adulte, on ajoute les nombreux malades qui ont fourni cette mortalité, les non-valeurs qui en ont été le résultat, les longs mois de traitement et d'indisponibilité, enfin les dépenses de toutes sortes qu'ils ont nécessitées, on s'expliquera aisément les lourds sacrifices en argent que se sont imposés certains pays pour s'affranchir de cet odieux tribut.

TOTAL DES ENTRÉES ET DES DÉCÈS

FOURNIS PAR LA FIÈVRE TYPHOÏDE DANS LA POPULATION MILITAIRE

(Chiffres bruts)

ANNÉES	EN-TRÉES	DÉCÈS	ANNÉES	EN-TRÉES	DÉCÈS	ANNÉES	EN-TRÉES	DÉCÈS
1874. . .	1.391	218	1881. . .	839	154	1888. . .	603	79
1875. . .	1.239	135	1882. . .	755	145	1889. . .	236	30
1876. . .	879	133	1883. . .	995	155	1890. . .	301	43
1877. . .	1.714	171	1884. . .	492	102	1891. . .	464	47
1878. . .	1.680	151	1885. . .	1.108	249	1892. . .	404	58
1879. . .	1.140	161	1886. . .	1.550	195	1893. . .	322	43
1880. . .	859	157	1887. . .	799	125			

Soit un total de 16,781 typhoïdiques fournissant 2,551 décès ; soit, pour 1,000 typhoïdiques, 152 décès ; soit enfin un décès pour 6,7 malades.

RÉPARTITION SUIVANT L'AGE

DE 1,000 DÉCÈS PAR FIÈVRE TYPHOÏDE

AGE	NOMBRE de DÉCÈS	AGE	NOMBRE de DÉCÈS	AGE	NOMBRE de DÉCÈS
15 à 18 ans . .	0.8	25 ans.	32	35 à 39 ans . .	0.3
19 ans.	85	26 »	8	40 à 44 » . .	0.2
20 »	91	27 »	0.8	45 à 49 » . .	négligeable
21 »	178	28 »	0.6	50 à 54 » . .	»
22 »	393	29 »	0.3	55 à 59 » . .	»
23 »	134	30 »	0.5		
24 »	74	31 à 34 ans . .	0.5		

RÉPARTITION DES DÉCÈS PAR CORPS

ANNÉES	FLOTTE	INFANTERIE DE MARINE	ARTILLERIE DE MARINE	PORT	DÉTENUS	INFANTERIE DE LIGNE	ARTILLERIE DE TERRE	DIVERS	TOTAUX
1874 . . .	45	84	34	4	1	39	11	»	218
1875 . . .	38	52	16	3	1	19	6	»	135
1876 . . .	43	50	22	1	2	12	2	1	133
1877 . . .	46	67	12	2	1	32	2	9	171
1878 . . .	44	59	13	2	»	26	6	1	151
1879 . . .	61	56	15	2	»	24	3	»	161
1880 . . .	53	56	21	2	»	20	3	1	157
1881 . . .	64	51	10	1	»	24	2	2	154
1882 . . .	54	48	19	3	1	18	2	»	145
1883 . . .	67	54	19	»	1	14	»	»	155
1884 . . .	38	28	17	4	2	11	2	»	102
1885 . . .	93	98	27	4	1	19	1	6	249
1886 . . .	94	53	18	4	»	20	2	4	195
1887 . . .	63	40	8	1	»	10	3	»	125
1888 . . .	41	25	9	»	»	3	1	»	79
1889 . . .	17	9	2	»	»	2	»	»	30
1890 . . .	22	15	3	»	»	»	3	»	43
1891 . . .	21	18	5	2	»	»	1	»	47
1892 . . .	26	26	2	2	»	1	»	1	58
1893 . . .	27	6	5	»	»	2	2	1	43
TOTAUX. .	957	895	278	37	10	296	52	26	2.551

L'influence de la chaleur sur l'évolution annuelle de la fièvre typhoïde s'affirme par le graphique de la page suivante résumant la période des vingt dernières années.

On y lit que la fièvre typhoïde, réduite à son minimum de fréquence pendant le premier trimestre et surtout le quatrième, s'accroît assez brusquement à partir d'avril et atteint son apogée en juillet et août, pour décliner à partir de septembre et toucher le minimum en novembre. Cette évolution s'accomplit toutes les années, avec la régularité d'un phénomène astronomique, et si, en ce qui concerne les plus récentes, les inflexions de la courbe mensuelle ne se calquent plus sur celle des autres années, c'est que la

maladie n'a plus l'allure de ces grandes épidémies massives
d'autrefois et qu'elle est plus facilement accessible à certains facteurs, qui viennent partiellement corriger la redoutable complicité de la chaleur.

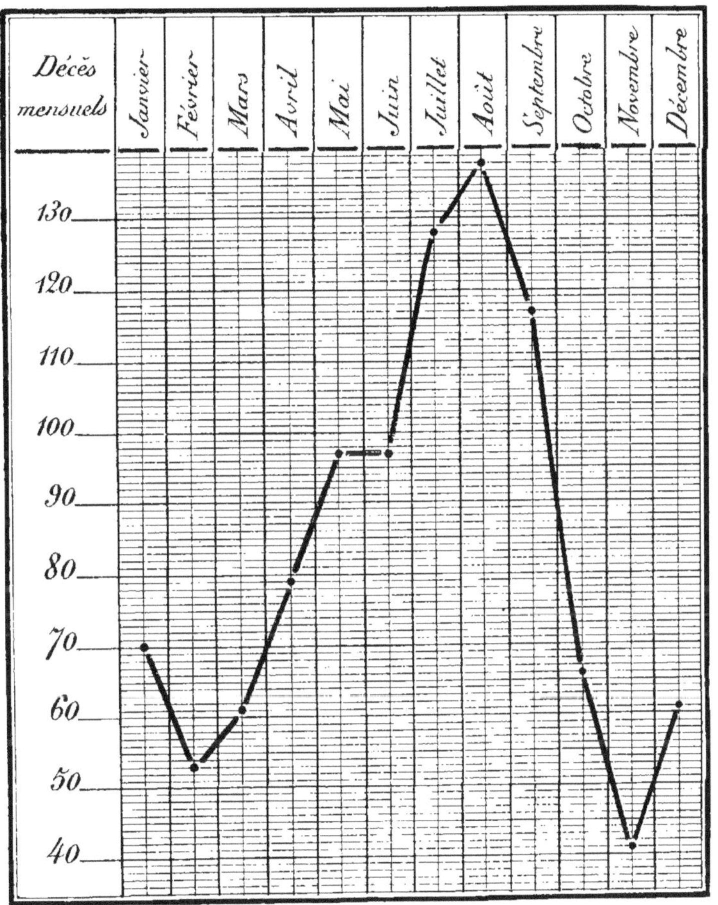

MORTALITÉ MENSUELLE PAR FIÈVRE TYPHOÏDE
HÔPITAUX MARITIMES DE TOULON (1874-1893)
Proportion pour 1,000 décès.

Après la chaleur, interviennent les autres causes dont nous avons parlé à l'occasion de l'étude de la fièvre typhoïde parmi la population civile. Dans la plupart des casernements, en effet, se trouvent réunis les éléments qui rendent insalubre la ville de Toulon : infection du sol, méphitisme des fosses d'aisances, canalisation défectueuse, défaut d'aération, encombrement ; et, comme influences spéciales, le surmenage professionnel et la réceptivité plus grande conférée par le milieu lui-même. « Car le soldat, a dit L. Collin, « est un réactif d'une sensibilité extrême qui permet de « doser, pour ainsi dire, la salubrité de la garnison où il « réside et d'en accuser, le premier, les dangers. »

Ces influences se sont toujours imposées aux préoccupations des médecins-majors des différents corps de troupes. Quelques-unes ont été corrigées, ce qui a amené une amélioration marquée, une chute dans la courbe de mortalité, mais le maintien d'autres facteurs, qu'il est plus difficile de faire disparaître, élève encore le taux mortuaire payé par le personnel militaire à la fièvre typhoïde.

Grâce aux travaux dont nous allons donner le résumé, l'influence de l'eau potable sur l'origine de la fièvre typhoïde a été très atténuée, car, dans ces dernières années, les casernes ont été approvisionnées en eau de meilleure qualité. Les conditions désavantageuses faites au personnel de la Marine, résultant de l'infériorité de l'eau alimentaire, étaient depuis longtemps soupçonnées ; elles furent mises en évidence à la suite des analyses bactériologiques qui décidèrent l'entreprise d'une série de travaux tendant à supprimer de la consommation les eaux de Rodeillac et du puits Peyret, particulièrement souillées, et à doter tous les établissements maritimes d'une eau provenant uniquement de Saint-Antoine et du Ragas.

En outre, la pompe dite de la Majorité, à laquelle s'approvisionnaient les casernements du Mourillon, cessa définitivement son service (avril 1888) ; l'eau ainsi distribuée appartenant à la même nappe que celle qui alimente les puits de la ville, offrait le même danger ; aussi, le bénéfice résultant de cette modification fut-il considérable. Le total des décès par fièvre typhoïde qui atteignait, pour le 4e d'infanterie de Marine, 54, moyenne des quinze années précédentes, tomba à 9 l'année suivante ; pour l'artillerie de Marine, logée dans le voisinage, même résultat ; moyenne antérieure annuelle, 17 décès ; en 1889, 2 seulement se produisirent. L'année suivante, l'école de pyrotechnie, le fort Cap-Brun, le fort Sainte-Catherine, l'Observatoire de la Marine, le Polygone, le poste des poudrières du Las, les établissements du Mourillon, le petit Rang et les casernes de gendarmerie reçurent, à leur tour, l'eau de la Compagnie. Mais, ce ne fut qu'en 1890, dans les premiers mois de l'année, que l'eau de la source de Rodeillac fut définitivement bannie de l'alimentation ; c'est aussi vers cette époque que s'opéra le changement de la canalisation des Appontements. Cette dernière mesure s'imposait au plus haut point ; c'est là, en effet, que viennent s'approvisionner les navires en réserve et aussi les citernes qui portent en rade l'eau destinée aux équipages des navires armés. Une réforme de même nature était également indiquée au grand Rang et à l'angle Robert, où s'alimentent tous les équipages des torpilleurs ; elle reçut satisfaction vers la fin de la même année. Enfin, des crédits furent accordés pour la réfection de la conduite d'eau de Castigneau et de Missiessy ; ce tuyautage, très ancien, traversait des terrains d'alluvions où les eaux vannes du Pont-du-Las viennent se mélanger à l'eau de mer ; les conduites en place n'étaient que des tuyaux en tôle recouverts de béton et le milieu, éminemment corrosif, qu'ils parcouraient les avait percés en

plusieurs endroits. C'est pendant la nuit, alors que le tuyautage n'était plus en charge, que s'opérait le mélange avec
les eaux contaminées par infiltration de dehors en dedans.

Comme conséquence de ces améliorations successives, la
moyenne annuelle des décès par fièvre typhoïde, qui était
de 155 de 1874 à 1888, est tombée à 44 de 1889 à 1893.

Quant à l'infection par le sol, l'autre des deux éléments
que les hygiénistes assignent à l'étiologie de la dothiénenterie, elle persiste presque intégrale, à peine amendée par
quelques modifications urgentes, depuis longtemps réclamées.

Parmi les facteurs accessoires, l'encombrement, l'un des
plus importants, mérite de fixer l'attention. Dans la seule
caserne du 4ᵉ d'infanterie de Marine, il n'a pas été rare de
trouver des agglomérations de 2,500 à 3,000 hommes;
même, actuellement, le total de 1,584 hommes, effectif du
1ᵉʳ janvier 1894, est encore trop considérable. Certes, l'encombrement ne saurait fabriquer de toutes pièces la fièvre
typhoïde, mais tous les hygiénistes sont d'accord pour
reconnaître qu'il rend son explosion fatale, soit en régénérant la graine encore inféconde, soit en préparant l'organisme qui fléchit au contact d'un air souillé. Au contraire, l'épidémie déclarée, la dissémination du personnel
contribue à réduire sa durée. « L'année 1877, dit le Dʳ Casa
« nova, médecin aide-major du 4ᵉ d'infanterie de Marine, a
« été signalée par une épidémie qui a fait monter le taux de
« la morbidité dans le régiment à 172 cas pour 1.000 hom
« mes d'effectif, et la mortalité à 26,4 °/₀₀. Les trois pre
« miers mois avaient fourni un nombre assez élevé de
« malades, 25 en moyenne. En avril, la fièvre typhoïde
« prend un caractère épidémique, 98 hommes sont envoyés
« à l'hôpital, 16 y meurent; le Dʳ Erdinger, médecin major,
« demande d'urgence qu'on évacue la caserne qui conte

« nait alors 2.541 hommes, et qu'on fasse camper une
« partie du régiment. La mesure ne peut être prise immé-
« diatement, malgré le bon vouloir de l'autorité ; l'épidé-
« mie continue ses ravages : en mai, 121 hommes entrent
« à l'hôpital et 14 décès y sont enregistrés ; enfin, le 5 juin,
« deux bataillons d'abord, puis trois autres sont envoyés
« dans le camp installé sur les remparts, de la porte de
« France à la porte Nationale : l'épidémie diminue d'in-
« tensité ; 68 cas sont encore constatés en juin, tant au
« camp qu'à la caserne, et occasionnent 15 décès ; mais,
« déjà, en juillet, l'épidémie était terminée et le nombre
« des malades n'allait pas cesser de diminuer pour des-
« cendre à 6 en décembre, encore ces derniers cas furent-
« ils très bénins, puisqu'il n'y eut aucun décès pendant
« le quatrième trimestre. »

Il est aisé de constater également que c'est la caserne
des batteries d'artillerie de Marine qui a fourni, ces dernières années, le maximum de léthalité ; c'est aussi le
local le plus ancien, le plus mal disposé « à ce point, dit le
« Dr Barthélemy, directeur du Service de santé, que j'ai
« émis l'avis qu'il y aurait plutôt lieu de le raser pour le
« reconstruire que de le réparer. »

Il existe aussi, avons-nous vu, des différences très nota-
bles entre les 4e et 8e d'infanterie de Marine : tous deux
sont cependant dans des conditions analogues d'effectifs,
de provenance et de personnel, mais non de casernement ;
tandis que pour 1892, le 4e d'infanterie de Marine, au
Mourillon, présente 40 cas et 4 décès, le 8e, à Missiessy, en
compte 126 cas, fournissant 21 décès ; également, en 1893,
cette différence se traduit par une mortalité qui, pour le 8e,
atteint le double de celle du 4e. Il semble, en quelque
sorte, que l'influence de l'encombrement accroisse les
chances d'épidémie, soit en renforçant l'infection du mi-

lieu. soit en multipliant le nombre des individus en état
de réceptivité, par suite de son action déprimante sur les
organismes humains.

Nous avons aussi invoqué, comme facteur étiologique
de la fièvre typhoïde, le surmenage dans la population
ouvrière ; il est encore plus facile d'apprécier sa valeur
dans le milieu militaire : ici, le rôle de la fatigue s'affirme
à chaque instant. impressionnant surtout les nouvelles
recrues au début de leur période d'instruction.

Pour les régiments d'infanterie de Marine, l'époque des
manœuvres et le séjour successif des différents contingents à Garéoult, à la fin de juillet et au mois d'août,
marquent une augmentation très notable de fièvres typhoïdes. Dans ce campement, bien que la vie au grand air
et l'activité physique exercent sur le soldat une influence
heureuse, elles ne sauraient compenser les conditions nouvelles faites à tous ceux qui, par le fait d'une moindre résistance. sont en imminence et même en incubation de
fièvre typhoïde. La même observation s'applique aux nouvelles recrues ; leur arrivée détermine, au commencement
de l'année, une recrudescence typhoïdique, relevant des
premières fatigues occasionnées par la période d'instruction ; car, quelque prudent, méthodique et progressif que
soit l'entraînement, il est facile de dépasser la résistance
des chétifs, des malingres ou de ceux qui sont momentané-
ment affaiblis et de transformer un exercice salutaire en un
vrai surmenage.

De plus, comme nous l'ont affirmé les statistiques fournies
par la population civile. la fièvre typhoïde montre une
véritable affinité pour les jeunes gens de 20 à 30 ans ;
c'est pourquoi les recrues que reçoit l'armée constituent un
noyau essentiellement réceptif. Suivant la remarque de
L. Collin. ces jeunes soldats réveillent les germes latents

et font apparaître une épidémie que l'on pouvait croire
éteinte ; ils sont les « réactifs de la salubrité du lieu ».

A bord de nos navires, la fièvre typhoïde est souvent
fournie par les hommes provenant du 5ᵉ Dépôt, où la dothiénenterie est endémique. Comme le dit le Dʳ Kelsch,
« toute épidémie suppose une graine et un terrain de cul-
« ture », le bâtiment sert de milieu de culture d'autant
plus favorable que l'encombrement est plus considérable ;
nous avons insisté sur la puissance typhogène de ce facteur à propos des corps de troupes, elle est indéniable pour
les navires des types modernes. Rochard a observé que,
sur les bâtiments, malgré la propreté la plus exagérée, on
peut faire naître une épidémie en réduisant ses surfaces
d'aération.

A la Division, en faisant le relevé de tous les cas de
fièvre typhoïde depuis quinze ans, on compte une moyenne
annuelle de 120 cas ; son effectif, très variable et soumis
à un trop grand nombre de mutations, ne permet pas de
fixer, par un chiffre, le taux de mortalité que fournit ce personnel ; cependant, dans le cours de 1888, une chute marquée se produit, correspondant à la réfection de la canalisation de Missiessy ; l'année 1889 vient confirmer cet heu-
reux résultat, car on n'y constate que quelques cas de
fièvre typhoïde et un seul décès. Malheureusement, malgré
la suppression de ce facteur étiologique, on n'arrive pas à
enrayer le mal ; en 1891, ce personnel, évalué à un effectif
quotidien de 1,766 hommes, fournit 52 fièvres typhoïdes et
embarras gastriques donnant lieu à 6 décès ; l'année suivante, l'amendement est un peu plus marqué : 37 cas avec
5 décès ; enfin, en 1893, 24 cas et 3 décès. Mais ces résultats, nous le répétons, ne peuvent être comparables entre
eux que pour des époques peu éloignées ; car, dans le
5ᵉ Dépôt, les mutations sont si nombreuses que l'effectif

moyen officiel ne saurait fournir le total du personnel considérable qui y passe annuellement (1), surtout depuis que les ports du Nord y versent incessamment la majeure partie de leurs contingents, pour faire face aux besoins des armements. Cette circonstance est susceptible de vicier le résultat, car il peut très bien se faire que des marins déjà atteints arrivent à Toulon dans la période prodromique de la maladie, après en avoir contracté le germe ailleurs. Le fait a été relaté plusieurs fois.

Le régiment de ligne, plus stable, nous fournit des indications plus exactes ; il marque mieux les différents progrès obtenus. La diminution très accusée de la fièvre typhoïde dans cette partie de la garnison dépend à la fois de l'eau livrée à la consommation, eau de meilleure qualité, et aussi des dispositions du casernement, qui sont bien différentes de ce qu'elles étaient il y a quelques années. La caserne Gouvion Saint-Cyr, comme nous l'avons dit, est un local de construction récente, offrant des conditions d'exposition favorables ; elle a remplacé partiellement un casernement ancien dont un bâtiment avait servi d'hôpital militaire jusqu'en 1866 ; de plus, il convient de rappeler qu'autrefois quelques compagnies habitaient dans un vieux local, appelé caserne du Grand-Couvent, aujourd'hui disparu et dont les mauvaises conditions hygiéniques justifiaient le lourd tribut que l'infanterie de ligne payait à la fièvre typhoïde. Jusqu'en 1886, en effet, elle a offert une mortalité moyenne annuelle de 20 décès relevant de ce chef et, même, en certaines années, ce total a été dépassé, car il a atteint 32 en 1877 et 39 en 1874. Actuellement, la situation est bien changée : c'est ainsi qu'en 1891, le 111e de ligne, d'un effectif de 1.217 hommes n'a donné que 8 cas

---

(1) En 1893, le bureau des matricules a accusé le passage de 20,898 marins.

de fièvre typhoïde sans décès ; en 1892, ce régiment, fort de
902 hommes, en a fourni 30, dont 1 décès; enfin, en 1893,
le même personnel offre 15 cas, suivis de 2 décès. Quand
on compare ces résultats avec ceux constatés sur les troupes de la Marine, casernées dans des logements anciens
et insalubres, on ne saurait s'empêcher de conclure qu'en
matière d'hygiène les demi-mesures sont totalement inef-
ficaces.

Cependant, malgré les réformes que nous désirerions
voir apporter à Toulon, en ce qui concerne le logement
des troupes, ce serait une utopie de vouloir supprimer totalement la fièvre typhoïde. Outre que le problème de la
dothiénenterie et de son étiologie dans le milieu militaire
est des plus complexes, il faudrait des mesures dont l'action devrait s'exercer sur le milieu urbain. Il sera, par
exemple, fort difficile d'empêcher le soldat, qui conserve
l'aptitude de l'enfance à contracter les maladies épidémiques et qui est, par caractère, insouciant et imprévoyant,
d'aller, malgré toutes les défenses dont il ne comprend pas
la bienveillante sagesse, boire dans les auberges, dans les
cabarets, alimentés en eau mauvaise, et rapporter au quartier les germes de la fièvre typhoïde (Kelsch).

En résumé et pour donner une conclusion à cette partie
de notre travail, nous dirons qu'à Toulon, en dehors des
circonstances multiples, toutes minutieusement mises en
lumière par nos collègues de la Marine (encombrement,
surmenage, mauvais état des latrines, défaut d'aération
permanente des locaux et des objets de couchage, insuffisance d'alimentation), circonstances qu'il est habituel d'invoquer pour expliquer la genèse des maladies infectieuses
et, en particulier, l'endémie avec poussées épidémiques de
la fièvre typhoïde, la théorie hydrique s'est affirmée par

l'amendement que nous avons vu survenir à la suite des
travaux entrepris de 1887 à 1890, tendant à améliorer les
qualités de l'eau. Mais la question du logement persiste
tout entière. Certes, nous savons bien que la volonté la plus
ferme, l'activité la plus féconde doivent se résigner à subir
des lenteurs et des difficultés matérielles et budgétaires; il
faut espérer qu'elles ne seront que temporaires et que la
Municipalité, si directement intéressée à faire le bien de la
population qui l'a élue, facilitera aussi l'accomplissement
de la tâche bienfaisante et patriotique qui se lie à la défense
du pays.

La création de nouvelles casernes s'impose; il est désirable qu'on abandonne, dans leur construction, les dispositions et les systèmes actuels qui s'inspirent encore des
idées que Vauban faisait appliquer il y a deux siècles.
La caserne massive à plusieurs étages doit être condamnée
en principe, et les « *barracks* » des casernements britanniques doivent, au contraire, être adoptés par tous les
hygiénistes; ces logements, ainsi compris, comportent des
emplacements de grande étendue qui, pour être peu dispendieux, doivent être choisis loin du centre de la ville.
C'est en adoptant ce mode de construction qu'il sera possible
d'économiser sur les frais généraux et de doter la caserne
de toutes les installations réclamées par l'hygiène.

II

TUBERCULOSE PULMONAIRE

Avant même que la doctrine de Villemin, touchant la
spécificité de la tuberculose, ne fût démontrée par l'expérience, l'armée était considérée comme une collectivité

essentiellement propice à cette maladie. Les statistiques militaires, en effet, indiquaient une fréquence telle des cas de phtisie parmi les soldats, que ceux-ci paraissaient offrir, comparativement à la population civile du même pays, du même sexe et du même âge, des conditions plus favorables et plus avantageuses à l'explosion et au développement de la maladie.

D'après les statistiques de l'armée, sur 1,000 présents, un poitrinaire succombe annuellement sous les drapeaux. Sans vouloir nous livrer, pour Toulon, à un travail comparatif du même genre, nous allons examiner la tuberculose pulmonaire et son degré de fréquence chez le personnel militaire et énumérer les principales causes d'où elle paraît surtout dériver.

TOTAL ANNUEL DES DÉCÈS

FOURNIS PAR LA TUBERCULOSE PULMONAIRE

ANNÉES	Décès par tuberculose	ANNÉES	DÉCÈS	ANNÉES	DÉCÈS	ANNÉES	DÉCÈS
1874	65	1879	66	1884	45	1889	69
1875	56	1880	41	1885	55	1890	70
1876	58	1881	55	1886	89	1891	75
1877	48	1882	65	1887	69	1892	72
1878	67	1883	78	1888	63	1893	67

Les totaux bruts fournis par chacune des périodes quinquennales marquent une nouvelle augmentation dans la moyenne annuelle des décès par tuberculose.

      1874 à 1878 : Moyenne annuelle 59
      1879 à 1883 :   —   —   61
      1884 à 1888 :   —   —   64
      1889 à 1893 :   —   —   71

Cet accroissement tend donc à démontrer qu'un plus grand nombre de tuberculeux est soigné dans les hôpitaux de la Marine, à Toulon. Il est vrai qu'on pourra nous objecter que ce progrès est fictif et qu'il a pour cause l'affluence d'un personnel plus considérable appelé à servir dans ce port militaire. Une réponse topique à cette argumentation serait la comparaison des effectifs pour les époques extrêmes de la période que nous embrassons ; dans l'impossibilité de recueillir de tels documents, nous avons pris, comme terme de comparaison, le total des décès généraux survenus dans nos hôpitaux ; leur rapport avec ceux de la tuberculose témoigne encore d'une progression marquée.

ANNÉES	DÉCÈS GÉNÉRAUX	DÉCÈS PAR TUBERCULOSE (proportion p. 100)	ANNÉES	DÉCÈS GÉNÉRAUX	DÉCÈS PAR TUBERCULOSE (proportion p. 100)	ANNÉES	DÉCÈS GÉNÉRAUX	DÉCÈS PAR TUBERCULOSE (proportion p. 100)
1874. . .	367	18	1881. . .	318	17	1888. . .	232	27
1875. . .	345	16	1882. . .	330	19	1889. . .	208	33
1876. . .	397	14	1883. . .	340	23	1890. . .	251	28
1877. . .	427	11	1884. . .	349	13	1891. . .	225	33
1878. . .	382	17	1885. . .	482	11	1892. . .	215	34
1879. . .	320	20	1886. . .	397	22	1893. . .	226	29
1880. . .	296	13	1887. . .	311	22			

Ainsi, la tuberculose pulmonaire fournit, pour chacune des périodes quinquennales :

De 1874-1878, une moyenne annuelle du 15,2 % du total des décès.
      1879-1883   —   —   18,4 %   —   —
      1884-1888   —   —   19 » %   —   —
      1889-1893   —   —   31,4 %   —   —

La statistique médicale de l'armée fixe au 17.3 °/₀ la fréquence des décès par tuberculose pulmonaire, relativement à l'ensemble des décès de toute cause et de toute nature ; à Toulon, dans nos hôpitaux maritimes, cette proportion est presque doublée pour l'époque la plus récente.

Ainsi, il découle de ces moyennes, que la mortalité par tuberculose pulmonaire est en progrès dans le personnel militaire de notre ville. Nous pouvons aussi prétendre que le taux mortuaire est plus élevé que celui de l'armée, fixé par les plus récentes statistiques à 1 décès pour 1,000 hommes présents sous les drapeaux ; car le total de 71 décès annuels pour la période de 1889 à 1893 correspondrait à un roulement de 71,000 hommes, supérieur d'au moins le double au chiffre appproximatif. Cette dernière constatation est d'autant plus affirmative qu'il convient de tenir compte des réformes prononcées, réformes dont le total s'est élevé à 598 depuis trois ans. Le Ministre de la Marine, en effet, frappé de la proportion considérable de tuberculeux en traitement dans les hôpitaux ressortissant à son Département, a prescrit l'envoi, devant une Commission de réforme, des marins et soldats atteints de tuberculose « à une époque quelconque de leur service actif. » (Dép. minist. du 13 novembre 1890, B. O. p. 558.) Or, en appliquant les statistiques de l'armée, suivant lesquelles sur 1.000 hommes présents sous les drapeaux 3 seraient annuellement réformés, ces 598 tuberculeux correspondent encore à un personnel valide de beaucoup supérieur à l'effectif probable.

Comme le montre le tableau ci-contre, la proportion des décès par tuberculose, dans les hôpitaux de la Marine, est donc réduite à son minimum pendant le quatrième trimestre ; le deuxième trimestre présente la mortalité la plus élevée. C'est également ce que nous avons constaté par l'étude de la même maladie dans la population civile.

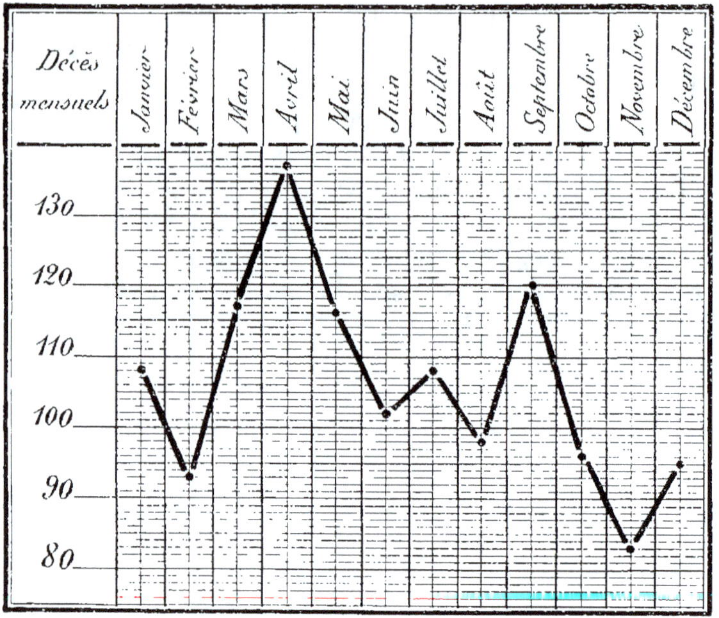

MORTALITÉ MENSUELLE PAR TUBERCULOSE PULMONAIRE

DANS LES HÔPITAUX MARITIMES (1874-1893)

— Chiffres bruts —

Il nous a paru intéressant d'établir la répartition de ces décès suivant l'âge où ils se sont produits ; de ce rapprochement il sera aisé de conclure que la tuberculose frappe tous les âges avec une fréquence d'autant plus grande que le nombre d'individus, aux âges correspondants et sous les drapeaux, est plus considérable. Nous ferons remarquer, cependant, que c'est pendant les premiers mois de l'arrivée au service que se révèlent les premières manifestations de la maladie, dont l'allure galopante emporte la nouvelle recrue dès la première année ; le nombre de décès survenant à la deuxième année de service, déjà moins considérable, démontre qu'une sélection s'est opérée ; pendant la troisième année, la mortalité est encore moins accusée. Certes, nous ne saurions considérer « les Conseils de revision comme une barrière infranchissable à la tuberculose » (L. Collin), car il est impossible de diagnostiquer quelques granulations pulmonaires disséminées ; mais nous pencherions plutôt à croire, vu ce très grand nombre de tuberculeux, que, dans la pluralité des cas, la maladie est créée de toutes pièces, par voie de transmissibilité, surtout chez la nouvelle recrue, dont la réceptivité est exagérée par les fatigues de la vie militaire.

RÉPARTITION SUIVANT L'AGE

AGE	DÉCÈS	AGE	DÉCÈS	AGE	DÉCÈS
15 à 18 ans .	19	25 ans . . .	74	35 à 39 ans .	57
19 ans . . .	54	26 » . . .	32	40 à 44 » .	50
20 » . . .	57	27 » . . .	40	45 à 49 » .	11
21 » . . .	265	28 » . . .	35	50 à 54 » .	4
22 » . . .	225	29 » . . .	26	55 à 59 » .	3
23 » . . .	135	30 » » . .	36		
24 » . . .	93	31 à 34 ans .	57		

Marvaud, dans sa remarquable étude sur les influences qui paraissent les plus habituelles et aussi les plus susceptibles de favoriser la tuberculose dans l'armée, les groupe sous quatre chefs principaux : influences mésologiques, influences bromatologiques, influences météorologiques, influences professionnelles. Toutes, plus ou moins, paraissent avoir une part de responsabilité dans la fréquence de la tuberculisation.

Les premières comprennent les conditions auxquelles

les exigences de la profession soumettent le nouvel arrivant, dès le premier jour de son incorporation : changement de milieu, de climat et de localité, séjour dans les
grandes villes, agglomération dans les casernes. C'est
l'opinion de L. Collin : « C'est à ces influences, dit-il, que
« nous devons attribuer l'apparition de la diathèse tubercu-
« leuse ou l'acuité des symptômes éprouvés. » Et, avec lui,
tous les hygiénistes militaires, Tholozan, Boudin, Michel,
Levy, Godelier, Laveran et Morache ; à l'étranger, Parkes,
de Chaumont, Roth et Lex sont d'accord pour reconnaître
que le séjour du soldat dans les casernes, par conséquent
la vie en commun, est essentiellement favorable au développement de la tuberculose. Les dispositions des locaux
militaires viennent augmenter le danger de l'infection de
l'homme par l'homme ; pour n'en citer que quelques-unes,
l'exposition, la distribution intérieure, l'insuffisance d'aération favorisant le maintien de l'air altéré par les sécré-
tions pulmonaires et cutanées. Cette influence pernicieuse
de la caserne (nous devons, hélas ! le constater), se trouve
réalisée à Toulon, dans les casernements habités par les
troupes. Si, comme nous l'avons vu à propos de la fièvre
typhoïde, des améliorations ont été apportées, en ce qui
concerne l'eau alimentaire et son mode de distribution,
d'autres conditions défectueuses persistent, dérivant du
mauvais état des locaux qui servent de caserne et qui sont
essentiellement favorables à la tuberculose.

Parkes, dans son traité d'hygiène, insiste sur l'exemple
fourni par l'armée anglaise, relativement à l'influence
exercée, sur son état sanitaire, par les modifications et les
améliorations introduites dans l'habitat ; grâce aux mesures prises pour améliorer le logement des troupes et accorder aux hommes, dans les chambrées, un espace plus vaste,
une aération plus facile et plus complète, la mortalité phti-

sique, qui était quatre fois plus forte que celle fournie par la population civile de 20 à 30 ans. devint. pour certains corps. cinq fois moindre qu'elle n'était auparavant ; aucune autre modification n'avait été introduite. ni au point de vue du mode de recrutement, du régime alimentaire, de l'habillement et de l'équipement ; la seule origine de ce progrès relevait des améliorations apportées aux casernes (Marvaud).

A bord des bâtiments, la solidarité est encore plus étroite. Quand on songe à l'exiguïté du milieu dans lequel les hommes sont appelés à vivre de longs mois et même des années, on comprendra que les chances de contamination y soient des plus favorables ; aussi, voyons-nous les marins fournir à la tuberculose plus de décès que tous les autres corps réunis, le 56 % du total, alors que, d'après nos recherches, ils n'entrent que pour le 41 % dans l'ensemble de la mortalité. Par suite des conditions désavantageuses que le marin est obligé de subir, au point de vue de l'habitat, nous ne voyons guère que certaines classes, les indigents et les ouvriers des grandes villes, qui soient aussi étroitement logées et pour qui l'air et la lumière, indispensables au bien-être et à la santé, soient distribués avec la même parcimonie. Cette déchéance hâtive de l'organisme, qui en est la conséquence, la physionomie de ces hommes la révèle : qui donc n'a pas été frappé de les voir. jeunes d'âge. présenter toutes les apparences d'une vieillesse anticipée ? On ne saurait nous objecter la vie passée sur le pont, où le corps vient baigner dans les effluves marines ; ces instants sont courts et ne peuvent compenser les heures de travail ou de sommeil passées dans une batterie encombrée, dans un faux-pont insalubre, où, en plus de la viciation produite par l'homme, vient s'ajouter celle que détermine l'appareil moteur du navire. Cette influence pernicieuse est grossie d'autres éléments d'insalubrité relevant de ses matériaux de construction, parmi lesquels il faut citer la conductibilité du fer qui entraine, pendant l'hiver, un refroidissement extrême du milieu, et, au contraire, pendant l'été, des températures très élevées. A ces causes, pour ainsi dire officielles, dont l'importance ne saurait être contestée, il convient d'en ajouter une autre, moins éclatante, presque occulte : nous voulons parler des troubles de la nutrition dérivant de la suppression partielle de l'électricité atmosphérique au profit du milieu. On sait, par des expériences demeurées célèbres, que l'électricité de l'atmosphère est aussi nécessaire que l'air à l'évolution et au développement des organismes végétaux (1). Ces résultats appliqués à un organisme plus complexe, à l'homme, permettent d'entrevoir la perturbation qu'éprouve, sur les navires en fer, l'économie humaine, plus compliquée et, par conséquent, plus impressionnable aux agents extérieurs qui influencent les phénomènes chimiques de sa nutrition ; ces troubles dans l'assimilation préparent ainsi, de longue main, la déchéance physiologique de quelques-uns et rendent les autres plus facilement accessibles à la maladie.

----

(1) Au siècle dernier, Gardini, ayant tendu des fils métalliques au-dessus de plantes, remarqua qu'elles languissaient sous les fils et qu'elles se ranimaient dès qu'on les leur enlevait ; il attribua ce fait à ce que dans le premier cas le réseau métallique empêche l'électricité de pénétrer jusqu'aux plantes.

En 1878, Grandeau, reprenant ces expériences, isola un certain nombre de plants de maïs et de tabac, en les plaçant sous une cage métallique construite en fils de fer. Après quelques mois, ces plantes étaient maigres et chétives, comparativement aux autres cultivées en plein air. Grandeau en conclut que l'électricité atmosphérique exerce une influence considérable sur la production des matières végétales et, toutes choses égales d'ailleurs, que les végétaux se développent mieux partout où ils sont exposés à l'action de l'électricité atmosphérique.

Avec celui de cet expérimentateur, nous rencontrons les noms de MM. Beckeinstener, Frestier, A. Leclerc, E. Celi, Barrat, Macagno, Wollny, Selim Lemstrom, Mallet, Fetchner, Spechnew, Rivoire, le F. Paulin, Garolla, Naudin, Tallavignes, E. Lagrange.

C'est par l'alimentation, par une ration plus abondante
en principes animalisés, surtout en matières grasses, qu'il
serait possible de lutter contre l'affaiblissement et la détérioration de l'organisme. Malheureusement, là encore,
quels progrès à faire, quel chemin à parcourir, pour doter
les troupes et surtout les équipages d'une alimentation suffisamment réparatrice ! Nous sommes convaincu que l'état
sanitaire du marin et du soldat serait plus satisfaisant si
sa ration était augmentée par l'addition d'une plus grande
quantité de viande, de beurre, de graisse et si, au lieu
d'être uniforme sous toutes les latitudes, elle trouvait matière à variations dans un changement de climat ou suivant
les obligations professionnelles. On croit quelquefois trouver dans l'alcool une compensation à un excès de fatigues;
si cette adjonction d'un stimulant supplémentaire peut fournir à quelques-uns l'illusion d'une aptitude plus grande au
travail, un surcroît de force, elle n'en constitue pas moins
une prime donnée à l'alcoolisme. Pour Godelier, un des
non moindres inconvénients que présente le régime alimentaire, chez le marin comme chez le soldat, est son
uniformité. On comprend que l'usage ininterrompu, pendant des années, des mêmes mets, doive fatiguer, débiliter et épuiser la puissance digestive. L'initiative du commandement, brisant avec la routine, a démontré, pour le
5ᵉ Dépôt, combien, de ce côté, le progrès est accessible aux
bonnes volontés.

L'influence pernicieuse du refroidissement est aussi
évidente : nous avons vu la proportion la plus considérable
des décès par tuberculose se produire à l'époque saisonnière où l'on est le plus exposé aux refroidissements et, en
ce qui concerne cette étiologie, certaines phlegmasies, dues
à l'action du froid humide, sont souvent le prélude de la
tuberculisation pulmonaire. « L'influence de la bronchite

« sur le développement de la phtisie est si vraie, dit De-
« bove. que nous ne connaissons pas de maladie à déter-
« mination bronchique qui ne prédispose pas à la tubercu-
« lose pulmonaire (1). » C'est que les secrétions bronchiques
offrent aux bacilles un excellent milieu de culture, et la
desquamation de l'épithelium ou sa résistance moindre permettent facilement leur inoculation. Ce facteur étiologique
se rencontre surtout à bord des navires de l'époque actuelle. Tous nos collègues, médecins-majors, ont constaté,
en effet, le danger auquel est exposé le marin par le fait
des variations thermométriques. Si, en été. la paroi en fer
s'échauffe rapidement, en hiver, pendant les longues heures de nuit, le refroidissement au contact de l'atmosphère
est considérable ; c'est alors que l'humidité s'exagère à un
point tel que la paroi intérieure des postes de couchage est
complètement tapissée de gouttelettes provenant de l'eau
de condensation. « Cette vapeur d'eau, dit le Dr Chevalier,
« notre prédécesseur à bord du *Forbin*, coule en partie le
« long de la muraille et tombe en partie verticalement. Il
« est facile de comprendre combien semblable situation
« peut agir défavorablement sur la santé d'un équipage.
« Comme c'est précisément sur les muqueuses aériennes
« que l'humidité manifeste ses effets, on trouvera dans
« cette circonstance l'explication de nombreux cas de la-
« ryngite, d'angine et de bronchite qui ont été observés à
« bord pendant les mois d'hiver. Et, pour peu que quelques
« hommes soient prédisposés à la tuberculose, ils se trou-
« veront dans les conditions les plus propices à son déve-
« loppement. Si cette prédisposition n'existe pas et qu'à
« l'influence de l'humidité se joignent la fatigue, le sur-

---

(1) *Leçons sur la Tuberculose*, par DEBOVE, Progrès Médical, page 801,
année 1883.

« menage, elle arrivera facilement à se créer et une cause
« occasionnelle quelconque pourra la faire éclater (1). »

Le Dr Guès, médecin en chef d'escadre, dans son rapport d'ensemble, constate à son tour une grande fréquence
de la tuberculose dans les équipages, malgré les nombreuses éliminations effectuées par les Conseils de réforme, « car,
« ajoute-t-il, les conditions de la vie de marin sont énor-
« mément favorables à sa production. »

Les mesures préservatrices de la tuberculose pulmonaire
relèvent des conditions dans lesquelles elle se produit.
Parmi les éléments étiologiques que nous avons énoncés,
nous ne retiendrons que les plus importants entre tous,
l'encombrement et le refroidissement. Tous deux sont susceptibles d'amélioration. Par la construction de casernes
plus saines, mieux aérées, on pourra atténuer l'influence
du premier. Pour le second, qui s'exerce surtout à bord des
navires, c'est au commandement qu'appartient le rôle de
réunir les bonnes volontés éparses, de rompre avec les lenteurs routinières, et de faire passer de la phase de préparation à celle d'application ces projets de chauffage reconnu
nécessaire à bord des navires, comme il résulte de la dépêche ministérielle du 26 juin 1891.

C'est de la sorte qu'on aura quelque chance de voir la
tuberculose rétrograder, car nous ne saurions oublier
qu'elle choisit ses victimes « aux âges où l'homme, évalué
« dans sa puissance multipliée par son avenir, possède le
« maximum de valeur et pour la famille et pour la patrie. »
(Bertillon).

---

(1) *Notes médicales sur le croiseur le* Forbin, par H. CHEVALIER. —
Archives de Médecine navale, p. 217, LVe vol.

III

DIPHTÉRIE

Cette maladie est très rarement observée dans nos hôpitaux, où elle n'a causé, depuis vingt ans, que 13 décès. Le dernier date de 1893 ; mais il faut remonter jusqu'en janvier 1885 pour en relever un second. Ce sont les équipages des navires armés et, surtout, le 5e Dépôt qui offrent le maximum, car, sur 13 décès, 7 sont fournis par des marins. Les autres corps, l'infanterie de Marine, l'artillerie de Marine et le régiment de ligne se distribuent en égales proportions le restant des décès. Les mois froids présentent la plus forte mortalité.

Comme on le voit, le personnel militaire, à Toulon, échappe presque absolument à cette maladie. Cette particularité est d'autant plus remarquable qu'on aurait observé dans l'armée française une progression ininterrompue de décès par diphtérie depuis vingt ans ; on a constaté, de plus, que les armes montées étaient atteintes par la maladie dans une proportion double de celle offerte par les armes non montées. Aussi, sommes-nous porté à croire que cette immunité de la garnison de Toulon est due à l'absence de cavalerie, dont les fumiers constituent un excellent milieu de culture pour le germe diphtérique, et que, si le 5e Dépôt est celui des casernements le plus maltraité, la cause en dépend très vraisemblablement du voisinage de son jardin maraîcher où sont accumulées des quantités d'engrais souvent très considérables.

IV

VARIOLE

Comme nous l'avons dit, à propos de la même affection étudiée dans la population civile, la variole est rare dans la Marine.

En faisant le relevé de tous les décès survenus depuis vingt ans dans ses hôpitaux à Toulon, on arrive à un total de 27 marins ou soldats, soit 1,35 décès par an.

Les premières années de la période qui nous occupe sont les plus chargées.

C'est ainsi, par exemple, que l'on compte 6 décès en 1875, 4 en 1879 et 5 en 1883.

Les dernières années ne présentent aucun décès; même les entrées pour cette affection sont très rares, on ne rencontre que 4 varioloïdes légères en 1892 et 3 cas pour 1893.

Tout comme pour la population civile, c'est pendant les mois d'hiver que s'observent le plus fréquemment les cas suivis de décès; la même analogie se poursuit pour le mois de septembre qui, dans l'une et l'autre catégorie de personnel, occupe le 4e rang.

Pour ce qui est d'une sorte de corrélation d'invasion épidémique dans l'un et l'autre milieu, le fait ne s'observe que pour 1883; cette année, qui fournit le taux obituaire maximum dans la population civile, occupe le 2e rang dans la population militaire. Quant aux autres années 1886 et 1891, où la variole s'est montrée, pour la ville, particulièrement meurtrière, le parallélisme est détruit : ces deux années n'ont fourni chacune qu'un seul cas mortel dans les hôpitaux de la Marine. L'âge auquel sont survenus ces

décès découle de la nature du personnel qui nous occupe :
c'est de 15 à 36 ans que se sont produits ces décès ; mais,
entre ces limites extrêmes, c'est de 22 à 23 ans que s'observe le plus grand nombre, soit le 68 %.

Dans la répartition par corps, l'infanterie de Marine
fournit le 24 % du total ; le 5e Dépôt et les bâtiments armés, le 28 % ; enfin, le personnel ouvrier, les pompiers,
les vétérans n'ont donné, depuis vingt ans, que 4 décès,
soit le 16 % ; ce personnel, plus stable, évalué à environ
7,000 hommes, ne fournit, malgré ses conditions d'habitat,
qu'une proportion insignifiante à la mortalité, soit, par an,
le 0,28 pour 10,000. Ce chiffre, 17 fois moindre que celui
de la population civile, nous donne très vraisemblablement
le taux de mortalité fourni par les troupes à la variole ;
il témoigne de l'efficacité des moyens prophylactiques pris
par la Marine et qui se résument dans la vaccination et
dans la revaccination obligatoire du personnel, relevant, *à
quelque titre que ce soit,* du Département.

Ces mesures sont officiellement appliquées de longue
date ; déjà, en 1860, une dépêche ministérielle du 29 décembre, rappelant les dispositions adoptées et fort anciennes, prescrivait la vaccination de tout homme admis dans
la Marine, quelle qu'en fût la provenance ; l'opération devait
s'effectuer dans les huit jours qui suivaient son entrée au
service, alors même que le marin portât des traces de vaccination antérieure. Sous l'empire de ces prescriptions,
s'écoula une période de plusieurs années. Il fallut quelques
cas suivis de décès pour déterminer l'autorité ministérielle
à étendre, au personnel militaire et ouvrier, le bénéfice
des vaccinations et des revaccinations périodiques. Actuellement, depuis 1890 (1), le service de la vaccine fonctionne

____

(1) Dépêche ministérielle du 6 septembre 1890.

sur des bases nouvelles : après entente entre les deux Départements, Guerre et Marine, c'est le centre vaccinogène de Bordeaux qui fournit le vaccin *cow-pox* nécessaire. Les médecins des corps de troupes et ceux attachés aux ambulances des arsenaux pratiquent eux-mêmes les vaccinations et les revaccinations dont les totaux sont variables et dépendent de l'importance des contingents qui arrivent ; en 1892, il a atteint 3,960, donnant 1,161 succès, soit le 29 °/₀ ; en 1893, 3,776, fournissant 1,069 succès, soit le 28 °/₀.

Nous pouvons donc affirmer, en résumé, que les vaccinations et, surtout, les revaccinations généralisées ont abaissé, pour ces dernières années, le chiffre de mortalité par variole observé dans la Marine, et que cette amélioration vient encore accentuer la différence de mortalité constatée déjà avec la population civile. Enfin, une circonstance qui témoigne aussi de l'efficacité des revaccinations, c'est la léthalité offerte par le personnel militaire en ces derniers temps : 33 cas de variole ont fourni 4 décès, soit 12 décès pour 100 cas, au lieu que 100 cas dans les hôpitaux civils ont donné 21,8 décès.

La mortalité variolique dans les hôpitaux militaires est donc inférieure de près de la moitié à celle observée pour la population civile. La puissance de l'intoxication variolique dans le personnel de la Marine est en partie neutralisée par les revaccinations antérieures auxquelles sont soumis les marins et les soldats d'une façon générale.

V

ROUGEOLE

La rougeole n'a fourni, dans les hôpitaux maritimes, depuis vingt ans, que 21 décès ; mais, plus encore que dans la population civile, cette affection a procédé par épidémies ; la plus meurtrière, sans contredit, est celle de 1891 qui, à elle seule, fournit 15 décès, soit le 71 % du total ; les autres, celles de 1883, 1886, ont eu moins de retentissement dans le personnel militaire :

1883 : Entrées.	109	Décès.	2
1886 —	36	—	1
1891 —	227	—	15

soit 1 décès pour 20 cas, mortalité supérieure à celle des hôpitaux de la Guerre que L. Collin fixe à 1 décès pour 32 malades.

C'est en février qu'a eu lieu le plus grand nombre de cas mortels ; mars et avril viennent ensuite ; janvier n'arrive qu'au 4e rang. La classification des décès par corps donne la priorité à l'infanterie de Marine qui, à elle seule, fournit 14 décès sur le chiffre total. Pour la seule année 1891, l'effectif du 4e régiment, fort de 1,912 hommes, a fourni 77 cas qui ont donné lieu à 12 décès, soit une morbidité de 40,2 pour 1,000 soldats et une mortalité de 6,2 pour la même proportion.

Lorsque la rougeole se déclare dans une collectivité, l'encombrement est le facteur qui contribue le plus à la genèse de nouveaux cas ; c'est pourquoi, une caserne, un

navire, un hôpital constituent des milieux aussi favorables
que possible à son développement. Pendant la dernière épidémie de 1891, les deux compagnies casernées à bord du
Tarn ont présenté plus de malades que le régiment tout
entier et la plus maltraitée fut précisément celle des deux
qui était logée dans la batterie basse où les conditions
d'aération laissaient surtout à désirer. Pour mettre un terme
à l'épidémie, le navire dut même être évacué et le personnel alla camper, pendant un mois, sous la tente, près du
fort Lamalgue. D'un autre côté, le Dr Bourru, à Rochefort,
raconte également qu'il parvint à se rendre maître d'une
épidémie de rougeole qui avait donné lieu à plusieurs décès en s'opposant à l'encombrement par le maintien d'un
lit vide entre deux malades, surtout du côté des plus gravement atteints. « Je m'aperçus, dit-il, que certain angle
« de la salle était un lieu d'élection pour les complica-
« tions, je tins les angles inoccupés. Chaque jour, je fis
« ouvrir les fenêtres à leur partie supérieure, à 6 mètres
« au-dessus du sol, entre 8 heures du matin et 5 heures
« du soir quand le temps était doux, de 11 heures à 4 heu-
« res dans les jours froids. En même temps, le feu des
« poêles était poussé pour soutenir la température au-des-
« sus de 12 degrés. Lorsqu'un malade présentait quelque
« symptôme typhique, je le faisais porter dans son lit au
« milieu de la salle, isolé de tous les autres, baignant dans
« l'air, entre les poêles, dans la zone sans cesse renouvelée
« par l'appel des foyers. » A partir du jour où cette hygiène fut mise en pratique, il n'y eut plus un cas de mort.
L'année suivante, chargé du même service, ce médecin
constata, chez les cas graves, les mêmes accidents typhi-
ques qui faisaient suite à la broncho-pneumonie morbilleuse; soit constitution médicale meilleure, soit influence
épidémique débonnaire, les mesures hygiéniques adop-

tées dès le début permirent de traverser l'épidémie sans avoir à déplorer un seul décès.

VI

SCARLATINE

Cette maladie, discrète dans la population civile, conserve la même rareté dans la population militaire.

Les vingt dernières années n'ont fourni que 16 décès; ce total est cependant plus élevé que celui offert par la population civile; 1877 et 1882, années que nous avons signalées comme ayant offert une mortalité plus marquée que celle des autres époques, présentent, à leur tour, pour les malades soignés dans les hôpitaux militaires, une proportion obituaire plus élevée; enfin, onze années se sont écoulées sans offrir un seul décès.

Mais on ne saurait nier l'endémicité de cette maladie dans la garnison, et, bien qu'elle reste très bénigne, sa fréquence paraît augmenter; la moyenne annuelle, 24 cas, a été dépassée en 1892 et en 1893 qui ont fourni: la première année, 33, et la seconde, 85 cas, dont 3 ont été suivis de décès. La maladie se manifeste surtout pendant les premiers mois de l'année, et c'est en mars et en avril que se sont produits la plupart des décès, il est vrai, toujours peu nombreux, puisque, dans les dix dernières années, on n'en compte que 6 fournis par 245 malades, soit le 2,4 %. L'infanterie de Marine et le 5e Dépôt absorbent, à eux deux, la presque totalité des cas et des décès.

CONCLUSIONS

Arrivé au terme de cette longue route que nous venons
de parcourir avec tant de précipitation, nous croyons utile
d'en rappeler les principales étapes.

Nous avons essayé d'exposer, avec le plus de clarté possible et avec des documents numériques d'une exactitude
incontestable, les conditions démographiques de notre cité ;
les conséquences qui en découlent nous paraissent telles
qu'elles constituent, pour le pays, une véritable source de
déperdition de ses forces vitales (3,500 personnes succom-
bant à la fièvre typhoïde dans vingt ans).

En recherchant l'origine de cette situation, nous avons
vu qu'on ne saurait en rendre responsables les éléments
météorologiques, car elle n'est qu'une résultante de causes fort complexes inhérentes au défaut d'hygiène de la
rue, du logis, aux habitudes spéciales à la population,
faisceau étiologique qui se traduit par une mortalité considérable, dépassant presque chaque année le total des naissances et se chiffrant par un excédent définitif de 3,827
décès pour les vingt dernières années.

Ce fait a été parfaitement justifié lorsque, étudiant les
principales causes de mort, nous avons vu dans quelles
proportions la population municipale et la garnison, la

cité et la caserne étaient influencées par les maladies infecto-contagieuses.

Comme l'ont dit excellemment Brouardel et Rochard : « Si l'hygiène urbaine est impuissante à augmenter la natalité, la diminution de la mortalité est, au contraire, du « ressort de l'hygiène. » Quand une Administration municipale le voudra, surtout si elle montre dans son œuvre de l'autorité, de la décision, de l'esprit de suite, si elle sait convaincre ses administrés par sa modération et sa compétence et les associer peu à peu à ses efforts, elle parviendra, rompant avec les habitudes locales et par l'exécution de certains travaux, à rendre la mortalité inférieure à celle du pays tout entier. Car l'assainissement de la ville consiste dans la transformation de ses conditions hygiéniques défavorables qui relèvent du défaut absolu de toute canalisation, de son sous-sol fécalien, suivant la pittoresque expression de Brouardel, du nombre de logements insalubres par eux-mêmes et par le fait de l'absence d'un système régulier d'évacuation des vidanges ; enfin, l'insalubrité de Toulon trouve aussi son étiologie dans la nocuité de certaines eaux alimentaires.

Que faudrait-il donc pour assainir cette agglomération, pour la « moderniser » en transformant à la fois ses conditions d'habitat et ses conditions de salubrité ?

Il faudrait entreprendre une série de travaux qui, pour aboutir à un résultat positif, doivent être contemporains dans leur exécution sous peine de ménager de grands mécomptes. A quoi servirait, en effet, une canalisation à l'abri de tous reproches si les conditions d'habitat ne sont pas modifiées, ou si une partie de la population continue à s'empoisonner avec de l'eau de puits dont les analyses ont démontré la souillure ?

Ces travaux peuvent être résumés dans les propositions suivantes :

1° *Établissement d'un réseau d'égouts permettant l'évacuation continue, aussi rapide que possible, hors de la maison et loin de la ville, des matières usées.* — Un avant-projet d'évacuation des vidanges a été présenté en 1885 par M. Dyrion, ingénieur en chef des ponts et chaussées, et repris ensuite, avec quelques variantes, par une Commission, dite extra-municipale, d'assainissement. Cette Commission, nommée en 1892, avait pour mandat de mettre un terme aux longues discussions, jusque-là demeurées sans résultat, en étudiant les projets d'assainissement et les travaux à exécuter. Son rapport prévoit la création d'un système de canalisation conduisant les eaux vannes de la ville et des faubourgs à Missiessy et au quartier de la Rode, points bas, placés : le premier à l'Ouest, le second à l'Est de la ville. Les eaux vannes destinées à être dirigées sur Missiessy seraient recueillies par un collecteur prenant son origine au faubourg Saint-Jean-du-Var et parcourraient successivement le Champ-de-Mars, la porte d'Italie, la place Armand-Vallé, les rues du Champ-de-Mars, des Prêcheurs, d'Astour, du Canon, de la Corderie, courant ainsi Est et Ouest vers Missiessy. En outre, ce collecteur central desservirait, par des canalisations secondaires, 1° la partie Nord du faubourg Saint-Jean-du-Var ; 2° la nouvelle ville, dont les eaux vannes seraient recueillies par un collecteur parcourant la totalité du boulevard de Strasbourg ; 3° enfin, les deux faubourgs à l'Ouest de Toulon, Pont-du-Las et Saint-Roch. Les matières usées, devant aboutir à la Rode, seraient fournies, pour la ville, par les quartiers placés au Sud de la rue du Canon, de la rue d'Astour et de la place Armand-Vallé ; et, pour les faubourgs du Mourillon, du

Polygone et de l'Abattoir, elles seraient recueillies par un collecteur qui les amènerait à la Rode.

Ces deux points bas (1), Rode et Missiessy, seraient de quelques mètres au-dessous du niveau de la mer ; c'est la seule façon d'assurer l'écoulement des eaux vannes, car une partie de la ville est bâtie presque à ce niveau ; si bien, qu'au moment des grandes averses, certains quartiers sont inondés, les eaux pluviales ne pouvant trouver à s'écouler en raison du gonflement de la mer produit par les vents du large. Le rapport prévoit la jonction des eaux vannes de la Rode à celles de Missiessy par une conduite de refoulement de 300 mètres venant aboutir au collecteur principal de Saint-Jean-du-Var, où elles seraient dirigées sur Missiessy, point de concentration générale ; là, elles seraient refoulées à nouveau dans une canalisation de plusieurs kilomètres de long venant aboutir au Gros-Bau, dans la presqu'île de Saint-Mandrier, où les courants réguliers, portant dans l'Ouest, les pousseraient au large. Le projet d'utilisation régulière des eaux d'égout, au point de vue industriel ou agricole, a été écarté ; ce serait prolonger les causes d'infection. Tel est, dans son ensemble, le projet de canalisation présenté par la Commission, extra-municipale. Si nous entrons dans quelques détails, nous voyons qu'à l'instar du projet Dyrion, la canalisation n'admet que les eaux ménagères et les matières de vidanges. Les eaux pluviales seront recueillies par un égout spécial, longeant le boulevard de Strasbourg et aboutissant à la porte Nationale, où elles iraient se déverser dans le fossé des fortifica-

---

(1) L'emploi des éjecteurs Shone, sorte de machines élévatoires d'un type spécial et utilisées en Angleterre, permettrait de diminuer la profondeur des points bas et partant celle de la canalisation. Le défaut du projet Dyrion était de ne prévoir qu'un seul point bas, d'où insuffisance de pente des canaux.

tions ; celles de la basse ville s'écouleraient naturellement par les ruisseaux dans la vieille darse, ou bien seraient canalisées par un deuxième égout, allant de la place Armand-Vallé à la rue du Canon, avec point bas au niveau de la rue des Savonnières, d'où elles seraient dirigées à la mer. Dans chacun de ces égouts est placé le collecteur des vidanges à trajet correspondant. Les sections des canalisations présentent un diamètre calculé pour que les tuyaux coulent à moitié pleins avec des débits résultant de 1 litre 1/2 par seconde et par 1,000 habitants, soit un minimum de 0,20 centimètres et un maximum de 0,60 centimètres. La quantité d'eau provenant des services publics et des concessions qui s'écoulerait par ces collecteurs serait évaluée à environ 9,000 mètres cubes en 24 heures.

2° *Exiger que chaque maison soit pourvue d'un système quelconque de cabinets d'aisances,* disposé, si cela est possible, à chaque étage, et muni d'un appareil de chasse avec fermeture hydraulique ; les conditions devront être telles qu'une vérification périodique et régulière soit facilement exécutable. Si l'état des locaux rend impossible l'installation des latrines, il sera toujours aisé d'établir, en un coin de la maison, des vidoirs bénéficiant du même mode de fermeture. Le projet prévoit la consommation d'environ 4 litres d'eau par chasse pour les cabinets d'appartement et 8 litres pour les cabinets collectifs. Les tuyaux de chute, qui font suite aux différents appareils récepteurs, seront raccordés au collecteur de la rue par un branchement, avec interposition d'un siphon de pied muni d'un regard et d'une chambre de visite, permettant l'isolement de la maison, en cas d'avarie dans le fonctionnement de l'appareil. Conformément aux principes admis, les tuyaux de descente devront être prolongés jusqu'au faîtage du toit et ouverts librement à leur extrémité, afin d'établir une circulation continue de l'air introduit par les boîtes d'aérage des siphons.

Le voisinage de la mer fait qu'à Toulon le seul système recommandable est le « *Tout à l'égout* » ; ce système a, de plus, produit des résultats favorables partout où on l'a appliqué. Grâce à lui, la mortalité de Londres a été ramenée à 22 °/oo; même progrès à Paris où la mortalité, depuis vingt ans, est tombée de 31 à 22,4 pour 1,000 habitants (1892).

3° *Opérer le nettoiement du sous-sol.* — Cette mesure est indispensable si l'on veut supprimer une cause importante de contamination résultant de l'infection de la rue. Mais une pareille opération ne devra avoir lieu que progressivement, jamais sur une grande étendue à la fois, et on devra choisir les conditions thermométriques les plus favorables.

4° *Surveiller les logements reconnus absolument insalubres* par la Commission, en observant la stricte exécution des arrêtés municipaux et la loi du 13 avril 1850, qui, bien qu'imparfaite, peut donner quelques bons résultats. Mais, c'est en opérant des trouées dans la basse ville, en faisant disparaître certaines rues étroites, où s'entasse la population ouvrière dans une malsaine promiscuité, qu'on préviendra le développement d'une foule de maladies; en agissant de la sorte, on fera œuvre d'hygiène physique en même temps qu'œuvre d'assainissement moral. Il y a des taudis où l'être humain ne peut se développer, où nécessairement il se vicie d'abord, s'épuise, puis s'affaiblit et meurt. Comme on l'a souvent répété, l'un des premiers actes du relèvement ou même de simple éducation doit commencer par la réforme du logement. Mais ce problème économique ne pourra être résolu qu'en mettant à la disposition de la population, ainsi déplacée, des terrains appartenant actuellement au génie, et en modifiant certaines zones de servitude des fortifications. Nul doute que cette transformation ne détermine, comme à Marseille et dans certaines grandes villes, l'établissement de Sociétés pour la construction d'habitations ouvrières à bon marché, dont les locataires deviennent, plus tard, les acquéreurs.

5° *Obtenir de la Compagnie des Eaux de l'eau alimentaire à l'abri de toute suspicion.* — Dans le cours de notre étude sur les eaux alimentaires, nous avons vu que les principales procédaient d'une double origine, du Ragas et de Saint-Antoine, et que celle-ci, par son mélange avec la première, créait une cause de danger pour la population ; il serait désirable que l'eau du Ragas fut spécialement réservée à l'alimentation, alors que l'eau de Saint-Antoine, de qualité suspecte, serait affectée à l'assainissement de l'habitation. Comme mesure complémentaire à cette réforme, la suppression des puits s'impose ; il faudrait les condamner résolument ou les faire combler ; le résultat de cette transformation entraînerait, incontestablement, une diminution considérable de la mortalité, comme d'ailleurs la chose a été observée dans plusieurs villes d'Allemagne, d'Autriche et d'Angleterre.

6° *Bâtir des écoles salubres.* — Nous savons combien sont précaires les conditions faites à la jeunesse des écoles. De ce côté, tout est à créer et l'importance de la question impose la nécesité d'une solution rapide ; l'établissement de groupes scolaires, aménagés suivant les récents progrès de l'hygiène, devra remplacer ces locaux humides, mal aérés, constituant autant de milieux délétères. Comme on l'a dit, puisque nous ne savons plus faire d'enfants, sachons au moins les conserver !

7° *Prophylaxie des maladies infectieuses et contagieuses.* — Nous avons vu à quelle proportion considérable s'élève la part des maladies infectieuses dans la mortalité toulonnaise. Étant donné l'état actuel de nos connaissances, il est permis de dire que nous pouvons, au moyen de mesures préventives, diminuer le taux mortuaire que nous payons à ces maladies et conserver au pays un certain nombre d'existences ; aussi convient-il de ranger toutes ces affections dans la catégorie de celles que Brouardel a qualifiées de *maladies évitables.* Ces mesures consistent dans l'isolement des contagieux et la désinfection de tous les objets qui ont été à leur usage. Certes, malgré la nouvelle loi sur l'exercice de la médecine et l'arrêté du 23 novembre 1893 du Ministre de l'Intérieur, nous ne nous dissimulons pas qu'il faudra lutter longtemps encore contre l'esprit de routine, contre la force d'inertie de la masse, voire même contre son hostilité. Mais cette torpeur, cette inertie peuvent être combattues, peuvent être vaincues, par des instructions, des conférences populaires destinées à vulgariser les principes d'hygiène et à éclairer le public sur les dangers que lui fait courir son indifférence. Ces mesures prophylactiques qu'il y aurait à réaliser, uniformes dans le but à atteindre, à savoir: préservation de l'individu par la destruction des infiniment petits qui l'assaillent et menacent de le détruire, mais variées dans l'application suivant la nature de la maladie, la disposition de l'habitation, les ressources et les habitudes du malade, etc., ces mesures exigent une centralisation compétente, qu'on obtiendra par la création de véritables médecins d'épidémies ne s'occupant que de questions d'épidémies et d'hygiène générale *et ayant renoncé à la clientèle*. Un arrêté municipal a décidé la création d'un bureau d'hygiène ; nous ne pouvons apprécier l'utilité de cette institution, trop récente pour avoir donné de salutaires résultats, que par les bénéfices qu'en ont retiré, à l'étranger et en France, quelques villes privilégiées ; grâce à elle, la mortalité a été abaissée dans une proportion qui a pu atteindre la dixième partie des décès relevés avant l'application des mesures administratives conseillées par le service de l'hygiène.

Comme nous venons de le voir par ce court aperçu, le champ des réformes est immense ; à peine, dans ces quelques pages, avons-nous pu en esquisser les contours, encore moins les détails. Ces considérations sur l'hygiène de la ville démontrent que les causes d'insalubrité sont disséminées un peu partout. Mais, si le mal est grave, il peut être combattu, pourvu qu'on sache vouloir. Sans doute, ces améliorations impliqueront de fortes dépenses, c'est là l'objection que les hygiénistes administratifs mettront en avant. Qu'importe le chiffre de ces dépenses si elles entraînent pour résultat la certitude d'arracher à la mort plusieurs milliers de citoyens, de les conserver à leur famille, à la Patrie, pour les luttes de demain !

Trêve donc à ces longues hésitations, à ces discussions depuis dix ans renouvelées et toujours demeurées infécondes ! Que l'amour du bien public mette un terme à toutes les divisions et rallie une majorité pour se grouper autour de ces idées d'amélioration et de progrès qui sont le salut, qui doivent être la garantie de l'avenir.

Chiffres en mains, nous avons prouvé que le tiers des décès est la conséquence des mauvaises conditions hygiéniques de la ville. La Municipalité ne saurait rester davantage indifférente ou désarmée devant une situation qui met en jeu la grandeur et l'avenir de notre cité ; elle sera assurée de faire œuvre patriotique et humanitaire si elle s'inspire, pour l'application des mesures d'hygiène, de ce précepte qui doit servir de guide à ceux qui s'occupent des réformes sociales :

Salus populi, suprema lex.

A TOULON

IMPRIMERIE A. ISNARD ET Cⁱᵉ

Boulevard de Strasbourg, 56